DICTIONNAIRE

HISTORIQUE ET ICONOGRAPHIQUE

DE TOUTES LES

OPÉRATIONS

ET DES

INSTRUMENTS,

Bandages et Appareils

DE LA CHIRURGIE

Ancienne et Moderne ;

SERVANT DE COMPLÉMENT A TOUS LES AUTRES DICTIONNAIRES DE MÉDECINE.

DIVISÉ EN QUATRE TOMES, FORMANT DEUX FORTS VOLUMES

AVEC **1500** DESSINS,

PAR

COLOMBAT DE L'ISÈRE,

DOCTEUR EN MÉDECINE ET FONDATEUR DU GYMNASE ORTHOPHONIQUE DE PARIS, CHEVALIER DE LA LÉGION-D'HONNEUR, LAURÉAT DE L'ACADÉMIE DES SCIENCES DE L'INSTITUT DE FRANCE, MEMBRE DE PLUSIEURS SOCIÉTÉS SAVANTES, CORRESPONDANT DE PLUSIEURS ACADÉMIES, ETC.

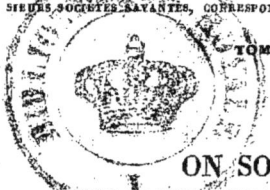

TOME Ier. — 1re PARTIE.

ON SOUSCRIT, A PARIS,

CHEZ L'AUTEUR, RUE DU CHERCHE-MIDI, 91.

Chez J.-B. BAILLIÈRE, libraire, rue de l'Ecole de Médecine, 13 bis.
DEVILLE-CAVELIN, libr., même rue, 10
J. ROUVIER et LEBOUVIER, même rue, 8.

P. LUCAS, libraire, rue de La Harpe, 82, au coin de la rue Neuve-Racine.
MANSUT, libraire, rue des Mathurins-Saint-Jacques, 17.

Et chez tous les Libraires de France et de l'Étranger.

1857.

DICTIONNAIRE

HISTORIQUE ET ICONOGRAPHIQUE

DE TOUTES LES

OPÉRATIONS

ET DES

INSTRUMENS, BANDAGES ET APPAREILS,

DE LA CHIRURGIE

ANCIENNE ET MODERNE.

DICTIONNAIRE

HISTORIQUE ET ICONOGRAPHIQUE

DE TOUTES LES

OPÉRATIONS

ET DES

INSTRUMENS, BANDAGES ET APPAREILS

DE LA CHIRURGIE

ANCIENNE ET MODERNE ;

FORMANT LE COMPLÉMENT DE TOUS LES AUTRES DICTIONNAIRES
DE MÉDECINE.

2 FORTS VOLUMES DIVISÉS EN QUATRE PARTIES

AVEC **1500** DESSINS,

PAR

COLOMBAT DE L'ISÈRE,

Docteur en médecine et Fondateur du Gymnase orthophonique de Paris,
Chevalier de la Légion-d'Honneur, Lauréat de l'Académie des Sciences
de l'Institut de France, Membre de plusieurs Sociétés savantes, Correspondant de plusieurs Académies, etc.

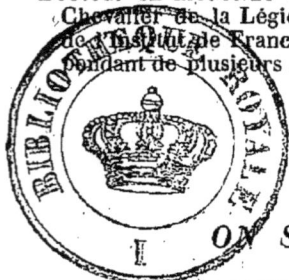

———

ON SOUSCRIT, A PARIS,

CHEZ L'AUTEUR, RUE DU CHERCHE-MIDI, 91.

Chez J.-B. BAILLIÈRE, libraire, rue | J. ROUVIER et LEBOUVIER, même
de l'Ecole-de-Médecine, 13 *bis.* | rue, 8.
DEVILLE-CAVELIN, libraire, même | P. LUCAS, libraire, rue de La Harpe,
rue, 10. | 82, au coin de la rue Neuve-Racine.

MANSUT, rue des Mathurins-Saint-Jacques, 17.

Et chez tous les Libraires de France et de l'Étranger.

1856.

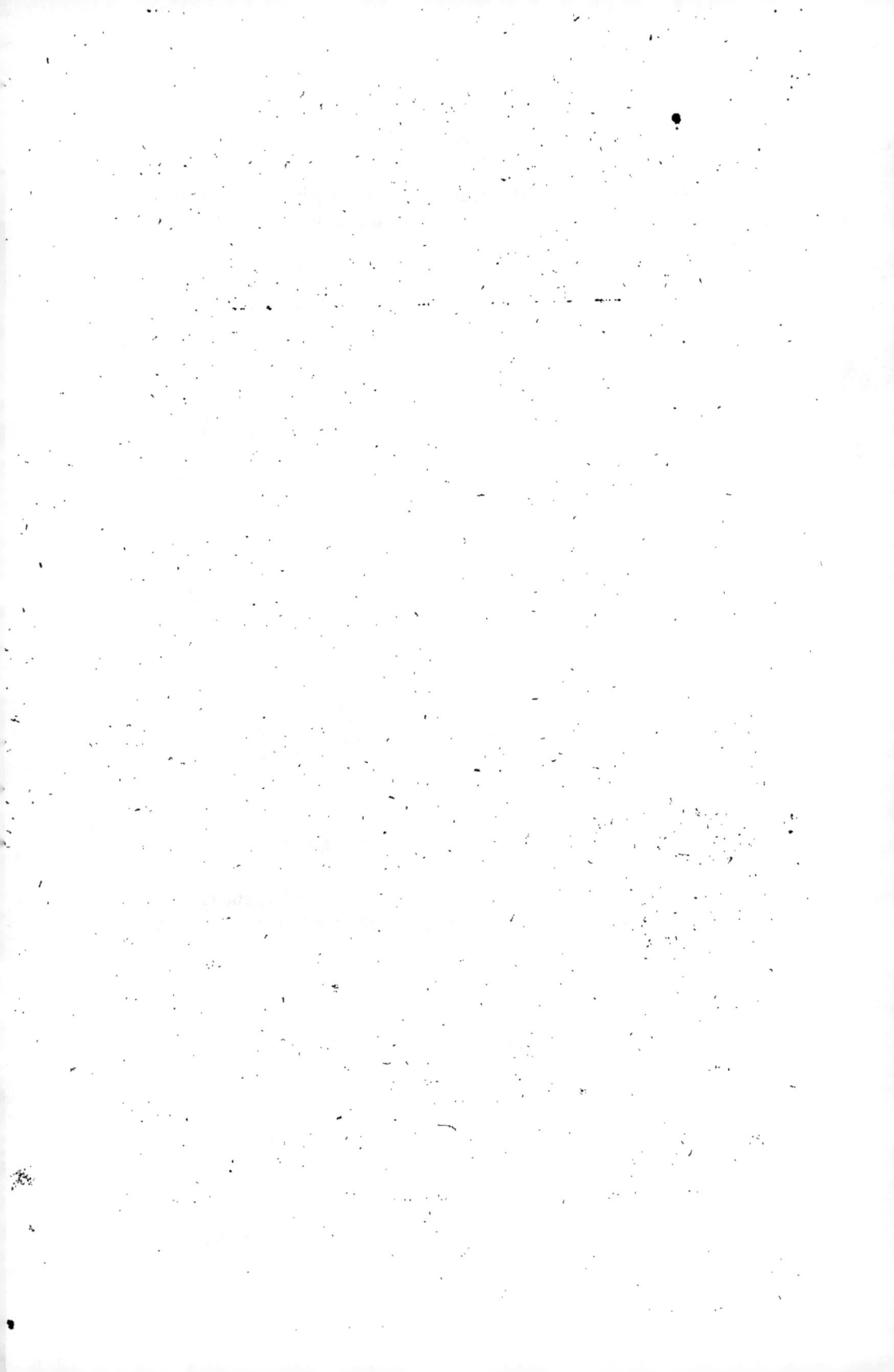

A M. Bouchard,

Chevalier de la Légion-d'Honneur, ex-intendant-général des Domaines de la Couronne, en Espagne, etc.,

L'AUTEUR DE MON BONHEUR DOMESTIQUE,

Gage de mon profond respect, de mon sincère attachement et de ma vive gratitude.

A mon Oncle,

M. AUGUSTE BOUCHARD,

Député et membre du conseil-général de Seine-et-Oise, ancien élève de l'école Polytechnique, officier de la Légion-d'Honneur, etc., etc.

Silentium verbo facundius.

COLOMBAT DE L'ISÈRE.

OUVRAGES DU MÊME AUTEUR.

L'ORTHOPHONIE, ou la Physiologie et la Thérapeutique du bégaiement et de tous les vices de la prononciation ; in-8, 2ᵉ édition, 1831, avec planches et un supplément. Prix : 7 fr. 50 cent. par la poste. NOTA. L'auteur de cet ouvrage, traduit en plusieurs langues, a obtenu un prix de 5,000 fr. décerné par l'Académie des sciences de l'Institut de France, le 18 novembre 1833.

TRAITÉ MÉDICO-CHIRURGICAL des maladies des organes de la voix, ou Recherches théoriques et pratiques sur la physiologie, la pathologie, la thérapeutique et l'hygiène de l'appareil vocal ; in-8, avec planches ; 1834. Prix : 6 fr., et 7 fr. 50 cent. par la poste. Cet ouvrage vient d'être présenté à l'Institut pour le concours aux prix Monthyon de l'année 1835.

NOUVEAU PROCÉDÉ pour extraire la pierre de la vessie ; in-8, 1829.

L'HYSTÉROTOMIE, ou l'amputation du col de la matrice dans les affections cancéreuses, suivant un nouveau procédé ; in-8, avec planches. 1828.

DE LA LIGATURE et de la compression des artères ; in-8. 1828.

DU BAUME DE COPAHU, sans odeur ni saveur désagréables, administré dans la blennorrhagie et la leucorrhée ou fleurs blanches ; in-8. 1832.

TABLEAU SYNOPTIQUE et statistique du bégaiement, et des moyens curatifs qui conviennent à chaque variété, suivi de l'articulation artificielle de tous les sons qui arrêtent le plus souvent les bègues : in-4. 1835. La 2ᵉ édition en 1836 ; précédé de quelques considérations psychologiques sur l'origine des sons vocaux articulés.

Pour paraître incessamment :

LE MÉCANISME DES CRIS et leurs intonations dans chaque espèce de douleur ; in-8.

TRAITÉ Médico-Chirurgical des maladies des Femmes ; in-8, avec planches. Prix : 7 fr. 50 cent.

AVANT-PROPOS.

> *Nescire quid anteà quàm natus sis , acciderit , id est semper esse puerum.* CICERON.

Si les hommes de génie ne peuvent, par la méditation, acquérir des lumières qui sont le fruit de l'expérience, il est indispensable de mettre à profit les observations faites par nos devanciers. Pour établir l'art de guérir sur des bases solides, il faut donc consulter ses annales et le suivre dans ses diverses périodes de progrès et d'erreurs, et dans toutes ses vicissitudes et ses révolutions.

En observant les premières vues de l'esprit humain, en le suivant dans sa marche, en analysant les tentatives, souvent infructueuses, qu'il a faites pour élever par degrés la science au point de perfectionnement où elle se trouve aujourd'hui, on acquiert bientôt la conviction que c'est souvent après bien des illusions qu'on arrive à quelques vérités, et que les moyens qui semblent mener au même but ne sont pas également sûrs. La connaissance des erreurs de nos pères nous est quelquefois aussi utile que celle de leurs découvertes, puisqu'elle nous fait éviter les mêmes écarts en nous détournant d'une route qui pourrait nous y conduire. Souvent, du sein de l'erreur, on a vu naître des traits de lumières; souvent aussi des inventions, qui d'abord ont pu paraître bizarres et absurdes, sont devenues plus tard les causes premières de découvertes importantes, ou ont servi à faire ressortir des vérités négligées ou depuis long-temps tombées dans l'oubli.

Lorsqu'on réfléchit sur le nombre prodigieux de livres dans lesquels se trouvent éparses toutes les tentatives expérimentales des temps passés, toutes les méthodes, les procédés opératoires, les descriptions diverses des instrumens et appareils chirurgicaux inventés depuis plus de trente siècles, on doit apprécier l'utilité et même la nécessité d'un répertoire qui, en offrant des recherches toutes faites, pourrait, jusqu'à un certain point, tenir lieu d'une multitude de volumes rares, qu'on a souvent ni les moyens de se pro-

curer, ni le loisir et la patience de consulter.

Si l'art d'écrire est un des plus puissans
moyens de rappeler ce qui est du domaine
de la pensée, il est incontestable que le
dessin produit des impressions plus complètes et plus rapides; souvent la description la mieux faite d'un appareil, d'un
instrument ou d'une opération de chirurgie, n'en donne qu'une idée très-imparfaite, tandis qu'un coup-d'œil sur un dessin suffit presque toujours pour en rendre
l'intelligence prompte et facile.

Résumer, en nous aidant de l'appui mutuel de ces deux moyens d'expression, et
réunir par ordre alphabétique et chronologique, non-seulement l'histoire de toutes les opérations, mais encore celle de la
partie mécanique de la médecine externe
et de toutes les spécialités chirurgicales,
entre autres l'art des accouchemens, du
dentiste, du bandagiste, de l'orthopédiste,
etc., tel est le but du *Dictionnaire* que
nous publions. Ayant voulu faire de cet
ouvrage une sorte de *Code chirurgical*, qui
puisse réunir toutes les lois abrogées de la
science, et celles qui sont encore en vigueur, et qui soit le plus succinct, le plus

commode et cependant le plus complet possible, nous avons choisi la forme de dictionnaire comme remplissant le mieux toutes ces conditions. D'ailleurs, sous cette forme, les objets étant isolés s'envisagent mieux, se saisissent plus facilement, et le lecteur, qui veut s'éclairer sur un sujet en particulier, peut à l'instant satisfaire sa curiosité, sans avoir besoin de feuilleter un grand nombre de pages. C'est donc à l'occasion des mots que nous traiterons des choses ; mais, tout en procédant par ordre alphabétique, nous suivrons dans chaque article la marche de l'esprit humain ; c'est-à-dire que nous rapporterons tous les faits d'après l'ordre chronologique.

Ceux qui désireront approfondir quelques points particuliers de la science, ceux surtout qui, excités par une louable émulation, voudront entrer dans l'arène difficile mais brillante des concours, trouveront dans cet ouvrage un guide qui leur indiquera des sources où ils pourront puiser, et qui, en leur retraçant les vicissitudes de la science, leur signalera, d'après la succession des temps, les inventions, les erreurs et les événemens les plus remarquables, qui ont arrêté la marche ou contribué au perfectionnement de la médecine opératoire.

On trouvera aussi dans ce répertoire plusieurs découvertes modernes, qui ne sont rien moins que des découvertes ; car, il n'est pas possible d'admettre qu'elles ont pu être faites deux fois. En indiquant les sources, souvent peu détournées, où elles ont été puisées, nous aurons toujours la précaution de transcrire littéralement quelques passages des véritables inventeurs ou des écrits où elles sont consignées. Nous ferons connaître également des procédés opératoires et des instrumens employés autrefois et abandonnés aujourd'hui, quoique méritant d'être mis en usage dans quelques circonstances ; et, pour éviter de les voir reproduites par de nouveaux inventeurs, nous rappellerons des méthodes justement proscrites et des inventions récentes adoptées dans la science ou jugées de nulle valeur.

Voulant d'une part rester en dehors de toute polémique, et de l'autre laisser toujours nos lecteurs être les seuls arbitres, nous aurons soin de nous abstenir d'émettre notre opinion personnelle, et lors-

que nous parlerons pour ou contre des instrumens et des procédés encore employés
ou tombés en discrédit, nous ne serons toujours que l'écho fidèle des praticiens instruits, seuls juges compétents sur cette
matière.

Afin de donner plus de clarté et plus
d'ensemble à nos articles, nous avons dû,
en les traitant, parler de tout ce qui s'y
rattache; ainsi, dans ceux qui correspondent aux noms de chaque opération nous
avons fait non-seulement l'histoire de
toutes les méthodes, mais encore celles de
tous les instrumens inventés pour les
mettre en pratique. Lorsqu'un mot sera le
nom d'un instrument et d'un appareil
déjà décrit et dessiné dans un article qui
fait le sujet d'une opération, nous nous
contenterons, pour ne pas nous répéter,
d'en donner une courte description, en
renvoyant, pour les détails historiques, au
nom de l'opération pour laquelle ils ont
été inventés. Par exemple, aux mots *Forceps*, *Ambi*, *Lithotome*, *Tourniquet*, on de-
vra recourir aux articles, et aux dessins
des mots, *Accouchement*, *Luxation*, *Cys-
totomie*, *Amputation*, etc. C'est toujours
autant que possible au mot le plus usité que

nous traiterons la chose, de manière que tous les synonymes ne seront que de simples articles de vocabulaire. Du reste, quelque judicieuse que nous semble cette méthode pour éviter les répétitions, il en est que nous aurions eu tort de ne pas faire parce qu'elles sont commandées par la nature de leur objet; d'ailleurs, s'il est bon d'être concis, il faut avant tout exposer nettement et complètement le sujet qu'on a à développer; nous ferons en sorte de renfermer les répétitions obligées dans les plus étroites limites, en indiquant toujours les articles auxquels elles se rapportent.

Par sa spécialité, par sa forme historique et surtout par son grand nombre de dessins, ce dictionnaire sera non-seulement le complément de tous les dictionnaires de médecine, mais encore celui de tous les traités généraux et spéciaux de la chirurgie ancienne et moderne. Afin de le rendre toujours au niveau de la science; afin de réparer les oublis et rectifier les erreurs que nous aurons faits, nous y joindrons un ou plusieurs supplémens de texte et de dessins.

Pour ajouter encore à l'intérêt et à l'u-

tilité de cet ouvrage, nous le ferons précéder d'une histoire abrégée de la chirurgie depuis son origine jusqu'à nos jours,
et nous aurons le soin d'intercaller, dans
le texte de chaque article, quelques notes
historiques et des anecdotes plus ou moins
curieuses et piquantes. Enfin pour fixer
mieux la mémoire et l'attention du lecteur,
et pour l'aider à classer et à enchaîner
plus facilement tous les faits, nous les rat-
tacherons le plus possible à l'histoire générale, et nous tâcherons de faire ressortir
ce qu'offrent de plus saillant la vie, le
siècle et les écrits des auteurs que nous
citerons.

Il est inutile de dire qu'avant d'entreprendre un ouvrage de cette nature, nous
avons dû nous livrer à des recherches
qu'il n'est possible d'apprécier qu'après
avoir essayé de les faire. Mais, comme nous
ne voulons pas donner d'avance une idée
de l'étendue de notre travail, par celle
du catalogue des livres que nous avons
consultés, nous nous contenterons d'ajouter ici que nous avons mis à contribution
des manuscrits rares et anciens, plusieurs
collections de thèses, de journaux, de
mémoires, de dessins, d'instrumens, tous

les dictionnaires généraux de médecine, la plupart des écrits historiques et biographiques (1), enfin un grand nombre de traités de chirurgie et de médecine opératoire que nous avons souvent dus à l'obligeance de plusieurs de nos confrères. Nous ne pouvons surtout assez nous louer de celle de M. le professeur *Jules Cloquet*, qui a bien voulu mettre à notre disposition sa précieuse collection d'instrumens trouvés à Herculanum, et nous devons également des remercîmens à M. *Charrière*, habile coutelier de Paris, pour la complaisance qu'il a mise à nous prêter une foule d'instrumens modernes qui sont sortis de ses ateliers.

Malgré tous nos efforts pour bien faire et ne pas laisser de lacune, nous sommes loin de croire que ce répertoire historique des opérations sera ce que nous voudrions qu'il fût, c'est-à-dire un livre où rien ne manque, où rien ne surabonde, où tout est à sa place. Cependant, comme

---

(1) Nous avons également trouvé des renseignemens précieux dans la *Bible*, et dans les admirables poèmes d'*Homère*, de *Virgile*, d'*Ovide*, de *Juvénal*, de *Lucrèce*, ainsi que dans plusieurs autres ouvrages de l'antiquité, qui, quoique ne traitant pas de la médecine, nous fournissent cependant les premières notions que nous ayons sur plusieurs opérations et quelques instrumens de chirurgie.

il présentera le tableau le plus complet qui existe de tout ce qui a été dit sur la partie mécanique de l'art de guérir, il pourra revendiquer pour ses auteurs tous les hommes célèbres qui, à toutes les époques et dans tous les pays, ont enrichi la science de quelques découvertes. Si une critique bienveillante nous signale des erreurs et des omissions, nous en serons flatté et nous accueillerons avec d'autant plus de reconnaissance les conseils des hommes instruits, que nous sommes résolu de profiter même des avis qui pourraient nous être dictés par l'envie, si nous avions le bonheur de l'exciter.

Si nous nous trompons sur le mérite de notre travail, nous avons d'avance la certitude d'avoir fait une chose utile, en publiant un ouvrage dont le but principal est non-seulement d'éviter aux praticiens et aux élèves une foule de recherches éparses dans un grand nombre de livres, mais encore de généraliser et de rendre vulgaire l'étude de certaines connaissances dont les sources ne peuvent être à la portée que d'un petit nombre de médecins, quoique l'humanité les réclame de tous.

DICTIONNAIRE

HISTORIQUE ET ICONOGRAPHIQUE

DES

INSTRUMENTS,

BANDAGES, APPAREILS,

ET DE

TOUTES LES OPÉRATIONS

DE LA CHIRURGIE

ANCIENNE ET MODERNE,

FORMANT LE COMPLÉMENT INDISPENSABLE DE TOUS LES AUTRES DIC-
TIONNAIRES DE MÉDECINE ET LE SEUL CONTENANT L'HISTOIRE
ET LES DESSINS DE LA PARTIE MÉCANIQUE DE LA MÉDECINE
EXTERNE ET DE TOUTES LES SPÉCIALITÉS CHIRURGICALES ;

Un fort volume grand in-8°,

avec plus de 600 dessins intercalés dans le texte;

PAR

COLOMBAT DE L'ISÈRE,

CHEVALIER DE LA LÉGION-D'HONNEUR, MÉDECIN FONDATEUR DU GYMNASE ORTHO-
PHONIQUE DE PARIS POUR LE TRAITEMENT DU BÉGAIEMENT, DE TOUS LES VICES DE
LA PAROLE ET LES MALADIES DE LA VOIX, LAURÉAT DE L'ACADÉMIE DES SCIENCES
DE L'INSTITUT DE FRANCE, MEMBRE DE PLUSIEURS SOCIÉTÉS SAVANTES, ETC.

NOTA. Afin de retarder le moins possible la publication de cet ouvrage, l'auteur prie
MM. les médecins, chirurgiens, accoucheurs, bandagistes, dentistes, orthopédistes
etc., de vouloir bien lui adresser *au plus tôt et franc de port, rue du Cherche-Midi*
n° 91, la description et le dessin des instruments et appareils qu'ils auront inventés,
modifiés ou perfectionnés.

Prospectus.

Quoiqu'il soit difficile de remonter à l'origine d'une science, il
est encore plus difficile de la juger par les connaissances contemporaines et de pouvoir l'étudier parfaitement, sans en suivre la
marche et en mesurer les progrès.

Si l'art d'écrire est un des plus puissants moyens de rappeler ce qui est du domaine de la pensée, il est incontestable que le dessin produit des impressions plus complètes et plus rapides; souvent la description la mieux faite, d'un appareil, d'un instrument, ou d'une opération chirurgicale, n'en donne qu'une idée très-imparfaite, tandis qu'un coup-d'œil sur un dessin suffit presque toujours pour en rendre l'intelligence prompte et facile.

Résumer en s'aidant de l'appui mutuel de ces deux moyens d'expression et réunir par ordre alphabétique et d'une manière pittoresque, l'histoire et la description des opérations chirurgicales et de tous les instrumens, appareils et bandages de la chirurgie ancienne et moderne; tel est le but du dictionnaire que nous annonçons. Comme nôtre intention est de faire connaître une foule de procédés opératoires et de moyens mécaniques employés autrefois et abandonnés aujourd'hui, quoique méritant cependant d'être mis en usage dans certains cas, nous signalerons en même temps plusieurs inventions et plusieurs découvertes prétendues modernes qui sont consignées dans des écrits plus ou moins anciens, et dont quelquefois des hommes ignorans ou guidés par une sotte vanité se disent les auteurs.

Voulant faire un ouvrage le plus succinct, le plus commode et cependant le plus complet possible, nous avons choisi la forme de *dictionnaire*, comme remplissant le mieux toutes ces conditions. Sous cette forme, les objets étant isolés, s'envisagent mieux, se saisissent plus facilement, et le lecteur qui cherche à s'instruire sur un article en particulier, n'est point obligé de feuilleter un grand nombre de pages pour y trouver ce qu'il veut; c'est donc à l'occasion des mots que nous traiterons des choses, et l'ordre de la distribution des mots sera l'ordre alphabétique le plus commode pour les recherches.

Ce dictionnaire, par son grand nombre de dessins intercalés dans le texte, et par sa forme historique, sera en quelque sorte le complément indispensable de tous les autres dictionnaires de médecine et de chirurgie; non seulement il facilitera l'intelligence des ouvrages anciens et modernes dont les descriptions ne sont pas accompagnées de planches, mais encore il pourra servir à faire mieux comprendre tous les traités généraux et spéciaux de médecine opératoire qui ne sont pourvus pour la plupart que d'un trop petit nombre de dessins ne représentant que les instruments les plus connus.

Pour ajouter encore à l'intérêt de cet ouvrage, nous le ferons précéder de l'histoire de la chirurgie depuis son origine jusqu'à nos jours, en sorte que présentant un tableau complet des opérations et de la partie mécanique de l'art de guérir, il pourra revendiquer pour ses auteurs tous les hommes célèbres qui à toutes les époques et dans tous les pays, ont enrichi la science de quelques découvertes.

Si nous avons d'avance la certitude d'avoir fait une chose utile en publiant un ouvrage dont le but principal est d'éviter aux praticiens et aux élèves une foule de recherches éparses dans un grand nombre de livres, nous avons également l'espoir d'avoir trouvé le moyen de rendre vulgaire et de généraliser l'étude de certaines connaissances dont les sources ne peuvent être la propriété que de quelques médecins, quoique l'humanité les réclame de tous.

CONDITIONS DE LA SOUSCRIPTION.

L'ouvrage, qui sera composé de dix à douze livraisons, formera un fort volume grand in-8°.

Le prix de chaque livraison, composée de trois feuilles de texte et d'au moins quatre planches, est de 1 franc.

ON SOUSCRIT, A PARIS,

CHEZ J.-B. BAILLIÈRE, LIBRAIRE, Rue de l'École de Médecine, 13 bis.

DEVILLE CAVELIN, même rue, 10.

CHAUDÉ, rue du Foin, 8.

MANSUT, rue des Mathurins-Saint-Jacques, 17.

CHEZ L'AUTEUR, rue du Cherche-Midi, 91.

Et chez tous les libraires de France et de l'Étranger.

IMPRIMERIE DE MOQUET ET Cⁱᵉ., RUE DE LA HARPE, 90.

Ouvrages du même Auteur.

L'ORTHOPHONIE, ou la Physiologie et la Thérapeutique du bégaiement et de tous les vices de la prononciation, in-8°, 2e édition, 1831, avec planches et un supplément. Prix : 7 fr. 50 cent. par la poste. *Nota.* L'auteur de cet ouvrage, traduit en plusieurs langues, vient d'obtenir un prix de 5,000 francs, décerné par l'Académie des sciences de l'Institut de France, le 18 novembre 1833.

TRAITÉ MÉDICO-CHIRURGICAL des maladies des organes de la voix, ou Recherches théoriques et pratiques sur la physiologie, la pathologie, la thérapeutique et l'hygiène de l'appareil vocal; in-8°, avec planches; 1834. Prix 6 fr., et 7 fr. 50 c. par la poste. Cet ouvrage vient d'être présenté à l'Institut pour le concours aux prix Monthyon de l'année 1835.

NOUVEAU PROCÉDÉ POUR EXTRAIRE LA PIERRE DE LA VESSIE; in-8°. 1829.

L'HYSTÉROTOMIE, ou l'amputation du col de la matrice dans les affections cancéreuses, suivant un nouveau procédé; in-8° avec planches. 1828.

DE LA LIGATURE ET DE LA COMPRESSION des artères; in-8°. 1828.

DU BAUME DE COPAHU, sans odeur ni saveur désagréables, administré dans la blennorrhagie et la leucorrhée ou fleurs blanches; in-8°. 1832.

TABLEAU SYNOPTIQUE ET STATISTIQUE DU BÉGAIEMENT, et des moyens curatifs qui conviennent à chaque variété, suivie de l'articulation artificielle de tous les sons qui arrêtent le plus souvent les bègues; in-4°. 1833.

(Pour paraître :)

MÉMOIRES SUR LE MÉCANISME DES CRIS, et sur leurs intonations dans chaque espèce de douleur; in-8°.

TRAITÉ MÉDICO-CHIRURGICAL DES MALADIES DES FEMMES, in-8°, avec planches. Prix : 7 f. 50 c.

HISTOIRE

DE LA CHIRURGIE,

SERVANT D'INTRODUCTION

AU

DICTIONNAIRE HISTORIQUE ET ICONOGRAPHIQUE

DE TOUTES LES OPÉRATIONS,

ET DES INSTRUMENS ET APPAREILS

DE LA MÉDECINE EXTERNE.

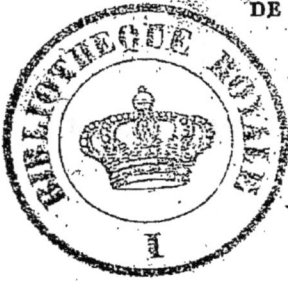

———————— ⊙ ————————

S'il est difficile de remonter à l'origine d'une science, il est encore plus difficile de la juger par les connaissances contemporaines et de l'étudier sans en suivre la marche et en mesurer tous les progrès. Pour bien apprécier les découvertes de nos devanciers, nous avons besoin de les connaître ; car l'oubli de cette vérité a souvent coûté à des hommes de génie bien des efforts inutiles et leur a fait perdre un temps précieux à imaginer des choses inventées depuis plusieurs siècles.

Si la nécessité, mère de l'industrie, a fait naître l'art de guérir, c'est l'expérience qui en a jeté les premiers fondemens et qui l'a porté au degré élevé où il se trouve aujourd'hui. On avait pansé une plaie, avant qu'il y eût des médecins, et la plupart des remèdes et des opérations n'ont été souvent que le bienfait du hasard et le fruit tardif de l'observation (1). Sans avoir besoin de rapporter ici une foule de traditions presque toutes équivoques et peu dignes de foi, nous nous contenterons de dire que la douleur était pour les premiers hommes une leçon assez puissante, et qu'il est naturel de supposer qu'ils ont dû emprunter de toutes mains des armes pour combattre le grand nombre de maux auxquels ils étaient exposés.

Aucune science ne peut se glorifier d'une origine aussi noble que celle de la chirurgie; cette branche la plus efficace et la plus positive de l'art de guérir, a pris sa source dans le cœur de l'homme, et dans ce sentiment généreux qui nous fait compatir aux

(1) Plutarque rapporte qu'un homme sauva la vie à Prométhée en lui ouvrant un abcès d'un coup qui devait lui donner la mort; il ajoute que nous avons appris de l'éléphant, l'art de tirer avec adresse les traits introduits dans les chairs. Pline, dans son histoire naturelle, liv. VIII; et Galien, dans son Introduction sur l'origine de la médecine, assurent sérieusement que l'opération de la cataracte nous a été suggérée par la chèvre, qui d'après ces auteurs s'enfonce un jonc aigu dans l'œil pour recouvrer la vue. Pline dit également que les vertus de la chélidoine dans les ophtalmies, nous ont été indiquées par l'hirondelle qui guérit avec cette plante les yeux malades de ses petits. Nous pourrions rapporter encore un grand nombre de traditions de ce genre et aussi peu dignes de foi.

maux dont nous sommes témoins et qui nous inspire
le désir de soulager les souffrances de nos semblables.
La chirurgie est donc aussi ancienne que l'homme,
et son origine remonte par conséquent aux premiers
âges du monde, c'est-à-dire à une époque qui se perd
dans la nuit des temps et qu'il est impossible d'as-
signer d'une manière précise.

Quoique l'origine de la chirurgie semble se confondre avec celle de médecine proprement dite dont
elle n'a été séparée qu'après une longue suite de siècles, nous pensons qu'il est permis de présumer
qu'elle est née avant la dernière de ces sciences,
parce qu'il y a tout lieu de croire qu'on étudia les
maladies dont les causes étaient appréciables, bien
avant celles dont la complication des phénomènes
indiquait une cause cachée qui était conséquemment
plus difficile à découvrir. Ce sentiment était aussi
celui de Celse lorsqu'il a dit : *Hæc autem pars cum
sit vetustissima, magis tamen ab illo parente omnes
medecina Hippocrate quam à prioribus exulta est.*
La chirurgie, ayant pour objet des maux accessibles
à la vue, consistait d'abord seulement dans une
dextérité mécanique et dans le pansement des blessures et des contusions. La médecine, au contraire,
s'occupant de choses plus obscures, plus difficiles et
tombant moins sous les sens, exigeait, pour parvenir
au même point de perfection, plus d'expérience
et plus de méditation, et demandait un développement d'intelligence et de civilisation qu'on ne pouvait certainement trouver alors.

La préexistence de la chirurgie sur la médecine
reconnue par Celse, n'est pas une assertion hasardée

ni ·dénuée de preuves. Sénèque dit que la médecine
se bornait autrefois à la connaissance de quelques
plantes propres à arrêter les hémorrhagies et à panser les plaies. Sirius de Tyr, Platon, Pline et presque tous les anciens, ont tenu le même langage; nous
pouvons même remonter encore plus loin , en faisant remarquer qu'avant Moïse et dans l'histoire des
patriarches, il n'est jamais fait mention de médecine
interne , quoiqu'il soit souvent question de plusieurs maladies, entr'autres de celles d'Isaac, de
Rachel , de Jacob, d'Abimelech, de Job , et d'une
foule d'autres. On ne voit nulle part que des
médecins aient été consultés; du moins , s'il en
est parlé quelquefois dans la Bible, c'est seulement pour le traitement des plaies, mais non pour
celui des maladies internes ; d'ailleurs la vie simple,
uniforme et active des premiers hommes, entretenait
la vigueur de leur constitution et rendait fort rares
les maladies qui sont du ressort de la médecine proprement dite : accoutumés à se nourrir de fruits et
de plantes que leur offrait la nature, et dont ils n'ont
pu connaître les propriétés médicales qu'après de
nombreux essais , on doit nécessairement supposer
que les progrès de l'expérience ont été très lents et que
la médecine, comme toutes les connaissances humaines , a été l'ouvrage du temps et d'une longue observation ; on découvre au contraire des traces de la
chirurgie dans l'enfance du monde ; mais elles sont
toutes défigurées par la variété et l'incertitude des
traditions.

D'après un ancien manuscrit hébraïque de l'électeur de Bavière (*Scipio Sgambat archivor, v. t. lib.* 1),
Sem et Cham, fils de Noé, étaient médecins. Le pre-

mier composa des traités sur la médecine, et l'autre,
selon une tradition phénicienne, fut père des Dioscu-
res ou Cabyres dont naquit Esculape à la huitième
génération. Ménes ou Méseraïm, Tosorthrus, Hermès, Osiris, Isis, Orus ou Apollon et un grand
nombre d'autres personnages de la plus haute antiquité, sont également regardés comme ayant étudié
l'anatomie et exercé la chirurgie. Du reste il est
permis de considérer au moins comme suspectes
des traditions aussi reculées et dans des temps si
obscurs.

Dans les premiers âges du monde, l'homme privé
de vêtemens, et à l'état de simple nature, contraint
de se défendre contre les animaux féroces et obligé
souvent de conquérir par la force et la ruse une
nourriture incertaine ; l'homme, disons-nous, dut
se trouver exposé à recevoir de fréquentes blessures
et dut d'abord sentir la nécessité de chercher les
moyens de les guérir. Si les premières tentatives furent grossières et imparfaites, plus tard l'expérience,
l'observation et peut-être même un sentiment instinc-
tif dirigèrent les chirurgiens, et leur apprirent dans
quelles circonstances ils devaient appliquer les topiques ou avoir recours à certaines opérations..

Le grand nombre de maladies qui, pour être gué-
ries, réclament les moyens chirurgicaux; les procédés
variés des opérations; l'aptitude et l'adresse qu'elles
exigent de ceux qui s'en occupent, dûrent déterminer
bientôt certaines personnes à se livrer particulièrement
à la pratique de la chirurgie.

Les hommes en se multipliant éprouvèrent la nécessité de communiquer entr'eux, et les sociétés devenues plus nombreuses agrandirent le cercle de

leurs besoins et de leurs relations. Alors les intérêts se croisèrent et produisirent des dissensions et des combats, d'abord d'homme à homme, puis de famille à famille, enfin de nation à nation. Les rixes, tous les jours plus fréquentes, la chasse partout en vogue comme plaisir ou comme moyen de subsistance, enfin les guerres devenues plus longues et plus meurtrières firent sentir encore plus vivement l'utilité de la chirurgie, et en faisant apprécier davantage les secours de cet art salutaire, firent jouir ceux qui s'y livraient de la plus haute considération. Il suffisait, dit Percy, d'extraire avec adresse les traits et de verser sur les blessures des baumes bienfaisants, pour devenir cher aux humains, et pour être comblé de leur reconnaissance et de leur vénération : *Namque aliis unus multis est æquiparandus vir medicus, qui infixa perite excidere tela vulneribusque superdare mitia pharmaca novit.* (HOMÈRE, *Iliade*, *liv. II.*)

Chez la plupart des peuples naissans, la médecine et la chirurgie furent cultivées par les principaux personnages de la nation. Les rois et les héros, jaloux de tous les genres de gloire, surtout de celle qu'on acquiert en se rendant utile à l'humanité, se livraient à l'étude et à la pratique de la chirurgie qui leur offrait de fréquentes occasions de satisfaire à leurs généreux penchans. L'exercice de cet art bienfaisant, qui était le plus noble privilège et le plus bel ornement de la pourpre royale, faisait aussi une des parties principales de l'éducation des princes.

La reine Isis acquit une grande célébrité par les cures qu'elle opéra. Alhotis, roi de la première dynastie des Thinites, s'occupa surtout de la chirur-

gie et fit des livres sur l'anatomie : Agénor, roi de
Phénicie ; Ptolémée et Nicheptus, rois d'Egypte ;
Orphée, roi de Thrace; Zamoloxis, philosophe, roi et
dieu de cette nation ; Aristée, roi d'Arcadie ; enfin
Denys, tyran de Syracuse, et plusieurs autres rois des
peuples anciens, principalement ceux d'Egypte, étu-
dièrent l'anatomie et s'appliquèrent au pansement
des plaies et à divers traitemens chirurgicaux.

Hermès, Apis, Osiris, que les Egyptiens repré-
sentèrent souvent parmi leurs emblèmes hiéroglyphi-
ques, furent à la fois des médecins et des dieux.

Chez les Grecs, Hercule, Thésée, Télamon, Teucer, Jason, Pélée, Palamède, Patrocle, Achille,
étaient des héros non moins illustres et recomman-
dables par leur habileté chirurgicale que par leur
naissance et leurs exploits dans les combats. Homère
qui rapporte que le centaure Chiron fut le maître de
presque tous les guerriers dont il chante la gloire,
nous peint Achille faisant tomber la rouille de sa
lance sur la plaie de Thélèphe, et Patrocle pratiquant
une incision à la cuisse d'Euripyle pour en retirer le
dard dont il est blessé. Le grand poète nous représente
aussi Podalyre et Machaon comme se mêlant uni-
quement de soigner les blessures (*Iliade*, chant IX).
Le grand intérêt que toute l'armée grecque témoigne
pour la guérison de ce dernier lorsqu'il fut blessé à
l'épaule par une flèche, prouve tout le prix qu'on attachait à ses services. Idoménée dit, en parlant de ce
héros : un guerrier qui sait comme lui soulager la
douleur, vaut à lui seul mille autres héros (*Iliade*,
chant IX).

Plutarque, dans son histoire d'Alexandre-le-Grand,

nous rapporte que ce roi magnanime et généreux avait appris d'Aristote la médecine et la chirurgie ; il avait étudié ces sciences, non comme objet de curiosité, mais bien dans le noble but de se rendre utile. Le même auteur ajoute que ce prince doué de toutes les qualités qui constituent un grand homme, prenait quelquefois plaisir à donner des conseils à ses amis malades et à panser leurs blessures après le combat. Justin nous fait connaître de lui un trait qui annonce un cœur généreux et une âme sensible et bienfaisante. L'éloquent auteur latin dit, dans son livre IV, chapitre IX : « Alexandre, en descendant de » cheval, blessa par accident Lisimaque au front, avec » la pointe de sa lance ; voyant que rien ne pouvait ar- » rêter le sang qui coulait de la plaie, le roi mit sur la » tête de Lisimaque son diadème qui fit une compres- » sion si efficace, que l'hémorrhagie cessa aussitôt. »

Esculape n'était-il pas fils d'Apollon ? Hippocrate un des premiers citoyens de la Grèce ? Enfin deux mille ans avant ce dernier, chez les Chinois, les rois Ciningo et Ho-Hanti n'étaient-ils pas célèbres dans l'art de guérir ? Salomon, et plusieurs autres souverains de la Judée, ne possédaient-ils pas des connaissances médicales ? Jésus-Christ même et les apôtres successeurs de sa charité, n'ont-ils pas également guéri les infirmités des malades ? N'est-ce pas surtout en voyant leurs cures merveilleuses que les peuples se convertissaient et se laissaient convaincre des vérités qu'ils leur enseignaient ?

Sans avoir besoin de remonter aux temps antiques et fabuleux pour prouver que le noble but de la chirurgie l'a toujours rendue digne d'être pratiquée par les plus grands de la terre , ne peut-on pas citer deux rois de France : saint Louis pansant les blessures des chevaliers croisés et soignant les pestiférés dans la Palestine ; enfin le roi qui est aujourd'hui sur le trône, Louis-Philippe Ier n'a-t-il pas dans sa jeunesse étudié la chirurgie qu'il a exercée à une époque malheureuse ? ne l'a-t-on pas vu dernièrement , cédant à un généreux et louable sentiment d'humanité , remplacer un médecin qui était absent, et, sans craindre de déroger à sa dignité de roi des Français, pratiquer une saignée et porter les premiers secours à une personne de sa suite tombée de cheval et grièvement blessée (1).

D'après les observations faites en 1798 par les savans qui accompagnaient l'armée française en Egypte, il paraît que parmi les ruines de l'antique Thèbes , on trouve des documens qui prouvent que dans les siècles les plus reculés de l'empire des Pharaons, la chirurgie était déjà assez avancée et avait fait des progrès tels que les modernes ont beaucoup de peine à les concevoir. Le célèbre et savant baron Larrey, chirurgien en chef de l'armée dans la glorieuse et mémorable campagne d'Egypte, et dont le plus bel éloge se trouve dans le testament de Napoléon, rapporte (2) que lorsque le général Desaix eut repoussé les Mameluks au-delà des cataractes du Nil , la commission des arts eut l'occasion d'examiner les ruines des

(1) C'est le nommé Vernet, ancien militaire et courrier de Napoléon; ce beau trait a fourni au spirituel pinceau de M. A. Johannot le sujet d'un tableau admis à l'exposition de l'année 1835.

(2) Mémoires de chirurgie militaire, t. i, page 232 ; et t. ii, page 223.

monumens de Thèbes et les temples de Tentira,
Karnach, Médynet, Abou et Luxor, dont les restes
montrent encore leur ancienne splendeur. Sur les
plafonds et les murs intérieurs de ces temples, on
trouva des bas-reliefs qui représentent des membres
amputés, avec des instrumens très-analogues à ceux
qu'on emploie aujourd'hui pour le même usage ; on
retrouve les mêmes instrumens dans les hiéroglyphes,
et on peut rencontrer des traces d'autres opérations
qui prouvent que la chirurgie ne se laissait pas de-
vancer par les autres arts, qui alors étaient déjà parvenus à un certain degré de perfection.

Un de nos plus habiles chirurgiens contemporains (1) a dit avec raison qu'il n'en est pas de la
chirurgie comme de la médecine ; les premières époques de cette dernière science sont marquées par des
hypothèses, tandis que celles de la chirurgie le sont
par des découvertes. Les hommes célèbres dans cette
branche de l'art de guérir, n'ont pas, comme les médecins les plus renommés, créé des sectes, élevé des
systèmes et détruit ceux de leurs prédécesseurs pour
être à leur tour remplacés par d'autres novateurs. Le
christianisme, qui offre un si grand nombre de sectes,
en a eu peut-être moins que la médecine : car cette
science nous présente : les animistes, les empiriques,
les solidistes, les humoristes, les naturistes, les
mécaniciens, les chimistes, les physiologistes, les
allopathes, les homéopathes et une foule d'autres.
Les uns soutiennent Hippocrate, ceux-ci Stahl, ceux-
là Boerhaave, d'autres Sydenham, Stoll, Brown,

(1) Richerand (Nosographie chirurgicale, tome 1).

Hoffmann, Broussais, Hahnemann; enfin les médecins sont divisés entre eux, comme les chrétiens qui
sont catholiques, romains, grecs, anglicans, quakers,
calvinistes, luthériens, saint-simoniens, et qui com-
battent pour Luther, Calvin, Zwingle, l'abbé Chatel,
ou le père Enfantin.

Les chirurgiens de toutes les époques ont cherché
à faire avancer leur art, en constatant des faits nouveaux, en signalant des erreurs et surtout en prouvant
d'une manière incontestable et en dehors de tous les
systèmes, l'efficacité des moyens mécaniques ou
pharmaceutiques que le hasard, l'expérience ou
leur génie leur avait fait découvrir. La marche uniforme de la chirurgie, l'accord constant de ses principes, la certitude de ses moyens, sont des preuves
bien concluantes de la supériorité de cette science
sur la médecine.

L'invention de l'écriture, qui semble au premier as-
pect tout-à-fait étrangère à la chirurgie, y produisit
cependant une heureuse révolution. Cette science
qui, comme la médecine, était livrée jusqu'alors à des
traditions vagues, incertaines et arbitraires, prit bientôt une toute autre face, et ce qui contribua le plus à
en accélérer les progrès, fut l'obligation imposée à tous
ceux qui avaient été atteints d'une maladie, d'aller
non seulement faire inscrire dans les temples le traitement qu'ils avaient suivi, mais d'y déposer les instrumens et les appareils de chirurgie qui avaient été
employés selon les circonstances et le genre d'affection. Le temple de Memphis en Egypte devint le
principal dépôt de ces registres salutaires; ils y étaient
gardés avec le même soin que les archives de la na-

tion. Dans le principe, tout le monde avait la liberté
de les aller consulter et de choisir le remède que
l'on croyait propre à chaque maladie.

La lecture et la combinaison que les prêtres faisaient de ces mémoires, et les entretiens qu'ils avaient
soit avec les porteurs de recettes, soit avec les malades, en firent les premiers maîtres dans l'art de
guérir. Ayant bientôt accoutumé le peuple à dé-
pendre, dans cette partie, de leurs prétendues connaissances, ils rédigèrent un code médical qu'ils
faisaient regarder comme sacré, et qu'il attribuaient
à Hermès ou à tout autre divinité. C'est d'après ce
code que les médecins exerçaient leur art, et si en
suivant ce qu'ils prescrivaient ils ne parvenaient point
à guérir les malades, ils n'étaient responsables de
rien; dans le cas contraire, si l'événement ne justi-
fiait pas leur conduite ils étaient punis de mort. Une
loi aussi sévère et aussi barbare pouvait sous quelques
rapports avoir son bon côté; mais la contrainte qui
en résultait, loin de faire avancer la médecine, la
tenait dans une éternelle enfance; et l'expérience
qui donne tous les jours des leçons aux hommes
même les plus instruits, devenait absolument inutile.

Toujours habiles à se prévaloir de l'ignorance et
de la crédulité du peuple, les prêtres étaient aussi
chez les Hébreux chargés en partie de l'exercice de
la médecine et de la chirurgie. Ils séparaient les lé-
preux des hommes sains, jugeaient les impuretés
légales, et pratiquaient également la circoncision.
D'après la loi de Moïse, la chirurgie ne s'exerçait pas
gratuitement; lorsque deux hommes se battaient,
celui qui avait blessé l'autre, était condamné à payer

les frais de la guérison, et à le dédommager de son travail.

Chez les Indiens et les Bractiens, les Brachmanes ou Bramines, qui en même temps étaient leurs prêtres, réunissaient aussi le sarcerdoce à la médecine. Cette science était chez eux tout-à-fait chirurgicale, puisqu'elle consistait principalement en onctions, en cataplasmes et en topiques de différens genres. Chez les Celtes, chez les Germains et les Gaulois, qui se vantaient de descendre de Pluton, la médecine était de même exercée par leur prêtres désignés sous le nom de Druides. La superstition de ces peuples anciens dégénérait souvent en férocité, au point que si un Gaulois malade faisait le vœu d'immoler un homme, il trouvait aussitôt dans les Druides les ministres de ses abominables sacrifices. Ces monstres de l'humanité, qui étaient les prêtres, les juges et les médecins des Gaulois, se faisaient un point de religion de tuer un homme et un principe de santé de le manger ; tel a été le sort des nations : lorsqu'elles n'ont pu être subjuguées par la force, elles ont été asservies par la ruse et l'imposture.

Chez les Chinois, dont l'origine se perd dans les temps les plus reculés, la médecine est aujourd'hui à peu près ce qu'elle était il y a quatre mille ans ; ce peuple est toujours resté asservi à ses anciens usages, et dans son respect superstitieux pour l'antiquité dont il est jaloux, il n'a jamais eu d'autre ambition que de rester isolé dans le vaste empire qu'il occupe.

Dès la plus haute antiquité, toutes les parties de la médecine étaient, à la Chine et au Japon, exercées comme chez tous les peuples anciens, par les mêmes personnes ; c'était même une loi d'un de leurs médecins, appelé Wacquam, qui vivait il y a environ 3,000 ans. Depuis ce temps, cette science a été partagée chez eux en trois parties. Les maladies internes sont traitées par des médecins appelés *Phondo*, les maladies externes par des chirurgiens nommés *Gecqua*; enfin ceux de la troisième classe, qui s'occupent des maladies des yeux, sont désignés sous le nom de *Baksieu-Sinkai*. Ces oculistes ne sont pas d'une grande habileté, puisqu'ils regardent comme incurable la cataracte, maladie très commune en Chine. D'après le père Duhalde qui a écrit l'histoire de la Chine, dès que cette affection commence à se déclarer, les malades se rasent la tête et mènent une vie très retirée, ce qui ne les empêche pas de se livrer sans mesure au plaisir des femmes, qui accélère de beaucoup la marche de la maladie.

D'après ce que nous venons de dire, il est facile de prévoir que la chirurgie est aussi bornée aujourd'hui chez les Chinois qu'elle l'était anciennement. Cette science consiste en quelque sorte chez eux dans l'application du moxa et dans la ponction des aiguilles, ce qui n'est autre chose que l'acupuncture. Ces moyens sont à peu près l'unique ressource chirurgicale de ce pays; aussi dans cet empire tous les hommes ont-ils le corps couvert de stigmates et de cicatrices résultant de ces opérations. Ce peuple est ennemi irréconciliable de la saignée, qui, selon eux, est un moyen destructif de la vie ; mais ils lui substituent le moxa comme donnant la force et la vigueur ; nous ferons connaître plus tard la composition et la manière d'appliquer ce caustique, ainsi que la description et le dessin des aiguilles et du maillet qu'ils emploient pour pratiquer l'acupuncture.

Dans la cure des hernies, les médecins chinois font rentrer la tumeur avec les mains frottées d'huile, et lavent la partie avec le suc de deux plantes, l'une appelée *gin-seng* et l'autre *kéou-ki*. Pour guérir les abcès, ils se servent de la chair du chameau qu'ils croient propre à fortifier les nerfs et à donner l'action aux solides. La cendre de la peau de l'éléphant est aussi employée pour cicatriser les plaies et les ulcères, de même que le fiel de cet animal est appliqué sur les abcès. Dans les maladies de la vessie, ils font de la feuille de thé un usage interne et externe, et dans les ophtalmies ils regardent avec raison le lait de femme comme un excellent collyre; mais les yeux d'éléphant qu'ils y font tremper auparavant, donnent à ce moyen curatif un air de charlatanisme et de superstition.

D'après Astruc, la maladie vénérienne est aussi commune à la Chine qu'en Europe; et le mercure tient dans cet empire, comme chez nous, le premier rang parmi les remèdes anti-vénériens. Des traités de médecine chinoise qui remontent à la plus haute antiquité, font mention de la siphilis comme d'une maladie très ancienne, mais ils ne parlent pas de l'origine de cette affection, qui, selon l'histoire, ne s'est manifestée en Europe que depuis la découverte de l'Amérique en 1492. Nous pourrions ajouter encore ici beaucoup de choses sur la médecine et sur la chirurgie des Chinois, mais nous nous réservons de le faire lorsque nous donnerons l'histoire de chaque maladie et de chaque opération en particulier.

Si la paix, le loisir et l'abondance ont fait naître les arts et les sciences, la chirurgie au contraire s'est formée et surtout s'est perfectionnée parmi les désastres et les ravages de la guerre. C'est au sein de ses horreurs et sur les champs de bataille qu'elle répand ses bienfaits avec plus de profusion ; c'est là qu'elle fait plus vivement sentir son empire et sa nécessité, et que ses merveilleux effets font mieux son éloge que les paroles les plus éloquentes. Pour citer ici tous les grands hommes qui ont le plus anciennement cultivé l'art de guérir chez les Grecs, et pour suivre plus facilement les progrès de la chirurgie chez cette nation, nous allons remonter à la fameuse époque où toute la Grèce armée fut en mouvement pour venger les droits d'un époux outragé.

Ce sont les Egyptiens et les Asiatiques qui furent les précepteurs et les maîtres des peuples de la Grèce ; après Inachus et Ogygès, les colonies de Danaüs et de Cadmus y transplantèrent avec elles le germe des connaissances humaines, qui dans la suite rendirent cette nation si florissante. C'est chez les sages et les prêtres d'Egypte, qu'Orphée de Thrace, Licius de Thèbes, Musée d'Athènes, Mélampe d'Argos et un grand nombre d'autres hommes célèbres de l'antiquité, allèrent puiser les sciences et les arts de la Grèce.

Comme les plus épaisses ténèbres couvrent complètement tout ce qui est antérieur aux temps nommés *héroïques*, et que c'est seulement depuis cette époque que la chirurgie commença à prendre quelque forme chez les Grecs, nous allons parler seulement des hommes célèbres de cette nation qui ont pratiqué la chirurgie.

Agénor, roi de Phénicie et père de Cadmus, était de ce nombre; il pansa Hélénus, fils de Priam, et contint sa main qui était blessée, avec une compresse de laine ; ce qui a fait dire à Dujardin que si ce prince n'est pas l'inventeur du bandage connu sous le nom d'écharpe, il est au moins cité le premier dans les archives de l'antiquité pour en avoir fait usage. Chiron, son contemporain, l'un des plus fameux chirurgiens de ce temps, cachait sous un extérieur féroce l'âme la plus sensible et le caractère le plus doux et le plus humain : ses talens lui méritèrent l'honneur d'élever la jeunesse la plus distinguée de son époque et il enseignait la chirurgie aux princes et à tous ceux qui se destinaient à la profession des armes. L'antre de Chiron, située sur le mont Pélion, fut long-temps une école de héros chirurgiens ; parmi lesquels on compte Hercule, Aristée, Thésée, Télamon, Teucer, Pélée, Achille et Esculape, dont nous avons déjà eu occasion de parler. Les autres héros qui se distinguèrent par leur valeur et leurs talens chirurgicaux sont : Jason, chef des Argonautes ; Orphée, qui fut poète et médecin ; Eribotes, fils de Téléonte, qui pansa Oïlée, père d'Ajax, lorsqu'il fut blessé à l'épaule ; Patrocle, ami d'Achille et son élève dans la chirurgie ; Antolycus ; Iapis, un peu moins ancien que les précédens, quoiqu'il fût, selon Virgile, élève d'Apollon ; enfin Iolas, parent d'Hercule, qui nous présente le premier exemple de l'emploi du fer ardent pour arrêter l'écoulement du sang.

De tous les élèves de Chiron il n'en est pas qui se soit plus distingué dans la chirurgie qu'Es-

culape, qui, d'après Platon, montrait son talent dans
cet art, en guérissant les infirmités par le fer et les
médicamens. Diodore de Sicile nous peint Esculape
comme un génie fécond et lumineux, qui s'appliqua surtout à la chirurgie, et inventa plusieurs choses utiles à la santé des hommes. Celse, en parlant
de lui, dit « que les Grecs ont cultivé la médecine un
peu mieux que toutes les autres nations, mais seulement quelques siècles avant les Romains, puisqu'Esculape en est regardé comme le plus ancien
auteur, et que, pour avoir fait faire quelques pas à
cet art encore vulgaire et grossier, il fut mis au rang
des immortels. »

Les premiers et les plus célèbres chirurgiens que
les fastes de l'antiquité nous fassent connaître, après
l'expédition des Argonautes, sont Machaon et Podalyre, fils d'Esculape, dont l'habileté chirurgicale leur
valut des privilèges distingués; Homère nous présente ces deux héros médecins, toujours dans la mêlée avec les plus courageux des Grecs, affrontant les
dangers et la mort, et pansant après le combat les
blessures des autres guerriers. Machaon eut cinq fils
qui, comme lui, exercèrent la chirurgie, et Podalyre
laissa un fils nommé Hippolochus, dont Hippocrate
se faisait gloire de descendre.

Après la fameuse guerre de Troie, les descendans
d'Esculape, désignés sous le nom d'Asclépiades,
instituèrent plusieurs écoles qui acquirent la plus
grande célébrité; celle de Rhodes et surtout les écoles
de Cos et de Gnide, s'empressèrent de se surpasser
par des découvertes utiles; vers le même temps les
médecins d'Italie, Philistion, Empédocle, Pausanias

et leurs disciples formèrent une troisième école qui fut toujours placée dans un rang inférieur aux autres: celle de Cos surtout eut l'avantage de voir sortir de son sein les plus habiles médecins.

Ces écoles n'étaient pas les seules : Hérodote en fait connaître deux autres, dont l'une étoit à Cyrène, et l'autre à Crotone. Démocède, qui était de cette dernière, lui acquit la supériorité par les cures éclatantes qu'il fit. Quoique le zèle et l'émulation dont ces écoles étaient animées fussent bien capables de donner un nouvel essor à la chirurgie , cette science , après avoir eu une si belle aurore pendant la fameuse guerre de Troie , fut replongée dans les plus épaisses ténèbres jusqu'à la guerre du Péloponèse. Ce n'est pas que la chirurgie cessât d'être cultivée, mais comme on n'écrivait rien et que tout se passait en traditions orales de père en fils ou de maîtres en disciples , les découvertes périssaient avec leurs auteurs. Aussi les débris de ces connaissances parvenues jusqu'à nous , ne sont presque d'aucune ressource; le temps n'a pas mieux respecté les écrits d'Eratostène , de Phérécide, d'Apollodore , d'Arius de Thrace , et de Polyante de Cyrène qui avait fait l'histoire des Asclépiades dont la médecine était tout-à-fait empirique.

Les obstacles sans nombre qui, chez les peuples de l'antiquité, s'opposaient à l'étude de l'anatomie , dûrent nécessairement s'opposer au progrès de la médecine. L'ignorance , la superstition , le fanatisme religieux , le respect pour les morts , l'horreur et le dégoût qu'inspirait aux anciens la vue d'un cadavre , enfin les prestiges de la métempsycose et la coutume qu'on avait de brûler les morts; telles étaient les barrières insurmontables, qui pendant un grand nombre de siècles arrêtèrent les progrès de l'anatomie et par conséquent de la chirurgie.

Depuis 1100 environ avant Jésus-Christ, jusque vers la cinquantième olympiade (580 ans avant notre ère), l'exercice de la médecine et de la chirurgie ne fut pratiqué en Grèce que dans le temple d'Esculape ; les prêtres de ce médecin-dieu, malgré leurs pratiques et leurs jongleries superstitieuses, contribuèrent cependant au perfectionnement de la médecine qui commença à s'élever en corps de doctrine vers la 5o⁰ olympiade, époque où les lettres semblèrent être cultivées avec plus d'ardeur. L'art de guérir fut d'abord regardé comme constituant une partie de la philosophie, et l'on vit la plupart des philosophes se livrer à son étude ; entr'autres Pythagore, Empédocle, Épicharme, Alcméon, Démocède, Démocrite, Diogoras et Zamoloxis.

L'histoire ne nous a conservé que les noms de quelques autres médecins qui ont précédé Hippocrate, tels que Appollidès, Abaris, Euryphon, Antigènes, Aginus, Hérodicus, Acron qui, d'après Pline (hist. nat. lib. 28) eut le premier l'honneur de rappeler à l'expérience la médecine, que l'abus du raisonnement ou plutôt du jargon scientifique des philosophes obscurcissait de plus en plus.

Tous ces philosophes médecins partagèrent jusqu'alors avec les prêtres l'exercice de l'art de guérir, mais ils firent plus d'efforts que ces derniers pour perfectionner la partie théorique, et c'est même à eux que sont dus les premiers travaux scientifiques sur la médecine et la chirurgie.

A cette époque il s'opéra, dans les écoles des Asclépiades de Cos, un changement à jamais mémorable qui activa les progrès de la science, et la fit marcher à grands pas vers la perfection. D'après le savant Sprengel, ces progrès furent le résultat des efforts et de l'activité de la famille d'Hippocrate, qui réussit non seulement à purger cette science de toutes les supercheries mystérieuses, mais encore qui parvint à la dérober aux vaines subtilités des philosophes, en ne l'appuyant que sur l'observation et l'expérience, seul moyen de la porter à sa véritable destination.

Le plus illustre des membres de la famille des Asclépiades, le grand Hippocrate, né dans l'île de Cos, 460 ans avant Jésus-Christ, est regardé comme le principal auteur de cette immense révolution médicale. Avant lui, les observations étaient éparses, et la médecine ne formait point une science ; en rassemblant les observations de ses dévanciers et en y ajoutant les résultats de sa longue expérience, il composa le premier traité complet de médecine auquel après vingt siècles on trouve peu de choses à ajouter.

Tandis que ce grand génie de l'antiquité traçait les tableaux les plus précis et les plus parfaits des maladies aiguës, qu'il étudiait les influences de l'eau, de l'air et des climats, enfin qu'il rédigeait ses immortels aphorismes, déduits de l'observation la plus constante et la plus exacte, il enrichissait la chirurgie d'un grand nombre de faits et de plusieurs opérations nouvelles ; c'est même cette partie de la médecine qu'Hippocrate estimait le plus et en laquelle il montrait le plus de confiance ; car il dit dans son

quatrième aphorisme, sect. VIII : «Ce qu'on ne guérit
point par les médicamens , le fer le guérit ; ce que
le fer ne guérit pas cède à l'action du feu, ou le mal
est incurable. « Avec le secours de ce dernier moyen ,
selon lui *héroïque* , dont il abusait quelquefois , il
surmontait certaines maladies qui déconcertent nos
efforts et se jouent de toutes nos ressources. La
grande confiance qu'il avait dans la chirurgie le
faisait souvent y avoir recours , même dans le traitement de certaines maladies internes. On ne doit donc
pas être surpris qu'il ait consacré plusieurs traités à
tracer les règles que le médecin opérateur doit suivre
dans la pratique de l'art. En parlant des instrumens,
il veut qu'ils soient propres à remplir l'objet auquel
on les destine, parce qu'il est honteux de ne point obtenir de la chirurgie la fin qu'on se propose. Hippocrate veut aussi que chaque espèce de bandage soit
assorti à la partie et au mal pour lequel on l'emploie,
et qu'on observe de ne jamais placer le premier circulaire de la bande sur la plaie. Il donne aussi dans
son traité *de medico* des préceptes souvent très-
bons , sur la disposition des lieux , sur celle des
lumières , sur le maintien de l'opérateur , assis ou
debout , enfin sur la liberté et l'effet des appareils et
des bandages.

Les écrits qu'Hippocrate nous a laissés sur la chirurgie , quoique loin d'être parfaits , décèlent un
observateur profond ; mais ils sembleront toujours
de faibles ébauches si on les compare aux travaux
de notre époque. Ces ouvrages sur la médecine externe sont au nombre de six , sous les titres : *de
officinâ medici , de fracturis , de capitis vulneribus ,*

de articulis vel luxatis ; de ulceribus , de fistulis.
Malgré tous ces travaux, le traitement des maladies
chirurgicales ne put être porté au point de perfection où avait été élevé celui des maladies internes.
Les connaissances trop imparfaites qu'on avait dû
corps de l'homme étudié seulement d'après la structure des animaux, ne fournissaient que de fausses
inductions et des conjectures hasardées. Avec des
connaissances si bornées , mais à peu près suffisantes pour l'étude des maladies internes , la chirurgie
devait nécessairement rester dans son enfance, ou
du moins ne marcher qu'avec lenteur et timidité.
Comme nous avons l'intention de faire connaître
toute la chirurgie d'Hippocrate, en faisant l'histoire
de chaque opération et de chaque instrument en particulier, nous croyons, pour éviter les répétitions,
devoir nous dispenser de le faire actuellement, et
borner là ce que nous avions à dire sur cet illustre médecin grec, qu'on est plutôt tenté de regarder comme
un homme inspiré que comme un mortel ordinaire.

Ce n'est qu'à de longs intervalles que l'histoire nous
offre de ces hommes célèbres qui ont changé la face
des sciences et de toutes les connaissances humaines.
Il semble que la nature ait besoin de se reposer lorsqu'elle a formé un grand homme ; et cette vérité s'est
trouvée confirmée dans les médecins contemporains
ou successeurs d'Hippocrate. Parmi ces derniers qui
ont joui d'une certaine réputation , on peut citer
Philistion, Ariston , Phaon , Ctésias , Nicomède ,
Acésias , Pittolus et Archidamus , qui tous pour la
plupart ont enrichi la chirurgie de leurs travaux et
de quelques découvertes dont nous aurons plus tard

occasion de parler. Quoiqu'il ne nous reste que leurs
noms, nous pourrions encore citer plusieurs médecins
du même temps ; tels qu'Eudoxe, Théomédon, Sué-
ton, Chrysippe, Dioxippe, Appollonius, Mnésitheus,
Philotimée, et quelques autres plus ou moins connus.

Quoique Hippocrate et ses disciples eussent séparé
la philosophie de la médecine, plusieurs philosophes
se livrèrent encore à la théorie de cette dernière
science. Platon, le plus célèbre d'entr'eux, qui
naquit à Athènes, dans la 88me olympiade, nous a
laissé quelques systèmes physiologiques, qui, sans
être toujours éloignés de ceux d'Hippocrate, ont plus
souvent servi à les défigurer qu'à les éclaircir.

Thessalus, l'un des fils d'Hippocrate, et Polybe,
son gendre, cultivèrent, comme lui, la chirurgie ;
le premier de ces médecins, qui passa toute sa vie à
la cour d'Archélaüs, roi de Macédoine, fut qualifié,
par Galien, d'homme admirable : il répondit cependant moins à la réputation de l'illustre vieillard de
Cos que son beau-frère Polybe qui, après la mort
d'Hippocrate, se chargea de l'éducation des jeunes
médecins, auxquels il enseigna ce qu'il avait puisé
dans la pratique et l'observation. Il crut mieux servir
sa patrie, en enseignant et en exerçant son art, qu'en
cherchant les faveurs de la fortune dans les places
que son immense réputation aurait pu facilement
lui procurer. C'est à lui plutôt qu'à Polybe que l'on
attribue la rédaction de quelques-uns des traités de
la collection hippocratique, où il est question des
maladies chirurgicales et des opérations.

Parmi les disciples d'Hippocrate qui se sont le
plus distingués, on cite surtout Dioclès de Caryste,

qui , de l'aveu de tous les anciens , fut un second Hippocrate par l'âge , le talent et la réputation , et qui , selon Celse , (*Præfat. lib. I.*) , fut l'inventeur d'un instrument propre à extraire les traits qui ne pouvaient être poussés par le côté opposé : un passage de Galien nous apprend aussi que ce médecin, qui toujours exerça son art avec beaucoup de noblesse et de désintéressement ; était auteur d'un traité des bandages (*Galen. de Articul. Comment.* III.) , et qu'il employait dans la luxation des vertèbres l'échelle décriée, à si juste titre , par Hippocrate, en prescrivant , dans ce cas , qu'on enlevât les malades jusqu'au faîte de la maison.

Mais parmi les chirurgiens de cette époque , au nom duquel se rattache l'opération la plus téméraire que l'on puisse imaginer , se trouve Proxagoras, qui, selon Célius Aurélianus (*Lib.* 3 *cap.* 18) , après avoir employé sans succès les vomitifs , dans l'intention de faire évacuer par le haut les excrémens retenus dans les intestins , remplissait le canal intestinal d'air qu'il injectait par l'anus , et lorsqu'il avait mis le malade à ces cruelles épreuves , il ouvrait le ventre et les intestins qu'il recousait après les avoir désobstrués.

En suivant l'ordre chronologique , nous devons parler de Ménécrate, connu surtout par son fol orgueil et par la ridicule vanité de se dire un autre Jupiter, et de se faire suivre par tous ceux qu'il avait guéris.

Philippe , père d'Alexandre-le-Grand , pour le punir de sa sotte vanité, l'invita à un repas splendide, et lui fit dresser une table à part , sur laquelle, pour tous mets , on fit brûler de l'encens et d'autres parfums pendant que les autres convives goûtaient les plaisirs de la bonne chère. Les premiers transports qu'il eut de voir sa divinité reconnue, lui firent oublier qu'il était homme. Mais la faim le força bientôt à s'en ressouvenir : il se dégoûta d'être Jupiter à ce prix, et sortit brusquement (*Elian.*, *lib. II, cap.* 5). Ce médecin, qui vivait 3oo ans avant J.-C., a publié un ouvrage qui est perdu depuis long-temps.

A la même époque, vivait un autre médecin appelé Chritobule, qui s'acquit une brillante réputation en tirant une flèche de l'œil de Philippe, roi de Macédoine, qu'il guérit, au rapport de Pline (*Hist. nat, lib. VI, cap.* 38), sans aucune difformité. C'est également lui qui, selon le même historien, fit une incision au bras d'Alexandre-le-Grand, pour en extraire un trait dont il était blessé.

C'est ici le lieu de parler d'Aristote, fils de Nicomède, médecin d'Amyntas II, roi de Macédoine. Ce philosophe anatomiste naquit à Stagyre la première année de la 99me olympiade, époque où la Grèce florissante unissait à la gloire des armes celle des lettres ; selon Pline (liv. IX, chap. 5), il apprit les premiers élémens de la médecine sous son père, après la mort duquel il se rendit à Athènes pour suivre les leçons de Platon. Quelques années plus tard, il quitta Athènes, et se retira chez le roi des Mysiens, son parent, qui mourut bientôt : de là, il se réfugia pendant trois ans à Mytilène, et c'est à cette époque qu'il fut appelé par Philippe, roi de Macédoine, pour faire l'éducation d'Alexandre-le-Grand son fils, à qui il enseigna la médecine et la philosophie.

Comme Aristote s'est plutôt occupé d'anatomie et de philosophie que de chirurgie, nous n'insisterons pas sur ses découvertes et sur ce qui nous reste de ses écrits qui fourmillent d'erreurs, surtout dans la partie de l'anatomie. Pour en donner une idée, nous nous contenterons d'ajouter qu'il louait la mauvaise pratique des sages-femmes de son temps, qui, avant de faire la ligature et la section du cordon ombilical, le pressaient dans toute sa longueur pour faire rentrer le sang qu'il contenait, afin de rendre ainsi les enfans plus forts et plus vigoureux. Cette opinion et un grand nombre d'autres aussi absurdes, que nous nous abstenons de rappeler, doivent diminuer nos regrets sur la perte de ses ouvrages.

Avant de terminer ce que nous avons à dire de ce médecin philosophe, nous ajouterons que parmi ses principaux disciples était Callisthène, qui a surtout écrit sur la structure de l'œil. Ce médecin, qui était parent d'Aristote, fut accusé d'avoir tramé une conspiration contre Alexandre, devant lequel il parla si librement, qu'il fut condamné par ce roi à être enfermé dans une cage de fer où il était dévoré par la vermine. Athénée dit qu'on l'exposa plus tard à la fureur d'un lion, et que cet exemple effrayant et cruel nous apprend que la familiarité des princes ne doit jamais laisser oublier ce qu'ils sont. Quant aux autres disciples d'Aristote, l'histoire ne fait connaître que le nom de Théophraste qui fut choisi par lui pour son successeur, à cause de son éloquence douce, insinuante et persuasive.

A cette époque, qui correspond aux règnes des Ptolémées, successeurs d'Alexandre-le-Grand, on fit

des découvertes importantes en anatomie, dues principalement à Eristrate, Hérophile et Eudème, qui
furent moins célèbres par les systèmes et les sectes
qu'ils ont créés que pour avoir les premiers entrepris
de disséquer des cadavres humains. Eristrate tenait
les malades à une diète sévère dans les inflammations
des plaies, et il trouvait les raisons de cette nécessité
dans son système avec lequel il expliquait, suivant
les mêmes principes, la formation du flegmon. Ce
médecin, au rapport de Cœlius-Aurélianus (*lib.* III,
cap. 4.), pratiquait la chirurgie avec tant de hardiesse, que, dans les abcès du foie et de la rate, il
ouvrait l'abdomen pour appliquer immédiatement
sur ces viscères les médicamens qu'il jugeait convenables. Il désapprouvait la paracenthèse dans l'hydro-
pisie, et proscrivait aussi l'extraction des dents, et
la saignée, qu'il ne pratiquait que très rarement;
mais il la remplaçait par les ligatures des membres
et encore plus par la diète. Toute sa médecine se
bornait à quelques topiques, tels que les fomenta-
tions, les onctions, les emplâtres, les cataplasmes.
Eristrate se servait aussi d'un cathétère qui porta son
nom, et qui avait la forme d'un S romain; enfin,
ce médecin de l'antiquité, auteur d'un Traité des
fièvres et des plaies que nous n'avons plus, quoique
ayant donné dans les grandes erreurs de son siècle,
a certainement bien mérité de ses contemporains et
de la postérité. Quant à Hérophile, il exerçait également la chirurgie; car l'histoire nous apprend
qu'il réduisit une luxation du bras, que s'était faite
le philosophe Diodore Cronos; c'est là, du reste,
tout ce que nous savons de lui comme chirurgien,

quoiqu'on lui accorde plus de génie qu'à Eristrate.

C'est à peu près à cette époque que, selon Celse, la science fut divisée en *diététique, pharmaceutique* et *chirurgicale.* Il est probable que si, comme nous l'apprend cet auteur, la médecine fut divisée dans la pratique, elle ne le fut pas dans son étude, surtout dans la célèbre ville d'Alexandrie. Il est même digne de remarque, que, par cette division, la chirurgie fit de nouveaux progrès, en ce sens que les chirurgiens apportèrent plus de soins et de précautions dans la pratique des opérations, qu'ils soumirent également à des règles plus fixes : la médecine, au contraire, suivit une marche rétrograde, parce qu'elle abandonna la route de l'observation si bien tracée par Hippocrate, pour courir après celle de la philosophie, c'est-à-dire, après les sophismes et les paradoxes. C'est alors que les sectes prirent naissance, et que les médecins, constamment livrés à des dissensions frivoles, n'étaient devenus que de tristes raisonneurs.

Les écoles d'Eristrate et d'Hérophile subsistèrent 300 ans environ après eux. On cite, parmi les disciples du premier, Straton, Apollonius, Xénophon, Apæmantes et Appolophanes ; et au nombre des sectateurs d'Hérophile, on compte Xeuxis, Alexandre Philolèthe, successeur de ce dernier, Démosthènes qui, comme le précédent, a écrit sur les maladies des yeux, Zénon, Mantias, auteur d'un traité sur les appareils de chirurgie, Callianax, Callimaque, Bacchius, Andréas de Caryste, inventeur de plusieurs collyres et de quelques machines pour réduire les luxations. Tels sont les principaux disciples d'Eristrate et d'Hérophile, dont Galien nous donne une idée peu avantageuse en les traitant de sophistes verbeux, voulant partager la gloire de leurs maîtres sans en avoir conservé les qualités. (*Comment. II, in epid. 3*).

C'est à peu près dans le même temps que s'éleva la secte des empiriques, fondée par Philinus, selon les uns, et selon les autres par Sérapion. Les empiriques faisaient consister toute la médecine dans l'expérience, qu'ils distinguaient en accidentelle, en expérience faite à dessein, et enfin, en celle qui est imitative. Par exemple, dit Galien, si un homme ayant mal à la tête, s'ouvrait la veine frontale en tombant par hasard, et que l'hémorrhagie dissipât la douleur, c'était l'expérience accidentelle. Si quelqu'un, mordu par un serpent, appliquait sur la plaie la première herbe qu'il rencontrait, dont il obtenait un bon résultat, l'expérience était appelée à dessein ou par essai; enfin, si ce qu'on avait trouvé utile une fois était employé à plusieurs reprises avec un succès égal, l'expérience alors prenait l'épithète d'imitative. Les sectateurs de l'empirisme regardaient comme inutile la recherche des causes cachées, et ils prenaient de là occasion de négliger l'étude de l'anatomie qu'ils proscrivaient quelquefois ou du moins qu'ils toléraient à peine. Ceux qui se sont fait un nom dans cette secte qui arrêta les progrès de la science, sont Apollonius, Glaucias, Héraclite de Tarente qui fit une étude particulière de la chirurgie, qu'il cultiva ensuite avec distinction. Il est du nombre de ceux qui ont soutenu que la cuisse luxée peut se réduire; dans l'anchyloblépharon, il incisait au-dessous lorsque la paupière avait contracté des adhérences avec la cornée opaque, et il recommandait de porter le scapel à plat et avec la plus grande précaution pour ne blesser ni le globe oculaire, ni la paupière ; mais s'il fallait absolument couper l'un ou l'autre de ces organes, il aimait mieux qu'on respectât le dernier.

C'est en Egypte que, suivant Celse (præf. *lib. VII*), la chirurgie fit les plus grands progrès, et commença à avoir des professeurs spéciaux, parmi lesquels on compte Philoxène, auteur de plusieurs traités sur cette partie de la science, Gorgias, Sostrate, Héron, les deux Appollonius et enfin Ammonius d'Alexandrie, surnommé le lithotome, ou coupeur de pierres, parce qu'il avait imaginé le moyen de couper ou de briser dans la vessie les pierres trop volumineuses pour pouvoir être tirées sans déchirer le col de la vessie. Il saisissait la pierre avec un crochet propre à l'embrasser, de manière à ne pas la laisser échapper; il prenait ensuite un instrument d'une moyenne épaisseur, mais mince et mousse du côté de la pierre ; alors on frappait sur l'autre bout de l'instrument qui rompait ainsi le calcul. Il faisait en sorte, en pratiquant cette opération de ne pas blesser la vessie, soit par la présence de l'instrument, soit par les fragmens de la pierre (Celse, *præf. lib.* IV, *cap.* VII). Dans cette opération décrite par Celse, ne peut-on pas voir les premières traces de la percussion, pour briser les calculs, si heureusement introduite depuis peu dans la lithotritie par M. Heurteloup, et perfectionnée par MM. Leroy, Amussat et Ségalas.

La ville de Rome étant devenue la maîtresse du

monde , attira dans son sein les hommes célèbres de tous les pays ; sous le consulat de Lucius Æmilius et de Marcus Livius, 219 ans avant Jésus-Christ, on y vit paraître le premier médecin Grec : c'était Archagathus, qui apportait la doctrine d'Hippocrate, et exerçait en même temps la médecine et la chirurgie. Ce médecin, qui fut d'abord accueilli avec distinction, et à qui on accorda le droit de bourgeoisie après lui avoir donné une maison achetée sur les fonds publics, perdit bientôt tout son crédit et l'immense réputation que ses connaissances lui avaient acquise ; le fréquent usage qu'il faisait du fer et du feu, à la manière des Grecs, effraya les Romains, et lui fit donner le surnom de Carnifex ou bourreau.

Un siècle environ après Archagathus, Asclépiade, né à Prusa en Bithynie, vint s'établir à Rome et réussit mieux en suivant une route opposée. Loin d'employer les mêmes moyens, il condamna la méthode de son prédécesseur et s'acquit d'autant plus vite et plus facilement une grande réputation, qu'il était naturellement éloquent et persuasif, et qu'il ne prescrivait jamais que des remèdes très doux ; il est cependant regardé comme ayant le premier employé la laryngotomie, du moins c'est la première mention qui en soit faite dans l'histoire de l'art. En habile charlatan, il se prêtait à propos aux caprices de ses cliens, et sachant que la nouveauté a toujours l'avantage de plaire et d'intéresser, il imagina des lits suspendus pour bercer les malades afin de les endormir et d'émousser la douleur ; pour flatter la mollesse des Romains, il avait porté le raffinement dans l'usage des bains et faisait tous les jours des innovations qui attiraient sur lui les regards de la multitude.

Les succès d'Asclépiades lui attirèrent une foule de disciples, dont le plus célèbre fut Thémison de Laodicée, premier fondateur de la secte des méthodistes, qui, comme la plupart des novateurs fameux, eut, ainsi que le rapporte Juvénal, beaucoup de malades et peu de succès. Ce médecin est le premier qui ait parlé de l'application des sangsues, qu'il ne donne cependant pas comme un moyen nouveau. On range encore, parmi les sectateurs d'Asclépiade, Cassius le médecin philosophe, qui a laissé des travaux pleins de sagacité et de jugement, et que Celse considère comme le plus ingénieux de son siècle. Vers le même temps il y avait à Rome plusieurs autres chirurgiens habiles et distingués, tels que Tryphon le père, Evelpiste et Megeste le plus savant d'entr'eux, comme on peut, dit Celse, en juger par ses écrits. La chirurgie, ajoute cet auteur, est redevable de ses progrès aux changemens heureux qu'y ont introduits ces hommes célèbres.

Enfin nous arrivons à Celse, qui vivait à Rome sous les règnes d'Auguste, de Tibère et de Caligula, qui furent le siècle de la politesse, du bon goût, et l'époque la plus brillante des sciences et des arts, chez les Romains. On croit généralement que Celse n'a jamais exercé l'art de guérir, sur lequel il a cependant écrit avec autant de précision que d'élégance. Son ouvrage est d'autant plus précieux, qu'il est à peu près le seul qui nous ait fait connaître les progrès de la chirurgie, depuis Hippocrate jusqu'à l'ère chrétienne.

Les quatre derniers livres de son traité *de re medica*,

surtout le septième et le huitième, sont entièrement consacrés à cette science, et c'est même à la clarté et à l'élégance de son style que Celse doit le surnom qu'on lui a donné de *Cicéron des médecins*, et la faveur constante et méritée, dont ses écrits jouissent depuis dix-huit siècles. Les règles et les instructions théoriques et pratiques qu'il donne sur les opérations et sur le traitement des maladies chirurgicales, ne diffèrent en rien des préceptes de la chirurgie enseignée dans les écoles Grecques ; d'ailleurs tous les médecins qui exerçaient à Rome venaient de la Grèce, ou avaient été puiser des lumières dans cette terre classique des sciences et des arts. Si nous voulions exposer ici la chirurgie de Celse, même d'une manière succincte, la simple nomenclature que nous en ferions couvrirait plusieurs pages, et ne serait qu'une répétition de ce que nous dirons de ce célèbre médecin, en faisant l'histoire particulière de chaque opération ; nous nous contenterons donc de dire que telle que la science nous a été transmise par cet auteur, on y voit des progrès incontestables depuis les écrits d'Hippocrate ; la thérapeutique y est en général plus rationnelle et plus active ; mais elle perd sa simplicité, et se surcharge de moyens empiriques souvent bizarres et inutiles.

En franchissant l'intervalle de 150 ans qui sépare Celse de Galien, la chirurgie ne fit que peu de progrès, et l'on ne vit aucune découverte importante enrichir le domaine de cette science, sur laquelle l'empirisme faisait alors sentir plus que jamais sa funeste influence. La plupart des noms des médecins de cette époque ne nous ont été transmis qu'à la faveur des remèdes empiriques auxquels ils se trouvent accolés ; cependant on peut citer plusieurs auteurs, à qui l'art de guérir est redevable de quelques travaux utiles, tels que Scribonius Largus, qui nous a laissé plusieurs formules de collyres et d'emplâtres ; et qui, en donnant un des premiers une assez bonne description des ulcères cancéreux du rectum, a indiqué une méthode rationnelle de traiter la chûte de cet intestin.

Alcon, qui vivait dans le même temps, excellait dans l'opération de la hernie et dans la réduction des fractures ; Thésalus de Tralles, qui brillait aussi à la même époque, suivit une méthode plus philosophique d'envisager les maladies externes et simplifia ainsi leur étude et leur thérapeutique. Il donna d'excellens préceptes sur le traitement des plaies, qui font regretter la perte de ses écrits sur différens points de la science.

Dioscoride, principalement connu par ses formules, dont un grand nombre sont employées en applications extérieures pour des maladies chirurgicales, doit être cité parmi les médecins qui vécurent à peu près dans le même temps ; mais nous allons d'abord parler du plus célèbre d'entr'eux, d'Arétée de Capadoce, dont les écrits et la doctrine firent un moment renaître l'ancienne splendeur de la médecine. Cet illustre médecin avait embrassé toutes les parties de l'art de guérir, mais son livre qui traite de la chirurgie est malheureusement perdu depuis long-temps, ce n'est que par occasion qu'il parle de cet art dans celui de ses ouvrages qui nous reste, mais ce qu'il en dit augmente nos regrets et dénote l'habile praticien et l'observateur profond.

Beaucoup plus versé dans les connaissances anatomiques que tous ses contemporains, on trouve nécessairement dans ses écrits plus de précision, plus d'exactitude; et ses notions sur les affections externes et les opérations chirurgicales, présentent plus de sûreté que celles de la plupart de ses successeurs jusqu'à la renaissance des lettres. Il indique parfaitement les dangereux effets de la bronchotomie dans l'angine aigüe, qu'il combat par le cautère actuel et potentiel, lorsque cette affection est celle désignée sous le nom de gangréneuse. Cet auteur, à qui l'on doit aussi le premier exemple de l'emploi des cantharides en vésicatoire, expose mieux que Celse les phénomènes et les causes de la rétention d'urine; il donne des détails curieux sur les calculs et les abcès des reins, sur l'hématurie, sur les calculs, sur les plaies et les ulcères de la vessie. On n'a presque rien ajouté à sa doctrine sur les dépôts purulens de la poitrine et de l'abdomen, et quoique son style soit toujours précis, noble, élégant et orné de figures, toutes les descriptions qu'il fait n'en sont pas moins frappantes, exactes et vraies; enfin pour donner une idée de la solidité de ses préceptes, il suffit d'ajouter qu'il suivit les traces d'Hippocrate, non comme un imitateur timide, mais à peu près comme Virgile imita Homère, en l'égalant souvent, et en le surpassant quelquefois.

A peu près à la même époque, c'est-à-dire au commencement du deuxième siècle, vivaient Archigènes, Ruffus, Soranus, Héliodore, à qui la chirurgie

doit quelques découvertes et certaines opérations
dont nous parlerons plus tard ; nous nous contentons
de rappeller actuellement que c'est au premier de
ces chirurgiens que l'on doit l'invention du speculum uteri (Aetius, liv. IV, c. 86). Tels sont les
noms des principaux médecins, qui, d'après l'histoire,
ont existé dans cette longue période de près de deux
siècles, qui fut presque stérile pour la chirurgie et
ne produisit qu'une foule de médicamens empiriques
et d'inventions bizarres et inutiles.

Sous le règne de Marc Aurèle, c'est-à-dire vers
l'an 165 de notre ère, Galien, né à Pergame dans
l'Asie mineure, vint se fixer à Rome, où il exerça
d'abord, comme il avait fait dans sa patrie, la médecine et la chirurgie ; mais entraîné bientôt par le
goût dominant de son siècle pour la philosophie
d'Aristote, et par l'usage qu'avaient alors les médecins de refuser de faire toute espèce d'opération, il
négligea la chirurgie, qui se prêtait difficilement aux
systèmes et aux brillantes spéculations des sectes
philosophiques : ses écrits témoignent cependant
qu'il n'abandonna pas tout à fait la pratique de cet
art. Ses commentaires sur les livres d'Hippocrate *de
officinâ medici*, et surtout son traité des bandages et
la manière de les appliquer, prouvent sans aucun
doute qu'il n'était étranger à aucun des plus petits
détails de la pratique de la médecine externe. Les
points les plus remarquables de sa chirurgie sont :
sa description méthodique du phlegmon et le traitement rationnel qu'il indique ; personne avant lui,
sans en excepter Archigènes, Rufus et même Celse,
n'a traité mieux des hémorrhagies artérielles et des

moyens de les arrêter. Il avait déjà une idée exacte
de la formation du caillot et de son utilité pour arrêter l'écoulement du sang. Lorsque la compression
n'est pas applicable ou ne réussit pas, il recommande
de soulever le vaisseau avec un petit crochet et de le
tordre un peu. On ne peut donc nier que Galien n'ait
eu la première idée de la torsion dont M. Amussat
a enrichi la science et qu'il a surtout perfectionnée
depuis quelque temps. Il prescrit également la ligature des artères, et donne une description de l'anévrisme faux plus complète que celle de Rufus ; quoiqu'il ait surtout beaucoup parlé des diverses tumeurs,
de l'érysipèle, du cancer, du squirrhe, des dartres,
des maladies des yeux, des fractures, des luxations
et des plaies, la chirurgie ne lui doit aucun progrès
concernant ses différentes affections. L'emploi qu'il
faisait des machines très compliquées ainsi que la
polypharmacie qu'il voulut introduire dans l'art de
guérir, prouvent même que, sous plusieurs rapports,
il était moins avancé que quelques-uns de ses prédécesseurs malgré sa vaste érudition et l'éclat bril-
lant de son imagination. Il a cependant pratiqué
plusieurs opérations très hardies, telles que l'extraction de portions de côtes cariées et même d'une côte
entière : il enleva également une portion du sternum,
et l'on croit qu'il a eu le premier l'idée de la cure
de l'hydrocèle par le seton.

Galien se livrait aussi à la pharmacie, et il nous
apprend lui-même, dans son premier livre des
antidotes, chapitre 1er, que l'officine qu'il avait dans
la voie Sacrée fut la proie des flammes lors du fameux
incendie qui, sous le règne de l'empereur Commode,

réduisit en cendres le temple de la Paix. Le peu de courage de Galien lors de la peste qui désola Rome vers la fin du deuxième siècle, ternit sa réputation. L'histoire nous apprend qu'effrayé des ravages de l'épidémie, il prit honteusement la fuite. Vers la même époque, où la médecine et la chirurgie n'étaient à peu près exercées que par des esclaves, du moins si l'on en juge par les reproches que Phèdre adresse à ses contemporains, on vit paraître deux chirurgiens célèbres, Antyllus et Léonides d'Alexandrie, connus par quelques fragmens qui donnent une idée avantageuse de leurs connaissances en médecine et de leur pratique chirurgicale. Il faut rapporter à peu près au même temps Philoméas, Aspasie et Moschion, qui joignaient à la pratique de la chirurgie celle des accouchemens. On attribue au dernier de ces auteurs d'avoir extirpé complètement et avec succès une matrice procidente et sortant hors de la vulve.

Après Galien, la science resta tout-à-fait stationnaire; cependant on cite Adamantius qui a écrit sur les maladies des dents, et Philogrius qui a traité le premier de l'opération de l'anévrisme, et qui excisait la tumeur après avoir appliqué au-dessus et au-dessous une ligature. Pour retirer un calcul engagé fortement dans le canal de l'urètre, il pratiquait une incision sur la partie supérieure du pénis, de peur qu'il ne se formât une fistule. On peut encore citer le compilateur Oribase, médecin et ami de l'empereur Julien; Ætius d'Amida, qui vivait vers la fin du cinquième siècle; enfin Alexandre de Tralles et Paul d'Ægine, ainsi nommés du lieu de leur naissance. Ce dernier médecin, qui vivait au septième siècle, a parfaitement distingué l'anévrisme vrai de l'anévrisme faux ; il a parlé de l'imperforation du vagin et de l'anus, et il a traité de la fracture de la rotule qui n'était pas mentionnée par ses prédécesseurs. Cet auteur, qui a réuni dans un ouvrage encore justement estimé, tous les travaux publiés avant lui sur la chirurgie, doit être regardé comme le dernier médecin grec dont le nom et les écrits soient parvenus jusqu'à nous.

La médecine suivit alors le déclin de toutes les autres sciences ; l'ignorance et la barbarie prévalurent partout, et on condamnait au feu non seulement les livres qui combattaient des erreurs ou qui avaient la moindre apparence d'idées progressives ; mais même, souvent, les auteurs étaient accusés de magie et brûlés avec leurs ouvrages prétendus dangereux et les œuvres du démon.

En 640, lors de la prise d'Alexandrie par les Sarrasins, leur chef fit incendier la grande bibliothèque de cette ville, et on chauffa, pendant six mois, tous les bains publics avec les manuscrits de cette précieuse collection. Ces barbares détruisirent en peu de temps le plus vaste dépôt des connaissances humaines, et lorsque leur fanatisme eut renversé tous les monumens capables de propager les sciences et les arts, la décadence fût plus prompte qu'n'avaient été les progrès ; et les lumières des peuples anciens furent remplacées pendant plus de quatre siècles par les ténèbres de la plus grossière ignorance. Alors tout était circonscrit dans les bornes du domaine de la théologie ; au-delà on ne trouvait que l'hérésie, et l'hérésie, dans les premiers siècles du christianisme, était punie avec la plus grande rigueur. Si l'on joint à cela l'invasion meurtrière des Sarrasins, les descentes continuelles des hommes du nord, enfin, les menées criminelles des papes et des évêques de cette époque, qui s'efforçaient de changer la douce morale de l'évangile en une religion de terreur, on expliquera facilement les causes de la barbarie dans laquelle l'occident se vit presque subitement plongé. Il suffit, pour caractériser cette longue période de ténèbres, de faire remarquer, quant aux sciences, que l'astronomie, la chimie et la médecine menèrent à l'astrologie, à l'alchimie et à la magie; et quant aux lettres, que l'horrible Lampride et Julius Capitolinus étaient alors regardés comme classiques.

Dans ce temps tout se faisait par la main des prêtres; la superstition ou l'intérêt de la répandre guidaient leurs plumes : l'excès de leur stupidité n'y fut égalé que par l'excès de leur mauvaise foi. Ils remettaient le pardon de tous les crimes selon le tarif qu'ils avaient établi, et ils vendaient dans les églises des arpens de terre au ciel, en échange du même nombre d'arpens dans ce monde; enfin, la somme d'impunité accordée aux coupables se mesurait sur celle de leur fortune et de leur puissance; on donnait même les plus hautes dignités de l'église aux prêtres assez habiles pour traduire l'oraison dominicale.

Des mœurs aussi barbares devaient nécessairement éteindre toutes les lumières; aussi l'esprit humain ne put, jusqu'au XIme siècle, se relever de sa chûte; les sciences ne trouvèrent plus leur dignité que la guerre leur avait fait perdre , et l'affaiblissement politique de l'empire romain plongea le monde dans une ignorance presque absolue.

Les Arabes avaient seuls conservé leurs anciennes traditions ; les lettres et les arts, bannis de l'Europe ignorante , se réfugièrent chez eux et chez les Maures d'Espagne , qui tenaient des Arabes les qualités qui les distinguèrent. N'étant gênés par aucun obstacle , la médecine fit chez eux quelques progrès. L'élégance , la politesse de leurs mœurs attirèrent les savans de la Grèce , et le génie brilla de nouveau dans l'Orient jusqu'au temps où le despotisme vint encore l'en chasser.

Devenus maîtres d'une grande partie de l'empire romain, les Arabes, comme le dit M. Richerand, exhumèrent les manuscrits grecs restés enfouis dans la poussière des bibliothèques , les traduisirent , s'approprièrent leur doctrine , la défigurèrent trop souvent, l'appauvrirent par les additions qu'ils y firent , et ne nous transmirent que d'énormes compilations. Tels sont les ouvrages de Rhazès , qui a le premier décrit le spinosa ventosa , ceux d'Ali-Abbas, d'Avicenne, d'Avensoar qui regardait la lithotomie comme une opération déshonorante, mais qui, comme Moschion , dit avoir extirpé avec succès un utérus tombé hors de la vulve. Parmi les auteurs arabes , nous avons encore à citer Averrhoës qui fit connaître la véritable philosophie d'Aristote , d'où est sortie la philosophie scolastique , qui , toute défectueuse qu'elle fût , donna naissance à la méthode d'analyse, source de tous nos progrès. Enfin Albucasis est le seul médecin de cette nation qui ait pratiqué avec

ardeur la chirurgie et qui nous ait transmis un
traité étendu sur cette branche de la médecine. Cet
auteur a eu, le premier, l'idée de décrire et de figu-
rer, dans son ouvrage, les instrumens dont il se
servait ; son traité est un monument curieux de
cette époque ; on y voit qu'il faisait un grand usage
de l'application du feu trop délaissée de nos jours, et
qu'il est l'inventeur de plusieurs procédés ingénieux
pour extraire les corps étrangers avalés. On remarque
surtout, dans l'ouvrage d'Albucasis, qu'il arrêtait les
hémorrhagies à la manière des Grecs, et qu'il a indiqué
le premier un procédé pour pratiquer l'opération
de la taille chez la femme. Toutefois il paraît n'avoir
jamais fait cette opération, parce que, de son temps,
aucune femme n'eût consenti à exposer au regard
d'un médecin les parties sur lesquelles il aurait dû
opérer ; d'ailleurs, les chirurgiens eux-mêmes auraient répugné alors à attenter ainsi à la pudeur des
personnes d'un autre sexe.

Du reste, les médecins arabes inventèrent une
foule de machines et d'instrumens de chirurgie ; il
semble qu'ils étaient plus jaloux d'inspirer l'effroi
que la confiance, et qu'ils mesuraient la puissance
de leur art par la richesse de leurs arsenaux et le
grand nombre de leurs moyens mécaniques et de
leurs instrumens bizarres. Un fait qui donne une
idée de la cruauté de leur méthode, c'est que pour
arrêter les hémorrhagies après l'amputation d'un
membre, ils plongeaient l'extrémité du moignon
dans la poix bouillante. Si le génie oriental et poé-
tique des Arabes était peu propre à faire avancer la
médecine, on leur doit au moins d'avoir su conserver

le feu sacré des sciences qui semblait devoir s'éteindre pendant les siècles de barbarie qui suivirent la chute de l'empire romain.

Pendant tout le temps du moyen âge, la médecine redevint, en quelque sorte, ce qu'elle avait été à son origine; cette science, abandonnée de nouveau à des prêtres ignorans, n'était qu'un empirisme grossier joint à des pratiques superstitieuses, et les moines que les revenus et l'oisiveté de leur état mettaient en position de s'occuper d'études, étaient pour cela les seuls dépositaires de l'art de traiter les maladies. L'application des reliques, l'invocation des saints, les pratiques superstitieuses étaient le plus souvent les seuls remèdes qui étaient employés par ces singuliers successeurs d'Hippocrate; enfin, la médecine était tombée dans un tel état d'abjection, que les papes et les conciles en défendirent l'exercice aux ecclésiastiques. Vers le milieu du 12ᵐᵉ siècle, en 1163, le concile de Tours fit la même défense aux moines qui, avec les juifs, partageaient alors en Europe l'exercice de la médecine et de la chirurgie. Cet anathême, lancé surtout contre la chirurgie, était fondé, d'une part, sur ce que des doigts sacrés ne devaient pas être souillés par des fonctions qui ne convenaient qu'à des mains profanes, et, d'une autre part, sur le prétexte que l'église a horreur du sang : ce dogme était d'autant plus absurde que la religion en versait à grands flots pour les querelles les plus vaines et le plus léger soupçon d'hérésie, et que d'ailleurs le sang répandu pour la conservation des hommes ne devait pas être frappé du même anathême que celui versé par une main criminelle.

C'est à cette époque que remonte la véritable séparation de la médecine et de la chirurgie ; cette dernière fut alors rejetée du sein des écoles et abandonnée aux laïques, gens illettrés dans ces siècles d'ignorance ; de là sont venus les préjugés de prééminence des médecins sur les chirurgiens. Ceux-ci ont toujours été regardés comme les subordonnés des premiers, jusque dans nos temps modernes, où toutes les branches de la médecine ont été de nouveau réunies.

Malgré la défense faite aux prêtres, ils contribuèrent à conserver la chirurgie qu'ils dénaturèrent en la bornant à l'usage des onguens et des emplâtres, et en se contentant de commenter les écrits des Arabes ; c'est ce que firent surtout Roger de Parme, Rolland, Bruno, Hugues de Lucques, Théodoric, Gordon, et enfin Guy de Chauliac qui fut le dernier des arabistes et que l'on doit cependant mettre à part de ses contemporains.

Docteur en médecine de la célèbre école de Montpellier, quoique prêtre, Chambellan, chapelain et médecin du pape, il se mit au-dessus des préjugés de son siècle, en se livrant à la pratique des opérations chirurgicales. Son ouvrage, écrit à Avignon, en 1336, sous le pontificat d'Urbain V, a été pendant long-temps le seul livre classique en usage dans nos écoles. Mais il est bon d'observer que pour ne pas déroger à sa qualité de prêtre, il a passé sous silence les maladies particulières aux femmes. Du reste, il n'a fait en cela qu'imiter les autres médecins arabistes.

Guillaume de Saliceto, né à Plaisance, et professeur à Vérone, bien supérieur à tous ceux que nous venons de nommer, fut le digne prédécesseur de Guy de Chauliac; mais Lanfranc de Milan, qui fut son ami et son disciple, mérite encore plus de fixer l'attention par la grande influence qu'il exerça sur les progrès de la chirurgie, particulièrement en France, où il était venu se réfugier. Ayant pris une part active dans les guerres et les troubles excités par les Guelfes et les Gibelins, il fut exilé de Milan par Mathieu Visconti, et vint à Paris où il ouvrit des cours publics qui lui acquirent la plus grande célébrité.

Jean Pitard(1), le premier chirurgien français digne de ce nom, avait été le véritable créateur de la chirurgie dans sa patrie : ayant suivi Louis IX dans ses expéditions en Orient, avec la qualité de premier chirurgien de ce roi, il mérita et obtint par ses grands talens et sa haute probité toute la confiance de son maître qui le consultait souvent sur des objets fort étrangers à son art.

De retour de l'expédition des croisades, Jean Pitard, poussé par l'ardeur de son génie et le désir de faire avancer la science, organisa le collége des chirurgiens dont il fut nommé le chef par saint Louis qui en approuva les statuts.

Pitard, comblé de gloire, survécut à son bienfaiteur et fut encore le premier chirurgien de deux rois, Philippe-le-Hardi et Philippe-le-Bel qui pro-

(1) Jean Pitard est le premier qui eut l'honneur d'être le chirurgien d'un des rois de France. Avant saint Louis, cette charge n'existait pas ; leurs médecins remplissaient les fonctions chirurgicales, alors compatibles avec celles de médecin.

tégèrent également le corps académique des chirurgiens. Cet illustre restaurateur de son art termina sa
longue et brillante carrière, laissant après lui une
réputation d'habile praticien et de grand homme d'état.

Par le zèle de Pitard et la protection du roi
Louis IX, ami de l'humanité, l'enseignement de la
chirurgie fut régulièrement établi ; les élèves furent
soumis à des épreuves publiques, et les maîtres de
l'art, avant d'avoir un lieu de réunion, s'assemblè-
rent dans l'église de St.-Jacques-la-Boucherie. Depuis
cette époque, la tradition des connaissances acquises
n'eut plus d'interruption ; la chirurgie française se
plaça alors au premier rang, et l'on vit le collége
de chirurgie et la faculté de médecine de Paris devenir les sources où les étrangers venaient puiser
des connaissances approfondies, qu'ils ne pouvaient
aussi facilement trouver dans leur pays.

Une aurore aussi éclatante semblait assurer un
avenir de perfectionnement et de progrès ; et la
France devait avoir la gloire de marcher en première
ligne dans cette honorable carrière ; mais les membres des facultés de médecine étant alors des clercs
à qui le mariage était défendu, entraient pour la
plupart dans l'état ecclésiastique qui les conduisait
facilement aux places les plus élevées et aux bénéfices
les plus riches, et ils s'abstenaient d'exercer la chirurgie,
pour se conformer aux lois de l'église qui leur pro-
mettait honneurs et fortune. Autant pour obéir aux
canons des conciles que pour céder à une sotte vanité, ils avaient pris l'habitude de faire exécuter par
des barbiers les pansemens qui n'exigeaient pas la
main d'un chirurgien, et ils leur conférent encore

le soin de faire des saignées, de pratiquer des ouvertures d'abcès et quelques autres opérations du ressort de la petite chirurgie. Ces barbiers ou *fraters*, fiers de l'adresse manuelle que leur donnait l'habitude de manier l'instrument tranchant, regardèrent l'emploi qu'on leur confiait comme la partie principale de leur métier, et cherchèrent à s'associer aux prérogatives de leurs maîtres. Dans ce temps de privilége, ils parvinrent assez facilement à leur but, et ils obtinrent, par surprise, des lettres-patentes qui leur donnaient le titre et le privilége légal d'exercer la chirurgie. Le triomphe des barbiers ne fut pas long; les chirurgiens de St.-Côme les repoussèrent avec indignation et obtinrent la révocation de lettres-patentes si honteuses pour l'ordre. On exigea dès-lors que tous les chirurgiens fussent lettrés, et pour en acquérir la certitude, on les soumettait aux épreuves latines du baccalauréat et de la licence. Cette flétrissure, imprimée à la chirurgie par cette association usurpée par les barbiers, fit sentir encore long-temps, en Europe, sa fâcheuse influence. Les médecins, confondant tous les chirurgiens avec les fraters et ne voulant plus les reconnaître pour leurs confrères, les condamnèrent à une subordination humiliante jusqu'alors inconnue. Enfin, les chirurgiens de Paris et des autres villes qui avaient des écoles secouèrent un joug aussi honteux, et firent évanouir, par les grands talens dont ils donnèrent des preuves, non seulement la suprématie des médecins, mais encore les ridicules et sottes prétentions des barbiers.

Quand le cardinal d'Estouville eut abrogé, en 1452,

pendant le règne de Charles VII, la loi du célibat imposée aux médecins, et lorsque, comme le dit Quesnay, on leur eut donné des femmes au lieu de bénéfices, ils devinrent plus ambitieux, et se livrèrent à la pratique de toutes les opérations qu'ils pouvaient faire sans déroger à leur dignité, ce qui ne contribua pas peu à effacer la plupart des préjugés contre la chirurgie.

Pendant que la science restait stationnaire et semblait même rétrograder en France, parce que le corps médical, divisé par différens intérêts, se livrait à de vaines disputes de corps, l'Italie marchait avec ardeur dans la carrière, et voyait briller d'un nouvel éclat toutes les sciences dont les progrès donnèrent une vive impulsion à l'art de guérir.

Le quinzième siècle vit enfin avec la naissance des lettres, fleurir de nouveau la médecine. Ferdinand II, roi d'une partie de l'Italie, fit défense aux médecins et aux chirurgiens d'exercer leur art sans avoir étudié l'anatomie sur des cadavres humains, et la ville de Milan eut la gloire de posséder Mundinus qui, au grand étonnement du monde entier, enseigna publiquement l'anatomie, et osa disséquer des cadavres.

A cette époque, vivaient Léonard Bertapaglia qui, quoique s'étant livré à des dissections humaines, regardait comme au-dessous de lui de faire des opérations; Nicolas de Falconi, Pierre de la Cerlata qui, quoique prêtre, exerçait la chirurgie; Antoine Gainer, Barthélemi de Montagnana et Marc Gatinaria doivent être cités parmi les chirurgiens célèbres de ce temps.

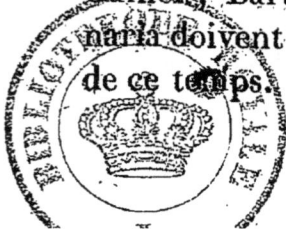

4

La fin du quinzième siècle vit paraître deux hommes célèbres, Benivieni et Benedeti, qui furent les auteurs d'une véritable régénération, en ramenant les esprits à l'étude de la nature, et en publiant un grand nombre d'observations, dont l'ensemble forme les plus importans travaux de ce siècle, et nous offre l'exemple de l'érudition choisie, et de la vaste expérience de ces habiles et savans chirurgiens. Après ces deux grands hommes, vint Jean de Vigo, auteur d'un ouvrage long-temps classique, où il indique la ligature des vaisseaux pour arrêter les hémorrhagies, dont il parle d'une manière plus précise que ne l'avait fait Albucasis. C'est aussi à Vigo que l'on doit l'emploi du mercure dans les maladies vénériennes, également mis en usage par Béranger de Carpi, qui fut aussi habile anatomiste que grand chirurgien, et l'auteur d'une foule de remarques importantes et d'observations curieuses sur différentes parties de la chirurgie.

En 1533, Jean Lange écrivit sur les plaies d'armes à feu; mais Alphonse Ferri doit être regardé comme en ayant le premier donné une histoire complète, dans laquelle il exposa une doctrine fausse qui eut pendant long-temps le plus fâcheux résultat, car il considérait comme empoisonnées les blessures produites par les projectiles lancés par la poudre; les chirurgiens qui vinrent après lui, enchérirent sur ses idées et ajoutèrent aux moyens qu'il avait proposés, l'ingestion de l'huile bouillante dans les plaies. Barthélemi Maggi s'éleva de toutes ses forces contre une méthode aussi pernicieuse et des idées aussi absurdes, et leur substitua des notions justes et un traitement simple et rationnel.

Jusqu'au quinzième siècle, on ne pratiquait la taille que par la méthode décrite par Celse; mais l'élève de Jean Romain, Mariano Santo introduisit le grand appareil, qui fut bientôt propagé en Italie et en France, où les Colot en firent un secret de famille. Cette méthode fut également modifiée et employée par Franco, jusqu'à ce qu'il eut inventé la taille suspubienne ou du haut appareil. C'est aussi à la même époque que furent tentés les premiers essais de la rhinoplastique, dont nous donnerons une histoire complète, en traitant des méthodes proposées pour remédier à toutes les mutilations.

Pendant que l'Italie s'avançait à grands pas dans la carrière des progrès, plusieurs universités se fondaient en Allemagne, qui commençait à cultiver l'anatomie; et l'on vit alors Jacques Peiligk et Hundt publier leur anatomie iconographique. Jérôme Saler mit aussi au jour le premier traité complet de chirurgie qui soit connu en langue allemande; enfin Schielhaus de Gersdorf, qui employait la ligature dans les hémorrhagies, fit paraître un livre où sont décrits et figurés des instrumens pour extraire les projectiles des armes à feu; Rœslin, plus connu sous le nom d'Eucharius Rhodion, publia un traité sur les accouchemens; Gualt, Hermann, Ryff, Paracelse et plusieurs autres qu'il serait inutile et trop long de citer, contribuèrent aussi par leur travaux au perfectionnement de la chirurgie. Pendant que l'Allemagne, la France et surtout l'Italie s'avançaient dans la carrière des progrès, le reste de l'Europe faisait à peine des efforts pour dissiper les ténèbres, et secouer la rouille du moyen âge ; mais une ère nouvelle s'ouvrit sur la fin du seizième siècle ; les travaux de Vésale, d'Eustachi, de Fallope et de plusieurs autres, ayant fait faire de grands pas à l'anatomie, communiquèrent une vive impulsion à la chirurgie, et on vit se distinguer comme chirurgiens presque tous les anatomistes de cette époque.

La France, grâce au génie d'Ambroise Paré, de Laval, le premier et le plus illustre des chirurgiens de sa nation, eut bientôt la gloire de tenir le sceptre de la chirurgie. Cédant à l'impulsion de son génie et animé du plus vif enthousiasme pour son art, ce grand homme s'éleva rapidement au-dessus de ses prédécesseurs et de ses contemporains, et mérita bientôt le titre de père de la chirurgie moderne. Il fut le restaurateur, sinon l'inventeur de la ligature immédiate des vaisseaux, qu'il établit définitivement dans le domaine de l'art ; il donna une connaissance exacte de la nature et du traitement des plaies d'armes à feu ; il perfectionna également le traitement des plaies de la tête, celui des hernies, des maladies des yeux et d'une foule d'autres qu'il est inutile d'indiquer ici. Il fut le chirurgien des quatre rois de France, Henri II, François II, Charles IX et Henri III. Il exerça son art en divers lieux, il suivit les armées françaises en Italie, et mérita une telle estime que sa seule présence dans une ville assiégée suffisait pour ranimer l'espoir des combattans, qui voulaient tous être secourus par lui. Ses succès dans ces temps d'ignorance semblaient tenir du prodige, et sa réputation était si universelle dans les armées, que les soldats ne connaissaient plus de danger, lorsqu'ils espéraient être pansés par lui. Lors d'un siége de la ville de Metzen 1552, les blessés mouraient tous faute de soins salutaires ; Ambroise Paré accourt dans la place pour y porter les bienfaits de son art; les assiégés, instruits de son arrivée, s'écrièrent : « Nous ne craignons plus rien, notre Ambroise est avec nous !!! » Les grands seigneurs renfermés dans la ville le reçurent comme le secours le plus précieux qu'on pût leur envoyer, et par leurs soins l'abondance régna dans sa maison, tandis que tout le monde était réduit aux plus rudes privations.

L'immense réputation de Paré lui sauva la vie dans l'exécrable nuit de la Saint-Barthélemy. Attaché à la religion protestante, il n'aurait pas échappé au massacre général, si Charles IX lui-même n'eût pris soin de l'en garantir. Sully dit dans ses mémoires que les historiens du temps ont conservé le souvenir d'une exception aussi honorable pour celui qui en fut l'objet, quoiqu'elle ne doive point diminuer la juste horreur qu'inspire la mémoire du plus faible et du plus cruel des tyrans. « Il n'en voulut jamais sauver aucun, dit Brantôme, dont nous conservons le style, sinon maistre Ambroise Paré, son premier chirurgien, et le premier de la chrétienté, qu'il envoya quérir et venir le soir dans sa chambre et garde-robe, lui commandant de n'en bouger; et disoit qu'il n'étoit raisonnable, qu'un qui pouvoit servir à tout un petit monde, fût aussi massacré. »

Le célèbre Pigray, disciple et ami de Paré, lui succéda aux armées; malgré son grand talent, cet habile chirurgien, qui fut loin d'égaler son maître, quoiqu'il donnât aux doctrines de ce dernier une forme plus régulière, fit une grande fortune dans ses campagnes en soignant les seigneurs malades ou blessés. Aujourd'hui nos chirurgiens militaires, formés à l'école des Percy et des Larrey, prendraient pour une insulte l'offre qu'un soldat leur ferait du salaire dû à leurs soins.

À cette époque, Guillemeau, à qui la thérapeutique des maladies des yeux doit divers perfectionnemens, écrivait sur l'art des accouchemens et sur toute la chirurgie en général. Séverin Pineau, habile lithotomiste; Jacques de Marque, auteur d'un traité sur les bandages; Rousset, écrivain savant; Jacques d'Amboise, Thévenin, Covillard, Nicolas Habicot qui pratiqua souvent la bronchotomie; Barthélemi Cabrol, professeur à Montpellier, publièrent différens ouvrages où sont consignés un grand nombre de faits curieux, sur divers points de la chirurgie.

Le dix-septième siècle suivit la même impulsion et amena de nouveaux progrès; alors on vit paraître en Italie César Magatus, Fabrice d'Aquapendente; Marc-Aurèle Séverin, célèbre professeur de chirurgie à Naples; André de la Croix, Aransi, César Magati, auteur d'un excellent traité sur les plaies; Palazzo, Réaldo Colombo, qui proposa le premier le trépan du sternum, pour vider les abcès du médiastin; Arcolani, qui enseigna l'art d'obturer les dents percées par la carie, au moyen de feuilles d'or; Cassario, à qui l'on doit d'excellents préceptes sur la manière de pratiquer la bronchotomie, et enfin, Durand Sacchi qui a donné quelques idées qui lui appartiennent, sur les maladies des yeux et de

la vessie, sur les tumeurs, les ulcères et sur les maladies des os.

Parmi tous les chirurgiens italiens de cette époque,
celui qui doit être rangé en première ligne sous le rapport du mérite, est sans contredit le célèbre disciple
de Fallope, Jérôme Fabricio d'Aquapendente. Il
soupçonna le premier que la cataracte ne consistait
pas, comme on le croyait jusqu'alors, en une pellicule
opaque tendue devant la pupille, mais que le siége de
la maladie était dans le cristallin. Nous lui devons
également des travaux qui n'ont pas vieilli sur
plusieurs points de la chirurgie, et des notions plus
justes sur les maladies du testicule, sur la bronchotomie et les cas qui la réclament, sur les fistules
à l'anus, sur les hernies, sur les abcès, sur la réci-
sion des amygdales, sur l'application du feu; enfin
on lui doit quelques modifications dans plusieurs
opérations pour lesquelles il a souvent imaginé des
instrumens dont nous donnerons les dessins.

A cette époque, la chirurgie comptait en Suisse
Félix Wurtzen, auteur de remarques neuves et inté-
ressantes sur le traitement des plaies, et sur les
fractures en long ou fissures des os; après lui vient
Fabrice de Hilden, génie vraiment chirurgical; il
serait trop long de rappeler tous les points de la
science qui lui sont redevables de perfectionnement,
et il suffit pour l'histoire de citer son nom, parce
que tout le monde connaît ses immortels travaux.
Théophile Bonnet, les deux Plater, Vepfer vivaient
en Suisse, dans le même temps que l'illustre chirurgien que nous venons de citer. L'Allemagne nous offre aussi, dans la même période, George Bartich,

auteur du premier traité qui ait paru sur les maladies des yeux ; Henri de Heers, Jessenius, Glandorp à qui on doit des vues nouvelles sur les plaies du cerveau, sur l'opération du trépan, sur les polypes, sur le panaris, etc.; Scultet, si connu par son arsenal; Ammann, qui, ainsi que Bohn, étudia les plaies sous le point de vue de la médecine légale ; enfin le célèbre Purmann, chirurgien militaire, homme d'une grande expérience, qui eut la hardiesse de se soumettre deux fois à l'infusion dans les veines de substances médicamenteuses.

Ayant conquis son indépendance, par les efforts généreux de ses habitans, la Hollande donna au monde l'exemple le plus frappant de ce que peut la liberté pour le développement des lumières. Plusieurs universités qui s'élevèrent alors, parvinrent bientôt à un degré élevé de célébrité. La médecine et la chirurgie y étaient cultivées avec éclat, et comptèrent bientôt un grand nombre d'hommes distingués. Parmi ces derniers on cite Fyeus, qui, quoique plus médecin que chirurgien, pratiquait les opérations les plus hardies ; Nicolas Fonteyn, Jean Horne, d'un talent et d'un esprit élevé, qui mourut trop jeune; Job Meekren, Henri de Roonhuysen, qu'il ne faut pas confondre avec son fils Roger, qui imprima une tache à son beau nom, en faisant un secret d'un instrument qui n'était pas autre chose que le levier, avec lequel il terminait heureusement les accouchemens difficiles. A ces noms, on doit encore joindre ceux de Solingen, de Muys, de Nuck, de Corneille Stalpaart, de Van der Wiel, de Pierre Foreest, à qui la science doit encore un assez grand

nombre de faits curieux ; enfin celui du célèbre lithotomiste Raw, qui tailla avec succès quinze cents
calculeux, et qui cacha avec tant de soin son procédé opératoire, que ses deux plus illustres élèves,
Heister et Albinus, en ont donné chacun une description différente. La conduite de Raw et celle de
Roger de Roonhuysen serait une tache pour la chirurgie hollandaise, si Camper dans le siècle suivant
ne l'eût effacée par un grand nombre de découvertes,
et surtout par l'ardeur qu'il apporta à les publier.

Pendant le quinzième et le seizième siècle et une
partie du suivant, la chirurgie était en Angleterre
dans l'état le plus déplorable, lorsque Wisemann,
l'Ambroise Paré de son pays, vint comme ce dernier restaurer cette science, et lui ouvrir une carrière brillante, dans laquelle la Grande-Bretagne nous
a souvent disputé le premier rang. Après le nom de
ce grand chirurgien anglais, il faut citer celui de Wil-
liam Harvey, dont la découverte de la circulation du
sang eut une telle influence sur la chirurgie, qu'elle
contribua plus qu'aucune autre aux progrès de cette
science. A peu près dans le même temps, l'Espagne
et le Portugal virent paraître quelques chirurgiens
distingués pour ces pays alors ennemis des progrès ;
on range parmi ces derniers Antonio Pérez, An-
dréa Alcazar, Bartholomeo Hidalgo de Aguerro,
Juan Fragoso et Francisco de Arce qui, s'ils n'eussent été dans la patrie adoptive des moines et de l'inquisition, eussent certainement rendu de plus grands
services à leur art.

Au milieu du dix-septième siècle, la chirurgie
française languissait de nouveau avilie et humiliée,

mais deux hommes également distingués par leurs talens et leur ardeur pour les progrès de la science, conçurent le noble projet de la relever dans l'opinion publique ; Biennaise, et après lui Roberdeau, rétatablirent à leurs frais dans les écoles de chirurgie, plusieurs chaires de démonstrateurs qu'ils entretinrent par une pension annuelle de leurs propres deniers ; cette époque, quoique correspondant au beau siècle de Louis XIV, fut un siècle de fer pour la chirurgie si peu encouragée ; cependant ce grand monarque, en reformant l'école royale de chirurgie du jardin des plantes, décréta que l'enseignement de cet art serait confié à un chirurgien opérateur. Dionis, qui fut choisi pour remplir cette charge et enseigner l'anatomie, s'acquitta de cette double fonction de la manière la plus distinguée. C'est dans ce temps que le grand roi dont nous venons de parler, faillit être la victime du peu de protection qu'il accorda pendant long-temps à la chirurgie ; atteint lui-même d'une fistule à l'anus, il n'obtint sa guérison qu'après un grand nombre de tâtonnemens et d'expériences inutiles. Alors l'accoucheur Mauriceau, Saviard, Belloste enrichissaient la science de travaux importans, et les chirurgiens Félix, Clément, Mareschal, Beissier, comblés d'honneurs par la cour, contribuèrent beaucoup à exciter l'émulation de leurs confrères et à faire avancer leur art.

Pendant que le plus grand chirurgien de son siècle, l'immortel J.-L. Petit, reconnu par ses collégues pour le premier d'entr'eux, inspirait à ses élèves son ardeur et son enthousiasme pour la chirurgie ; Mareschal, Lapeyronie et Larmartinière

éveillaient dans l'âme du roi des sentimens de bien-
veillance pour leur art, qui avait alors pour savans
et éloquens interprètes, Quesnay, Morand et Louis.

A cette époque la chirurgie française devint de
nouveau florissante, et acquit bientôt dans toute
l'Europe une supériorité avouée même par les ennemis de notre gloire. L'histoire d'une période aussi
glorieuse pour cette science est renfermée toute entière dans les mémoires de l'Académie royale de chirurgie, où se trouvent consignés les travaux de Ledran, de Garengeot, de Lafaye, de Verdier, de Foubert, de Hévin, de Pibrac, de Fabre, de Lecat, de
Bordenave, de Sabatier, de Puzos, de Levret, auxquels il faut joindre encore les noms justement célèbres de Maîtrejean, de Goulard, de Daviel, de
Ravaton, de Méjean, de Pouteau, de David, de Valentin, du frère Cosme.

Pendant que la chirurgie brillait en France d'un
aussi vif éclat, cette science était également cultivée
avec distinction en Angleterre par Witc, Cheselden,
Douglas, les deux Monrow, Sharp, Cooper, War-
ner, Alenson, Percival-Pott, Hawkins, Smélie et les
deux Hunter.

Dans le même temps l'Italie pouvait se glorifier de
Lancini, Morgagni, Molinelli, Bertrandi, Guatani,
Mascagni, Matani, Troja et Moscati. Dans le dix-
huitième siècle, la gloire de la chirurgie italienne a
été maintenue par Monteggia, Scarpa, Poletta,
Quadri, Assalini, Morigi, etc. Cet art était aussi représenté en Hollande par Albinus, Deventer, Sandi-
fort et Camper. Enfin, parmi les hommes illustres
qui ont cultivé cette branche de l'art dans le nord

de l'Europe et toute l'Allemagne, on doit citer l'immortel Haller, Heister, Platner, Rœderer, Stein, Bilgner, Acrell, Calisen, Brambilla, Theden, Schmucker et Richter.

Vers la fin du siècle dernier, l'Académie de chirurgie de Paris, long-temps considérée en Europe comme l'étoile polaire de cette science, comptait encore plusieurs hommes dignes de continuer ses travaux et de soutenir sa gloire; car il lui restait Sabatier, Desault, Chaptal, Lassus, Peyrille, Dubois, Percy, Baudeloque, Pelletan, Sue, etc. Elle fut privée du célèbre Louis peu de temps avant que la révolution française supprimât, par un funeste abus, non-seulement les institutions absurdes, mais encore les institutions utiles, au nombre desquelles l'Académie de chirurgie se trouvait tout-à-fait en première ligne.

Cette illustre Académie fut remplacée par l'Ecole de médecine, fondée en 1795; Desault fut le chef de cette nouvelle école, où se sont illustrés les Dubois, les Boyer, les Pelletan, les Chaussier, les Percy, les Dupuytren, les Roux, les Richerand, les Marjolin, les Béclard, les Désormeaux et plusieurs autres qu'il serait trop long de citer.

Parmi les noms célèbres que nous venons de rappeler, celui de Desault se recommande éminemment au souvenir et à l'admiration de la postérité. Ce grand chirurgien, le maître et l'ami de l'immortel Bichat, sut mettre plus d'exactitude dans l'étude et l'enseignement de la chirurgie clinique dont il a offert dans sa patrie le premier modèle. Il se distingua également par la simplicité et la hardiesse de ses pro-

cédés opératoires, et par l'invention de plusieurs
instrumens et de plusieurs appareils ingénieux. Personne mieux que lui ne sut communiquer le vif enthousiasme qu'il avait pour son art, et dans tout ce
qu'il faisait on remarquait si bien l'empreinte du génie, que lorsqu'il pratiquait une opération, même
par la méthode la plus connue, on eût dit qu'il l'in-
ventait. C'est de l'école de cet illustre opérateur que
sont sortis la plupart des hommes célèbres de notre
époque, qui ont rempli la France et l'Europe de sa
gloire et de ses principes.

Enfin une dernière cause, qui n'a pas peu contribué aux progrès de la chirurgie française, furent
les guerres que la France eut à soutenir seule contre
l'Europe coalisée; nous ferons connaître bientôt ce
que la science doit à la chirurgie militaire, où s'est
surtout distingué le baron Larrey, dont l'histoire,
en redisant à la postérité les services qu'il a rendus
à l'armée d'Orient, inscrira le nom parmi les plus illustres bienfaiteurs de l'humanité.

LISTE CHRONOLOGIQUE

DES PRINCIPAUX OUVRAGES HISTORIQUES

CONSULTÉS POUR LE DICTIONNAIRE.

SPACIUS, *Nomenclator scriptorum medicorum*, Francf., in-8, 1591.

CASTELLANUS PETRUS, *Vitæ illustrium medicorum*, 1618, in-8.

A. O. GOELICKE, *Historia chirurgiæ*, Halle, 1713, in-8.

BARCHUSEN, *De medicinæ origine et progressu*, Utrecht, 1723, in-4.

J. H. SCHULZE, *Historia medicinæ antiquæ*, Leipsick, 1728.

J. FREIND, *Histoire de la médecine depuis Galien, jusqu'au seizième siècle*, Paris, 1728, in-4.

D. LECLERC, *Histoire de la médecine*, La Haye, 1729, in-4.

QUESNAY, *Recherches historiques sur l'origine et les progrès de la chirurgie*, Paris, 1744, in-4.

MATHIAS, *Conspectus historiæ medicorum*, Gœttingue, 1761, in-8.

CHOMEL, *Essai historique sur la médecine*, Paris, 1762, in-12.

BORDEU, *Recherches sur quelques points de l'histoire de la médecine*, Paris, 1764-1818, 2 vol. in-8.

A. PORTAL, *Histoire de l'anatomie et de la chirurgie*, Paris, 6 vol. in-8, 1770.

DUJARDIN, *Histoire de la chirurgie*, Paris, 1774, in-4.

HALLER, *Bibliotheca chirurgica*, Bâle, 1775, 2 vol. in-4.

ELOY, *Dictionnaire historique de la médecine*, Mons, 1778, in-4, 4 vol.

SUE, *Essai historique sur l'art des accouchemens*, Paris, 1779, 2 vol. in-8.

PEYRILHE, *Histoire de la chirurgie*, Paris, 1780, in-4.

BLUMENBACH, *Introductio in historiam medicinæ*, etc. Gœttingue, 1786, in-8.

BLACK, *An historical Sketch of medicine of surgery*, London, 1783. Traduit en français par Coray, 1798, un vol. in-8.

TOURTELLE, *Histoire philosophique de la médecine*. Paris, 1804, 2 vol. in-8.

SCHWEIGHAUSER, *Tablette chronologique de l'histoire de la médecine puerpérale*. Strasbourg, 1806, in-12.

SCUDERI, *Introduction à l'histoire de la médecine*, traduit de l'italien par Billardet. Paris, 1810, in-8.

SPRENGEL, *Histoire de la médecine depuis son origine*, traduit de l'allemand par Jourdan, et revue par Bosquillon. Paris, 1815-1820, 9 vol. in-8.

RICHERAND, *Histoire des progrès récens de la chirurgie*. Paris, 1825, un vol. in-8.

Dictionnaire historique de la médecine ancienne et moderne, par MM. Dezeimeris, Ollivier d'Angers et Raige de Lorme. Paris, 1828, in-8.

DICTIONNAIRE

HISTORIQUE ET ICONOGRAPHIQUE

DE TOUTES LES OPÉRATIONS,

ET DES INSTRUMENS, APPAREILS

ET BANDAGES

DE LA CHIRURGIE ANCIENNE ET MODERNE.

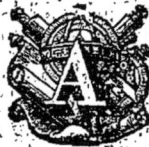

ABAPTISTON , s. m., ou *abptista*, du grec α privatif et de βαπτίζω, *immergere*, plonger ; Galien, Paul d'Egine, Avicenne, Albucasis, Fabrice d'Aquapendente, Scultet et plusieurs autres anciens chirurgiens désignaient sous ce nom une couronne de trépan qui, à une distance convenable de son extrémité perforante, offrait un cordon ou renflement circulaire qui l'empêchait de pénétrer subitement dans le crâne et de déchirer avec les dents de l'instrument la dure-mère et le cerveau lui-même. Pour obvier à cet inconvénient, les opérateurs de nos jours emploient des couronnes de trépan de forme conique ou armées d'ailes latérales au moyen desquelles il est presque impossible de faire aucune perforation trop prompte. M. S. Scharp dans son excellent ouvrage anglais sur les opérations de chirurgie, pense, avec raison, que la lenteur avec laquelle on agit avec ce dernier genre de couronne, est aussi incommode pour le chirurgien qu'inutile pour l'opération; quoique la scie tout-à-fait cylindrique ne présente d'autres obstacles que la résistance de ses dents, elle pénètre toujours d'une manière graduée, lorsqu'avec un peu d'expérience, on a la précaution de ne pas appuyer avec trop de force au moment où l'on s'aperçoit que l'os est sur le point d'être complètement scié. V. *Trépan, Tréphine*.

ACANTHABOLE, s. m., *acanthobolus*, du grec ἀκαν-θόβολος, de ἄκανθα épine, et de βάλλειν jeter dehors; nom donné par les anciens à un instrument de chirurgie en forme de pince à-disséquer, propre à tirer de l'œsophage les corps étrangers qui y sont engagés. On s'en servait aussi pour arracher les poils des paupières et des narines, et enlever les esquilles des os, ainsi que les tentes qui étaient rentrées dans les plaies. Cet instrument, long de quatre à six pouces, et presque en tout semblable à nos pinces à disséquer, présentait des dents à l'extrémité de ses branches qui en se rapprochant serraient avec plus de force les corps que l'on voulait saisir. Fabrice d'Aquapendente décrit sous ce nom deux longues pinces, l'une coudée et l'autre légèrement courbe, propres, selon lui, à extraire les corps étrangers des cavités profondes, et particulièrement du pharynx. V. *Corps étrangers*.

ACCOUCHEMENT, s. m. Chirurgicalement parlant, on désigne par ce mot l'ensemble des opérations et de tous les moyens mécaniques propres à secourir une femme et son enfant, soit avant, soit pendant et après la parturition. La première opération que la nature semble avoir offerte à la chirurgie, est celle qui consiste à aider la femme à se débarrasser de l'enfant qu'elle a porté pendant neuf mois, et à dégager ce dernier des liens au moyen desquels il communiquait avec sa mère; de toutes les branches de l'art de guérir, celle des accouchemens est sans doute la plus ancienne; car elle était déjà érigée en art et faisait même une profession particulière dans les les temps les plus reculés où toutes les autres parties de la médecine étaient encore dans leur enfance.

Quoique la prérogative d'accoucher sans secours soit en quelque sorte annexée à certains climats, les femmes, à toutes les époques et dans tous les pays, durent souvent courir des dangers et succomber quelquefois aux accidens qui dans certains cas accompagnent la parturition. Il se trouva donc des circonstances où il fallut aider celles qu'un travail trop long ou contre nature exposait à périr avec leur enfant.

Attirées par des cris et guidées surtout par un sentiment de pitié plus naturel à leur sexe, les femmes furent sans doute les premières à se secourir et à s'entraider réciproquement. Celles qui avaient assisté au plus grand nombre d'accouchemens ou qui montraient le plus de courage, de sagacité et d'adresse, furent nécessairement les plus recherchées. Les fonctions qu'elles remplirent d'abord par obligeance et par humanité devinrent plus tard l'occupation exclusive de plusieurs d'entr'elles; c'est ainsi qu'insensiblement s'est formée chez tous les peuples anciens la profession de sage-femme, notamment chez les Hébreux, chez les Égyptiens et chez les Grecs.

La première femme désignée sous le titre d'accoucheuse

5

est celle qui assista au second accouchement de Rachel, femme de Jacob (*Genèse*, ch. 35, v. 16.). Les livres des Hébreux citent également les noms de deux accoucheuses Égyptiennes, Séphora et Phua, à qui Pharaon donna ordre d'exterminer tous les enfans mâles. « *Hébræis parturientibus si opem feratis easque super sellas videatis, quod si masculus fuerit, ipsum occidite.* » Cette citation de la Bible nous prouve que les Hébreux se servaient d'une chaise particulière pour placer les femmes pendant le travail de l'accouchement, et que dès la plus haute antiquité on avait imaginé des moyens pour favoriser les efforts de la nature et mettre l'enfant à l'abri de tout accident après sa sortie du sein de sa mère. L'usage des chaises de ce genre était généralement répandu pendant le moyen-âge; s'il est à peu près de nos jours aboli en France, il s'est conservé jusqu'à présent en Allemagne, où les accoucheurs et les sages-femmes font encore transporter leurs siéges-lits chez les personnes qui réclament leurs soins. Voy. *pl.* 1re, *fig.* 1re et 2e, les dessins que nous donnons de deux de ces chaises.

Il serait inutile de rapporter ici les noms de toutes les accoucheuses qui sont citées dans les auteurs; nous allons seulement signaler Agnodice d'Athènes, à qui Hiérophile avait enseigné l'art des accouchemens et qui, dit-on, devint célèbre en faisant rapporter la loi qui interdisait aux femmes la pratique de cet art. Nous parlerons ensuite d'Aspasie sous le nom de laquelle Aetius nous a transmis des préceptes sur la tocologie; enfin nous citerons encore Cléopâtre, qu'on a mal-à-propos regardée comme étant la fameuse reine d'Égypte, mais qui n'est qu'un personnage supposé auquel sont attribués des écrits confondus en grande partie avec ceux de Moschion. Hippocrate, et

après lui Aristote, nous ont laissé également quelques écrits
sur différens points qui ont rapport aux accouchemens;
mais jusqu'à Celse on ne connaît aucun autre médecin
recommandable qui se soit occupé de cet art, alors exclusivement abandonné aux femmes, malgré l'anecdocte plus
que suspecte d'Agnodice, que nous allons rapporter, d'après
Hyginus. Les Athéniens avaient publié une loi qui défendait aux femmes de se livrer à l'étude et à la pratique
de la médecine, dont faisait partie l'art des accouchemens;
pour se soustraire à la rigueur de la loi et suivre son pen-
chant pour l'exercice de notre noble et utile profession,
Agnodice prit des habits d'homme, et fit connaître aux
Athéniennes son sexe et le motif de son déguisement. Alors
toutes les femmes lui accordèrent une confiance telle que
les médecins en furent jaloux et l'accusèrent devant l'A-
réopage de corrompre les femmes d'Athènes. Mais Agnodice ayant révélé son sexe à ses juges, fit, en son nom et
à la sollicitude des dames les plus distinguées, abroger la
loi qui défendait aux femmes l'exercice de la médecine.
Ce récit d'Hyginus est très contestable; car il n'y a aucun
écrit ou aucun monument de l'antiquité qui autorise à
croire que les hommes aient jamais exercé à Athènes l'art
des accouchemens.

Depuis Celse jusqu'aux Arabes, il n'y a qu'un petit
nombre d'auteurs dont les écrits indiquent quelques progrès; Pline n'a parlé que superficiellement sur ce sujet;
cependant Philumus, qui a fait connaître les méthodes les
plus cruelles pour terminer les accouchemens laborieux,
a le premier indiqué la version par les pieds. Nous avons
encore à citer Arétée de Capadoce, Rufus, Soranus, Galien, Oribase, Aétius, enfin Paul d'Égine l'un des derniers médecins grecs, qui fut surnommé l'*accoucheur* par

les Arabes chez lesquels il se livrait à la pratique de toutes les branches de la médecine interne et externe.

La chirurgie tocologique ne fit aucun progrès chez les Arabes, parce que les préjugés de leur religion les éloignèrent d'étudier non seulement tout ce qui a rapport aux organes génitaux, mais leur inspirèrent un mépris profond pour toutes les opérations chirurgicales qui n'étaient chez eux pratiquées que par des esclaves. Si des auteurs arabes ont écrit sur quelques cas particuliers d'accouchemens laborieux, les préceptes qu'ils donnent consistent simplement dans certaines manœuvres qui devaient être exécutées seulement par les sage-femmes; Avicenne et Albucasis entr'autres ont surtout parlé de cette partie de la science, et se sont principalement attachés à faire connaître l'emploi des instrumens au moyen desquels on fait l'extraction du fœtus.

Comme toutes les autres branches de la médecine, l'art des accouchemens resta plongé dans les plus épaisses ténèbres, et ce n'est que pendant le douzième siècle qu'un médecin de Salerne nommé Eros, fit connaître un ouvrage sur les maladies des femmes, où il parle des accouchemens, mais il n'ajouta rien à ce qu'avaient dit les Arabes dont il ne fut qu'un froid compilateur. Depuis cet auteur il faut encore franchir un long espace de temps et se transporter jusqu'au seizième siècle au commencement duquel Eucharius Rhodion, médecin de Francfort sur-le-Mein, publia la première monographie de médecine puerpérale, qui nous fut transmise par l'imprimerie découverte par Guttemberg en 1440. Ce traité sur l'art des accouchemens, qui fut traduit en plusieurs langues, ne recula pas les bornes du domaine de la science, mais il fit prendre une nouvelle impulsion à cette partie importante de la médecine. Peu de temps après parurent successivement les travaux de Vésale, de

Colombo, de Falloppe, d'Eustachi, d'Aransi, de Conrad
Gessner et de Bauhin, de Spach, auxquels succédèrent
quelques années plus tard les ouvrages de Felix Plater,
de la Roche, de Bonachioli, de J. Dubois, de Rueff, de
Mercuriali, de Roussel, de Trincavelli et de quelques autres écrivains moins connus. Enfin, comme un phare éclatant
parut Ambroise Paré qui reçut tout à la fois le surnom honorable de père de la chirurgie française et de restaurateur de
l'art des accouchemens. Quoique cet immortel chirurgien ait
peu concouru à l'avancement de l'obstétrique, il est le premier qui ait généralement fait adopter la version par les
pieds; car avant lui, ce précepte n'était fondé sur aucune
règle bien établie, et était loin d'être admis sans contesta-
tion, malgré les sages conseils que Pierre Franco avait déjà
donnés à cet égard. Guillemeau alla beaucoup plus loin
qu'Ambroise Paré son maître, et c'est lui sans contredit
qui depuis les anciens a reculé le plus les limites de la chirurgie puerpérale. Presque à la même époque Louise Bourgeois, sage-femme de Marie de Médicis, publia également
dans un ouvrage quelques aperçus ingénieux et quelques
idées neuves sur le même sujet; mais c'est seulement vers
la fin du dix-septième siècle que commence la période brillante de l'obstétrique. Alors les chirurgiens étaient déjà
appelés pour les cas ordinaires, et la pratique de cet art
cessait d'être exclusivement exercée par les femmes. C'est
donc mal à propos qu'Astruc a avancé qu'il faut fixer aux
couches de madame de la Vallière l'époque où les hommes
ont commencé à être admis dans la pratique commune des
accouchemens. Celui de la belle et célèbre maîtresse de
Louis XIV, confié au chirurgien Bouchet, qu'on avait choisi
parce qu'on espérait qu'il garderait mieux le secret qu'une
sage-femme, fut certainement une circonstance qui a con-

tribué beaucoup à faire adopter aux dames d'un haut rang
l'usage de prendre un accoucheur. Cet usage dès l'année 1708 fut fortement improuvé par Hecquet, qui déclama
alors de toute sa force, mais inutilement, contre ce qu'il
appelait une indécence des femmes de se faire accoucher
par des hommes.

Bientôt Mauriceau donna une nouvelle impulsion à la
science, et après ses travaux parurent ceux de Delamotte,
de Viardel, de Willougby, de Paul Portal, de Peu, de Deventer et d'Amand, qui tous contribuèrent plus ou moins
au progrès de l'art.

Enfin la découverte du forceps dans le dix-huitième siècle vint changer presque complètement la face de la théorie
et de la pratique de la tocologie ; alors l'usage des instrumens meurtriers fut rejeté, et on commença à sentir l'importance de mieux étudier une branche de la médecine qui
touche de si près l'intérêt des populations. Des préceptes
méthodiques et bien établis succédèrent à des connaissances qui n'étaient basées que sur une aveugle routine, et
bientôt l'on vit briller d'un vif éclat, et parvenir à un degré
voisin de la perfection, un art si long-temps avili et plongé
encore dans les plus épaisses ténèbres de l'ignorance; il
serait trop long et déplacé dans cet article de rappeler les
titres des célèbres accoucheurs qui ont contribué le plus
à cette heureuse révolution; d'ailleurs, comme nous aurons
occasion de les rappeler en faisant l'histoire des instrumens, nous allons nous contenter actuellement de citer les
noms des principaux auteurs parmi lesquels il faut ranger
en première ligne Levret et Smélie, et après ces deux hommes célèbres Ould, Puzos, Burton, Petit, Bordeu, Camper, Crantz, Stein, Saxtorph, Solayres, Vandœveren, de
Leurye, Wite, Bang, Denmann ; Coutouly, Lauverjeat

Boër, et enfin notre célèbre Baudeloque, qui a concouru si puissamment au perfectionnement de la théorie et de la pratique des accouchemens.

De toutes les opérations qui font partie de la chirurgie obstétricale, il n'en est aucune dont l'origine soit aussi peu connue que celle de l'opération césarienne, ou gastro-hystérotomie.

Cette opération, qui consiste à retirer un enfant du sein de sa mère ayant succombé avant de lui avoir donné le jour remonte à la plus haute antiquité; car il faut se reporter aux temps fabuleux de la mythologie pour en trouver les premières traces. En effet, le paganisme nous apprend que Bacchus, fils de Jupiter, dut la vie à une incision que Mercure fit à Sémélé. Virgile nous dit que Lycus vint au monde de la même manière; enfin Pindare dans son ode XI nous rapporte qu'Apollon, pour sauver Esculape, le retira du sein de Coronis, tandis que cette dernière était étendue sur le bûcher qui allait la consumer. Le même poëte ajoute que ce qui porta Apollon à prendre un aussi vif intérêt à Esculape, c'est que ce dernier était le fruit de son amour avec l'infortunée Coronis.

Si l'on dégage de ces récits fabuleux les fictions poétiques qui les environnent, il restera des faits historiques ; car on ne peut se refuser d'y découvrir la première idée de l'opération césarienne. Ce qui prouve encore que des tentatives de ce genre avaient déjà été faites avec succès dans les temps les plus reculés, c'est qu'on voit dans le Digeste, lib. IX, tit. 8, que la loi, *lex regia*, attribuée à Numa Pompilius, ordonnait aux médecins d'ouvrir toutes les femmes mortes enceintes, et de retirer leur enfant de leur sein, dans l'espoir de conserver, s'il était possible, des citoyens à la république. Pline rapporte que c'est à cette loi que le premier des Césars dut la vie, et il dit qu'il en fut de même de Manlius et de Scipion l'Africain. On a même supposé que l'opération césarienne tirait son nom du vainqueur des Gaules; Guy de Chauliac, qui semble l'avoir décrite le premier, partage cette opinion, se fondant sur ce passage de Pline : *Auspicatiùs, enecta parente, gignuntur, sicut Scipio Africanus prior natus, primusque cæsus, cæso matri utero, dictus ; quâ de causâ cæsones appellati. Simili modo natus est Manlius, qui Carthaginem cum exercitu intravit.* Quelques auteurs prétendent au contraire que c'est Jules César qui a tiré son nom de l'opération avec le secours de laquelle il est venu au monde.

Dans un mémoire publié dans le Bulletin des sciences médicales, M. Mansfeld a cherché à prouver que la gastro-hystérotomie se pratiquait déjà chez les Juifs; il ajoute qu'il est dit dans le *Talmoud* et le *Mischajoth* que l'enfant né par la section du ventre n'avait pas le droit de la primogéniture. Jaschi, qui, dans son commentaire sur le *Nidda*, décrit l'opération césarienne, nous apprend que les femmes qui l'avaient subie, n'étaient point, comme les autres juives nouvelles accouchées, obligées aux quarante jours de purification.

Selon Gaspard Bauhin, cette opération aurait été souvent pratiquée en Suisse pendant le dixième et le onzième siècle, et Goulin nous fait connaître l'observation d'une dame de Craon, qui, selon lui, fut soumise à la section du ventre en 1424, et qui, ainsi que son enfant, survécut à cette téméraire opération.

Malgré les faits que nous venons de rapporter, il n'y a aucun document authentique qui prouve que les anciens chirurgiens aient fait une incision à l'abdomen et à la matrice d'une femme vivante pour en extraire un enfant qui

n'aurait pu sortir par les voies ordinaires. Il faut donc remonter à la dernière année du quatorzième siècle pour
trouver le premier exemple d'opération césarienne sur un
sujet vivant, dont les annales de l'art aient fait mention.
Cette opération fut pratiquée en 1500, ainsi que le rapporte
Bauhin, par un nommé J. Nufer, châtreur de porcs en
Turgovie, qui, avec la permission des magistrats, opéra sa
propre épouse, Elisabeth Alépachin, que plusieurs sages-
femmes avaient déclarée ne pouvoir accoucher. Selon le
même auteur, cette tentative aussi désespérée fut suivie du
plus heureux succès ; car l'enfant et la mère furent sauvés,
et cette dernière se rétablit si bien qu'après quelques années elle accoucha sans danger de deux autres enfans. A
ces observations qui nous semblent un peu équivoques, nous
en pourrions ajouter plusieurs autres du même auteur,
ainsi que toutes celles publiées en 1581 par Rousset,
le premier chirurgien qui ait osé avancer qu'on peut et
qu'on doit même opérer pendant la vie. Cette opinion
téméraire et peu fondée à cette époque força son auteur
de soutenir une vive polémique avec les plus célèbres
chirurgiens du temps, entr'autres, avec Marchand et
Guillemeau qui n'avaient jamais vu couronnées de succès les
opérations du même genre, qu'ils avaient pratiquées ou
dont ils avaient été les témoins. Mauriceau et Philippe Peu,
qui du reste s'appuyaient encore sur l'opinion d'Ambroise
Paré, tinrent plus tard le même langage, et c'est ce qui les
décida à préférer l'embryotomie, et par conséquent le sacri-
fice de l'enfant à celui de la mère, qui, selon eux, était iné-
vitable dans l'opération césarienne. Enfin, l'invention du
forceps, qui eut lieu en 1734, fit bientôt restreindre le nombre de circonstances où l'on conseillait la gastro-hystérotomie, qui fut indiquée d'une manière plus précise dans les

écrits que Déventer, célèbre accoucheur hollandais, publia quelques mois plus tard. Le sénat de Venise fit en 1608 un décret qui punissait sévèrement les gens de l'art qui ne pratiqueraient pas l'opération césarienne sur une femme morte enceinte, avec la même précaution que pendant la vie. Ces opérations, qui avaient pour but de sauver, s'il était possible, de la mort et surtout *de l'enfer*, un enfant non baptisé, devaient être toujours faites avec autant de soin que sur une femme vivante, de manière à ne pas compromettre la vie de celle qui pourraient n'être que dans un état de léthargie et de mort apparente. En 1749, le roi de Sicile fit publier également un autre décret encore plus sévère, puisqu'il condamnait à la peine de mort les médecins qui auraient omis de pratiquer l'opération césarienne sur des femmes décédées dans les derniers mois de leur grossesse.

Pour terminer ce que nous avions à dire sur l'histoire de cette opération, nous ajouterons, d'après le célèbre Baudelocque, que depuis 1750 jusqu'au commencement de notre siècle elle a été pratiquée vingt-quatre fois avec succès sur des femmes vivantes; si la nature de cet article nous permettait de nous étendre, nous pourrions citer, en indiquant les sources où nous les avons puisées, une foule d'observations plus ou moins récentes qui prouveraient que la gastro-hystérotomie a encore été pratiquée avec succès par plusieurs accoucheurs de tous les pays, entre autres par Lauverjeat, Sanson, Bourret, Brou, Soumain, Deleurye, Chabrol, Millot, Bacqua, Lemaistre, Dariste, Vonderfuhr, Andreini, Schenck, Bulk, Græfe, Lantz, Buren, Lantz, Gardey, Muller, Johan Knecht, Mergaut Engeltrum, Metz, Walther, Chapuis, Sembery, Bosch, Loreille, Collin, Jolly et quelques autres moins connus.

Lorsque les anciens avaient recours à l'opération césa-

rienne pratiquée après la mort, le côté gauche de l'abdomen était le lieu d'élection ; Guy de Chauliac veut « *que la*
» *femme soit ouverte avec un rasoir de long à côté gau-*
» *che d'autant que cette partie est plus libre que la dex-*
» *tre à cause du foie* ». Mais depuis qu'on l'a tentée sur
des femmes vivantes, elle a reçu des règles plus précises et
mieux raisonnées ; et l'on réduit aujourd'hui à cinq les
procédés qui ont le plus fixé l'attention des praticiens :
dans le premier, qui est celui des anciens, on incisait toujours en dehors du muscle droit ; mais comme nous
l'avons déjà dit, on avait le soin de choisir en général le
côté gauche, en faisant une incision tantôt verticale, tantôt
oblique, ou quelquefois en forme de croissant. Dans le
second procédé, qui est celui du célèbre Mauriceau, on
incise sur la ligne médiane et parallèlement à l'axe du
corps. Cette méthode d'opérer avait mal à propos été attribuée à Platner, à Guérin et à Varoquier ; car Mauriceau
dit dans son Traité des accouchemens : « La plupart des
» auteurs veulent qu'on la fasse au côté gauche du ventre ;
» mais si l'on veut croire mon sentiment, elle sera bien
» mieux et plus adroitement pratiquée en faisant l'ouver-
» ture justement au milieu du ventre, entre les deux mus-
» cles droits ; car en cet endroit il n'y a que les tégumens
» et la ligne blanche à couper. » (Tome I, page 360). Dans
le troisième procédé, qui est celui de Lauverjeat, les parois
abdominales sont divisées transversalement sur l'un des
côtés, en prolongeant l'incision d'au moins cinq pouces,
entre le muscle droit et la colonne épinière, plus ou moins
au-dessous de la troisième fausse côte, selon l'intervalle
qui sépare cette dernière du fond de l'utérus. Dans le quatrième procédé, qui est celui de M. Ritgen, la section doit
être pratiquée immédiatement au-dessus du ligament de

Fallope, et conduite parallèlement à ce ligament, de manière à diviser transversalement l'attache des muscles larges de l'abdomen, au-dessus de la crête iliaque ; lorsque la section abdominale est achevée, il faut décoller le péritoine jusqu'au détroit supérieur, et diviser ensuite le col de la matrice dans une étendue suffisante pour permettre l'extraction du fœtus. Enfin, dans le cinquième procédé, qui est dû à M. Baudelocque neveu, c'est au niveau de la crête iliaque qu'il faut pratiquer l'incision, qui doit commencer près de l'épine iliaque antérieure et supérieure. L'opération doit être faite de préférence du côté gauche, quand le col de la matrice incline de ce côté ; mais on doit au contraire opérer sur le côté opposé lorsque l'utérus est tourné à droite. Quand on aura divisé complètement les tégumens superficiels et profonds, en ayant eu soin d'éviter l'artère épigastrique, l'auteur de ce procédé ingénieux conseille de refouler le péritoine de la fosse iliaque jusque dans l'excavation, et d'en débarrasser la partie supérieure du vagin qu'on doit ouvrir ensuite assez largement. Au moyen de cette ouverture, on portera le doigt dans l'orifice de la matrice dont on cherchera à diriger le col vers la plaie du ventre, en même temps qu'on pressera son fonds en sens inverse pour en faciliter le renversement. Enfin lorsqu'on sera parvenu à mettre le col utérin en rapport avec la plaie extérieure de l'abdomen, on abandonnera, comme dans les cas ordinaires, la délivrance de la mère aux efforts de la nature, ou bien, si l'on y était absolument forcé, on dilaterait l'orifice avec les doigts, et l'extraction de l'enfant se ferait soit avec la main, soit avec le secours du forceps. Nous avons encore ajouté ici un sixième procédé proposé par le docteur Physic, qui consiste à faire une incision horizontale immédiatement au-dessus du pubis, et à ouvrir le col sans intéresser la membrane séreuse abdominale; cette manière, qui se rapproche des deux précédentes, nous semble moins susceptible d'être pratiquée; aussi ne la jugeons-nous pas digne de l'habile chirurgien américain qui l'a proposée.

Suivant une opinion très ancienne, puisqu'on croit en trouver des traces dans *Hippocrate (de Natura pueri)*, les os du bassin, surtout ceux du pubis, sont susceptibles de se ramollir pendant la grossesse et de s'écarter durant l'accouchement pour faciliter le passage de l'enfant; cette doctrine, professée autrefois par Aetius, Avicenne et la plupart des Arabes, fut aussi soutenue par A. Paré et défendue victorieusement par S. Pineau, dans une excellente dissertation qu'il fit sur le même sujet. Dans le but de favoriser l'écartement de la symphyse pubienne, ce médecin proposait, comme ceux dont nous venons de parler, des applications émollientes et des embrocations de différens genres, ce qui prouve qu'il n'était pas loin de l'idée d'agrandir le bassin par la séparation des pubis. En se fondant sur un passage de Galien : *Non tantùm dilatari, sed et secari tutò possunt, ut interius succuratur,* quelques auteurs plus modernes ont avancé que la symphyséotomie avait été entrevue dès la plus haute antiquité. Ils s'appuyaient aussi sur un ancien préjugé combattu par A. Paré et par Riolan, qui dit que dans certains pays on brise les os du pubis aux petites filles nouvellement nées, pour rendre chez elles l'accouchement plus facile. Le premier fait qui indique quelques traces de la section pubienne remonte vers l'année 1655, époque où Delacouvrée, médecin français attaché au roi de Pologne, fit la section de la symphyse du pubis sur une femme morte dans les douleurs de l'enfantement. Il pratiqua l'opération avec un rasoir et retira l'enfant dans la situation toute naturelle où il se présentait.

Plenc, dans une circonstance semblable, ne fut pas plus heureux et ne sut pas mieux tirer d'un fait intéressant les inductions pratiques qui en découlaient naturellement. Il dit : « En 1766 il m'arriva, en disséquant le cadavre d'une femme morte pendant le travail, de trouver l'issue du bassin fort étroite, et la tête du fœtus tellement engagée dans cette cavité qu'il me fut impossible, après avoir fait l'opération césarienne, d'en retirer le fœtus pour le ramener dans la matrice; j'eus recours à la synchodrotomie, et j'en obtins un succès prompt et facile. Si dans ce moment j'eusse réfléchi sur le parti qu'on pouvait tirer de la synchodrotomie sur une femme vivante, j'eusse pu devenir l'inventeur de cette découverte; mais au lieu d'être conduit à une vérité par cette observation, elle me mena à une erreur. »

Quoique l'écartement pubien pendant l'accouchement ait été admis par Guillemeau, Fabrice de Hilden, Arnisæus, Morgagni, Haller, et plusieurs autres médecins, qui donnèrent une sorte de sanction à ce point de doctrine, personne n'avait encore songé à proposer la symphyséotomie sur la femme vivante, lorsque Sigault, encore élève en médecine, en fit le sujet d'un mémoire qu'il présenta à l'Académie de chirurgie. Plus tard il traita le même sujet dans une thèse qu'il soutint à la Faculté de médecine d'Angers; enfin en 1777, assisté de Leroy, il pratiqua cette opération sur la femme Souchot, et obtint un succès complet en sauvant la mère et l'enfant. Ce succès fut célébré avec le plus vif enthousiasme par la faculté de médecine de Paris, qui rendit un décret solennel et fit frapper une médaille en l'honneur de Sigault et de Leroy qui l'avait aidé.

Malgré ce beau succès, la symphyséotomie rencontra une vive opposition parmi les chirurgiens, parce que son auteur l'avait proposée comme devant remplacer toujours l'opération césarienne. Cette proposition maladroite et mal fondée fut la cause d'une lutte acharnée et d'une discussion vive et long-temps prolongée, entre l'Académie de médecine et l'Académie de chirurgie. Un grand nombre d'écrits pour ou contre furent publiés ; enfin, quand l'aigreur et l'exaspération des esprits se furent un peu calmées, on finit comme on auraitdûcommencer, c'est-à-dire qu'on reconnut que la gastro-hystérotomie et la synphyséotomie étaient applicables chacune dans des circonstances particulières qui furent bien déterminées par Weidmann, et après lui par Desgranges. Depuis cette époque, la symphyséotomie est restée dans le domaine de la science comme une opération utile et même indispensable, dans un nombre de cas très limités.

Nous croyons devoir nous abstenir de discuter ici sur le mérite des opérations dont nous venons de donner un précis historique, parce que c'est une question purement chirurgicale, et que nous devons seulement dans cet article nous renfermer dans l'histoire des opérations et des instrumens au moyen desquels on les pratique.

Dès la plus haute antiquité on a employé dans l'art des accouchemens un nombre infini de procédés plus ou moins barbares, soit pour pratiquer la céphalotomie, ou perforation des parois du crâne, soit pour dépecer et extraire par lambeaux le fœtus dont l'expulsion naturelle était rendue impossible par une position vicieuse, par un défaut de proportion ou une mauvaise conformation de la mère. Ces opérations cruelles étaient souvent employées par les anciens, si l'on en juge par le soin qu'ils mettent à les décrire, et surtout par les longs détails qu'ils en donnent dans leurs ouvrages. Hippocrate, Celse, Moschion, Aétius,

Paul d'Égine, Avicenne et Albucasis, qui se sont surtout longuement étendus sur ce sujet, nous ont fait connaître les instrumens bizarres et grossiers qui étaient employés par les médecins grecs et les médecins arabes.

Les accoucheurs de notre époque ont la gloire et le bonheur de pouvoir sauver la vie des enfans dans un grand nombre de cas où les anciens, trop peu confians dans les ressources de l'organisme, ne connaissaient d'autres moyens que de porter des crochets et des instrumens tranchans dans la matrice pour en déchirer l'enfant et l'extraire par lambeaux. L'embryotomie surtout, qui fait courir les plus grands dangers aux femmes, n'est heureusement presque plus employée de nos jours, si ce n'est par des hommes ignorans, aussi étrangers à l'art des accouchemens qu'aux notions les plus simples des autres parties de l'art de guérir. Cependant la crâniotomie est encore quelquefois pratiquée en France; mais c'est seulement lorsqu'on a sinon la certitude, du moins une grande probabilité de la mort du fœtus, et l'assurance qu'il est impossible que l'accouchement se termine au moyen du forceps. Cette opération, qui eut autrefois de nombreux partisans, entr'autres Avicenne, Mauriceau, Levret, Denis, Fried, Ould, Samson, Smélie, Delamotte, Beaudélocque, Walbaum, Wigan et une foule d'autres plus ou moins célèbres; cette opération, disons-nous, est encore employée en Allemagne, et surtout en Angleterre, sur des fœtus vivans, et dans ce cas on la préfère toujours à l'opération césarienne et à la symphyséotomie. La nature de cet ouvrage ne nous permettant pas d'entrer dans des discussions purement théoriques, nous devons nous tenir à la partie historique de la science, et nous contenter de dire que ces opérations sont des moyens extrêmes auxquels on a recours aujourd'hui d'autant plus rarement, que l'art se perfectionne tous les jours et qu'on apprécie mieux à leur juste valeur la version, le levier et le forceps.

Pour compléter autant que possible ce que nous avons à dire sur l'histoire des accouchemens, nous allons donner celle des instrumens et des principaux moyens mécaniques qui ont été introduits dans la pratique de cette branche importante de l'art de guérir. Parmi ces derniers, on compte : les chaises-lits, les crochets, les tenailles, les pieds-de-griffon, les perce-crânes, les tire-têtes, les leviers, les mains, les forceps, les céphalotribes, les pelvimètres, le céphalomètre, le baromacromètre, le cliséomètre, les couteaux et les bistouris pour l'opération césarienne et la symphyséotomie, les hystérotomes, les lacqs, le tube laryngien, la pompe largagienne, le mécomètre, la pince à faux-germe, le porte-cordon, les biberons, le mannequin et plusieurs autres qu'il serait trop long de citer.

Des Crochets.

L'usage des crochets de différentes forme remonte aux temps les plus reculés, car les auteurs les plus anciens en parlent dans tous leurs écrits qui traitent des accouchemens. Autrefois ces instrumens meurtriers étaient employés dans la plupart des cas qu'on termine heureusement aujourd'hui, soit par la version ou l'action raisonnée de la main, soit par l'application du forceps. La forme des crochets varie selon le but qu'on se propose dans leur application ; les uns sont mousses, les autres sont aigus, et ceux de la troisième espèce sont tranchans. Le premier de ces crochets, le seul encore employé, est un instrument composé d'une tige cylindrique et légèrement conique, faite de fer et longue d'environ cinq à six pouces. L'extrémité de cette tige est recourbée par un arc de cercle dont le sinus est assez ouvert pour embrasser facilement l'aine, l'aisselle ou le jarret. Le sommet du crochet est arrondi, olivaire et plus ou moins renflé, de manière à pouvoir remplacer les doigts ou les lacqs et à ne point déchirer les parties sur lesquelles il s'applique pendant la vie comme après la mort. La partie inférieure de la tige est enchâssée dans un manche d'ébène taillé à pans et garni d'un petit bec qui regarde celui de l'instrument pour en indiquer mieux la direction lorsqu'il est appliqué. La tige et le manche du crochet réunis ont environ onze à douze pouces de long. Celui que nous représentons, *pl.* 1re, *fig.* 11, nous semble le plus commode et le moins dangereux, c'est aussi le plus généralement employé aujourd'hui. Voyez les figures 12, 13, 14 et 15, qui représentent plusieurs espèces de crochets mousses.

L'origine du second genre de crochets, c'est-à-dire des crochets aigus, remonte également à une époque très reculée, car les auteurs les plus anciens qui ont écrit sur les accouchemens, nous en donnent la description et les dessins, et nous font connaître la manière de les employer. Hippocrate est regardé comme l'auteur d'un crochet aigu double, composé de deux crochets à chaînes et d'un manche sur lequel est ajustée une tige d'acier transversale qui présente à son centre un anneau où sont attachées les deux chaînes qui ont chacune un pied de long. Quelques auteurs modernes ont pensé que cet instrument pouvait être le tire-tête dont parle Hippocrate dans la partie de ses œuvres qui traite des accouchemens (1), mais ils sont en cela tout-à-fait en opposition avec Celse (2), Aetius (3), Paul d'É-

(1) De fœtus extractione.
(2) Lib. 7, cap. 29.
(3) Lib. 15, cap. 23.

gine (1), Avicenne (2), et Albucasis (3), qui nous présentent
cet instrument comme devant être employé seulement à
l'extraction des pieds. Les mêmes auteurs nous font connaître plusieurs autres crochets aigus simples et doubles
montés sur un seul manche. Les premiers servent à accrocher la tête, et les seconds se fixent sur le tronc lorsqu'il se présente en travers.

Le crochet aigu ordinaire des médecins modernes est
monté, comme le crochet mousse, sur un manche d'ébène
taillé à pans, et il est comme lui composé d'une tige d'a-
cier poli de cinq pouces de longueur sur cinq lignes de
diamètre, et terminé par un crochet aplati dont l'extrémité forme une pointe tantôt arrondie comme dans l'olive
du forceps, tantôt aplatie et triangulaire comme le veut
Mauriceau et la plupart des anciens accoucheurs.

Pendant le dix-septième et le dix-huitième siècle, plusieurs accoucheurs célèbres, entr'autres Saxtorph, Aitken
et Fabrice de Hilden, imaginèrent des crochets aigus à
pointe mobile ou garnis d'une pièce mobile appelée *défenseur*. Ce dernier genre de crochet aigu, inventé par Fabrice de Hilden mort en 1634, présentait, comme nous
l'avons dit, un défenseur qui formait d'abord un angle
droit avec la tige, puis qui se recourbait de manière que
son extrémité vînt répondre à la pointe du crochet, lorsque le défenseur lui-même glissait le long de la tige. Le
célèbre chirurgien, auteur de cet instrument, pensait que
si par hasard le crochet lâchait prise, sa pointe recouverte
ne pourrait blesser les parties. Le crochet de Saxtorph, qui
est aussi ingénieux qu'il est peu utile, présente une pointe

(1) Lib. 6, cap. 74.
(2) 21, 3, tract. 2, cap. 14.
(3) Lib. 2, cap. 76 et 77.

mobile restant appliquée contre la tige pendant qu'on l'introduit, ainsi disposé, dans la matrice. Lorsque l'instrument est parvenu au point où on veut le faire agir, on forme l'anse du crochet au moyen d'un ressort qui est adapté à la jonction du manche et de la tige. Le crochet imaginé par Aitken diffère peu de celui de Saxtorph; il est également pourvu d'une pointe mobile qui peut se fléchir et se mouvoir à volonté. Ambroise Paré nous a fait également connaître plusieurs espèces de crochets dont il est l'auteur, appelés pieds-de-griffon. Les instrumens de ce genre étaient doubles, triples ou quadruples, selon qu'ils étaient composés de deux, de trois ou de quatre tiges qui s'éloignaient et se rapprochaient plus ou moins. Ces tiges, terminées par des crochets aigus et destinés à saisir la tête restée dans la matrice, pouvaient se mouvoir au moyen d'une vis fixée sur deux plaques d'acier qui variaient de forme selon le nombre de branches de l'instrument. V. la planche Ire.

Levret, célèbre accoucheur parisien mort en 1780, fut aussi l'auteur d'un crochet qui se composait de deux tiges d'acier; l'une, longue de sept pouces et demi sur trois lignes de diamètre, était aplatie à son extrémité en fer de lance et recourbée, de manière que sa pointe lui était parallèle et formait une anse d'un pouce d'ouverture sur dix-huit lignes de hauteur. L'autre tige, semblable à la première, au lieu d'être courbée à son extrémité, présentait une espèce de gaîne ou cavité destinée à recevoir et à cacher le crochet de la tige courbée. Les deux tiges cylindriques que nous venons de décrire, sont montées chacune sur un manche d'ébène, et y sont incrustées jusqu'à leur quart inférieur et fixées au moyen de deux vis. Au côté opposé du manche à gaîne se trouve une plaque d'acier à bords saillans, destinée à glisser dans une coulisse placée

sur le manche de la tige à crochet. Le but de cet instrument, ainsi que celui des crochets de Fabrice de Hilden,
de Saxtorph et de Aitken, était d'éviter de blesser les
organes génitaux de la femme et de causer les désordres
terribles que Celse a signalés avec tant d'énergie. V. *pl.* 1re,
fig. 17, qui représente le crochet à gaine de Levret.

La plupart des accoucheurs, pour éviter les inconvéniens
nombreux que présentent plus ou moins tous les crochets
aigus que nous venons de faire connaître, ont imaginé des
pinces ou forceps à crochets ou à dents; Mesnard, Levret,
Smélie, Baudeloque, Coutouly et plusieurs autres praticiens célèbres ont beaucoup vanté ces crochets-forceps
qui ne sont en général que le forceps de Smélie dont les
cuilliers pleines sont terminées par une pointe triangulaire
tranchante et recourbée en forme d'anse. Le forceps à
crochets de Coutouly ne diffère de son forceps brisé dont
nous allons parler bientôt (Voy. *pl.* 2, *fig.* 2), qu'en ce
que les cuillers sont remplacées par de longs crochets.
Le crochet parallèle, imaginé par Levret, se rapproche
aussi beaucoup du forceps-crochet de Coutouly et de
Smélie (Voy. *pl.* 2, *fig.* 1re). On doit encore ranger
parmi les crochets aigus, le forceps à dents de loup
d'Avicenne, les pinces dentées de Rueff et les instrumens
qu'employaient les médecins arabes, désignés par Albucasis sous le nom d'*almisdac*.

Les praticiens de notre époque ont tort de blâmer les
anciens d'avoir fait un abus fréquent de l'emploi des
crochets aigus et d'autres instrumens meurtriers, puisqu'il
n'était pas en leur pouvoir d'employer d'autres moyens.
Leur conduite nous semble assez justifiée, lorsqu'en par-
courant l'histoire de la science, on voit que leurs connais-

sances étaient très bornées sur la théorie et la pratique des accouchemens.

Des tire-têtes.

Afin de prévenir le plus possible les accidens fâcheux et presque inévitables auxquels les femmes étaient exposées par l'application des crochets aigus, les accoucheurs cherchèrent à remplacer ces derniers par d'autres instrumens qu'ils supposaient surtout être utiles, lorsque dans l'accouchement par les pieds, la tête séparée du corps était restée dans la matrice. Les progrès rapides de l'art restreignirent bientôt à un petit nombre de cas l'emploi de ces instrumens meurtriers que nous allons seulement indiquer en rappelant le nom de leurs auteurs moins dans un but d'utilité réelle que pour faire suite à l'histoire de toute la partie mécanique des accouchemens.

Parmi ces instrumens, désignés pour la plupart sous le nom d'*extracteurs* ou de *tire-têtes*, un seul n'est pas d'invention moderne : c'est celui en forme de hallebarde imaginé au commencement du douzième siècle par Albucasis, et renouvelé en 1821 par un médecin allemand , M. Meltzer de Laybac, qui le reproduisit sous le nom de *basiocæstrum*, après y avoir fait des changemens et des additions qui ne l'ont pas rendu meilleur. Vers la fin du dix-septième siècle, l'accoucheur Mauriceau imagina un tire-tête composé d'une longue canule et de deux platines mobiles susceptibles en se rapprochant de saisir et de serrer fortement le cuir chevelu et les eaux du crâne du fœtus. Après cet instrument parut l'extracteur de Burton, accoucheur anglais , du comté d'York, mort en 1771 ; puis successivement vinrent le tire-tête à double croix de Baquie, chirurgien de

Toulouse, celui à bascule de Levret, ceux en forme de T, imaginés parGraner etStein, les tire-têtes à trois branches de Petit et de Levret, celui de Grégoire ou de Delaroche, celui si simple de Danavia, chirurgien de Surinam, qui consiste en un petit bâton au milieu duquel est fixé un cordon ; enfin le tire-tête imaginé par le professeur Assalini de Milan, et celui dont nous sommes l'auteur, que nous ferons connaître à part dans un supplément.

Outre ces instrumens généralement peu utiles et presque tous applicables seulement après la mort du fœtus, on en a imaginé d'autres qui servaient à extraire ce dernier soit qu'il fût vivant, soit qu'il fût mort. De ce nombre sont le tire-tête de Fried, de Burton, de Gran, le porte-fronde de Pean, et quelques autres plus inutiles encore, tels que les lacqs pour extraire la tête, de Pugh, de Burton, de Plévier, de Sandes, la fronde de Mauriceau, à qui Van Roonhuis adapta un porte-lacq en baleine, les coëffes en filet de soie de Grégoire, d'Amand, de Désormeaux le père, de Waldgraff, de Ratelaun, de Chapmann ; enfin les bandelettes de Th. Beel, de Vander Sterre, de Smélie, etc., etc. Voyez les planches à la fin de l'article accouchement.

Des Perce-crânes et des Céphalotribes.

Pour diminuer le volume de la tête du fœtus mort dans le sein de la mère, ou quelquefois pour faciliter l'application de certains extracteurs à pointe mousse, on imagina encore une foule d'instrumens appelés perce-crânes ou céphalotomes. L'origine de l'emploi de ces perforateurs remonte comme celles des crochets aigus à la plus haute antiquité, puisqu'il en est question dans Moschion, auteur du plus ancien traité d'accouchement qui soit parvenu jus-

qu'à nous. Albucasis, mort en 1122, ouvrait la tête du fœtus
avec un instrument pointu tranchant de deux côtés et présentant deux extrémités courbées en sens inverse comme
la lame d'un sabre turc. Les anciens accoucheurs se servaient aussi d'un couteau à lame courte et très large, et ils
employaient également un bistouri à manche très long dont
la lame était entourée de linge jusqu'à sa pointe. Mauriceau,
qui s'est servi pendant long-temps d'un couteau tranchant
d'un seul côté, inventa un perce-crâne dont l'extrémité est
en forme de pique à deux tranchans séparés par une vive-
arête. Les autres instrumens les plus connus pour pratiquer
la céphalotomie, sont les perforateurs à gaine ou sans gaine
de Denys, Ould et Maigrier ; les perce-crânes de Fried, de
Valbaum, de Kless ; l'anneau-scalpel de Simson ; le bistouri de doigt de Rœderer, enfin les céphalotomes de Smélie, de Orne, de Stein et celui de Levret, qui diffère très
peu de tous les autres; celui de ce dernier accoucheur, qui
est le plus généralement employé de nos jours, est composé
de deux branches à anneaux croisées comme celles des
ciseaux ordinaires, mais dont les lames sont tranchantes en
dehors et mousses en dedans, c'est-à-dire qu'elles coupent
en sens inverses des ciseaux.

En Allemagne on se sert encore quelquefois, pour percer le crâne, d'un instrument qui consite en une lame aiguë
cachée comme celle du pharyngotome dans une gaine ouverte à son extrémité. Le perforateur logé dans un four-
reau de cuivre imaginé par Voïgt, ne diffère de ce dernier
qu'en ce que la lame est triangulaire vers sa pointe comme
celle d'un trois-quart; du reste tous ces instrumens peuvent à la rigueur être remplacés, jusqu'à un certain point,
par toutes espèces de lames tranchantes. Notre célèbre Baudeloque a été calomnieusement accusé de s'être servi d'un

couteau de cuisine pour terminer un accouchement; cette assertion mensongère qui, du reste, n'aurait rien de très blâmable lors même qu'elle eût été vraie, produisit dans le public une sensation pénible, ce qui nous prouve qu'un praticien de la plus haute réputation doit tout aussi bien qu'un autre se conformer aux préjugés du vulgaire.

Lorsqu'ils voulaient pratiquer l'embryotomie et la détroncation, les anciens se servaient d'un couteau aigu, à lame en croissant et à long manche. Ce couteau, qui est représenté dans Ambroise Paré, dans Mauriceau et dans presque tous les anciens traités d'accouchemens, n'est autre chose que le crochet tranchant qui était, comme l'anneau-scalpel de Simson et de Rœderer, également destiné à ouvrir le ventre et à dépecer les membres du fœtus dans le sein de la mère.

M. Dugès, professeur d'accouchement à la Faculté de Montpellier, a inventé un crâniotome vraiment digne de ce nom puisqu'il a été imaginé dans le but de dilacérer les parties dures du crâne, celles de la base en particulier. Cet instrument, que son savant auteur nomme *terebellum*, est formé d'une vis conique et tranchante qui présente un pouce et demi de diamètre à sa base et une hauteur à peu près pareille, et qui est montée solidement sur une forte tige garnie d'un manche à facettes.

Albucasis nous a fait également connaître plusieurs instrumens destinés soit à détruire la substance du cerveau, soit à vider la boîte osseuse du crâne avec une espèce de curettes ou de cuillers dans le genre de celle imaginée par Fried le père. Ce même auteur, le dernier des médecins arabes dont les écrits aient été traduits en latin et publiés parmi nous, nous a encore fait connaître deux instrumens pour briser et extraire la tête du fœtus; le premier de ces instrumens, armé de pointes aiguës, portait le nom d'*almi-dach*, et le second moins long était une espèce de forceps armé de dents ou sans dents comme celui d'Ambroise Paré. Plusieurs autres accoucheurs des temps modernes et entr'autres Schuler, Mittel-Hauser, Puisseau, Fried fils, Puzos, ont imaginé également divers forceps à dents qui diffèrent peu, pour la plupart, de la tenette dentelée connue sous le nom de *tenette de Mesnard*. M. P. Dubois nous a fait aussi connaître depuis peu une pince-forceps pour l'extraction du fœtus après la perforation. Enfin il y a quatre ou cinq ans, M. Baudelocque neveu a augmenté l'arsenal des accouchemens d'un espèce de forceps céphalotribe propre à écraser la tête et à la réduire à un petit volume; cet instrument offre deux cuillers étroites, pleines, fortes, et qu'on peut serrer à volonté au moyen d'une vis qui fait agir les deux branches comme un levier puissant. Ce céphalotribe, qui a été modifié par M. Gerdy, ressemble beaucoup au brise-pierre de Lecat, et au forceps tenaillé et à cuillers pleines inventé et employé dans le même but par Cliet de Lyon. MM. Osiander, Davis, Haigthon, Delpech, Colombe, Gourdon ont également imaginé des forceps compresseurs et céphalotribes. Nous donnerons dans un supplément le dessin de celui que nous avons fait confectionner dans le but d'être plus portatif et surtout plus fort.

Du Levier.

Quoique remontant à une époque peu reculée, c'est-à-dire vers la fin du dix-septième siècle, l'origine du levier est très obscure; l'invention de cet instrument utile est généralement attribuée à Roger Roonhuisen : suivant Mulder, il aurait été imaginé par Chamberleyne qui l'aurait fait connaître à Roonhuisen en 1693. Enfin, d'après quelques auteurs, Ruysch doit être regardé comme l'inventeur du levier. Transmis de main en main soit par héritage, soit moyennant un prix fort élevé, cet instrument resta secret jusqu'à l'année 1753, époque où Jean de Vischer et Van de Poll en achetèrent le secret moyenant 5,000 francs au sieur Hermann Vanderhyden, dans la généreuse intention de le faire connaître à tout le monde. Alors le levier n'était qu'une simple lame de fer ou d'acier bien trempée, longue de dix à douze pouces, large de onze à treize lignes, sur une et demie d'épaisseur, et offrant à ses extrémités deux courbures d'inégales grandeur, mais dirigées dans le même sens. Pour diminuer autant que possible l'inconvénient de la pression de l'instrument sur la tête de l'enfant et sur les organes de la mère, on garnissait le revers de la partie moyenne et l'extrémité de chaque courbure, de diachylon gommé ou d'une bandelette de linge enduite d'emplâtre diapalme. Enfin dans toute son étendue le levier était recouvert d'une peau de chien fort souple et artistement adaptée. A peine cet instrument fut-il connu qu'il en parut à très peu de distance un grand nombre de descriptions fort différentes les unes des autres; on eut bientôt le levier de Boom, qui, comme celui de Platmann, fut plus fortement courbé vers ses extrémités afin d'éviter ainsi la compression du canal de l'urètre. Vint ensuite le levier de Bruyn, puis celui de Titsing, qui était recouvert de laine et en forme de cuiller, dont l'une des extrémités était terminée par un anneau. Enfin le levier de Palfin ou de Heister, celui de Rigaudaux, en forme de spatule, supporté par un manche de bois; ceux de Morand et de Fleurand, qui étaient en ivoire et qui ne différaient que parce que celui de ce dernier accoucheur avait la forme d'une S. On eut ensuite les leviers de Cole, de Griffth, de Camper, de Wathen, d'Her-

biniaux ; d'Aitken et quelques autres , qui aujourd'huï
sont généralement remplacés par le levier de Péan, modifié
par Baudeloque.

Cet instrument, qui n'est autre chose qu'une des branches du forceps droit de Smélie, très-allongée, et dépourvue d'entablure, présente une longueur totale de quatorze
pouces, et n'offre qu'un cuilleron à une de ses extrémités,
tandis que l'autre est munie d'un manche à rouleau en
bois d'ébène. La cuiller, qui est plus allongée que dans les
autres leviers, est fenêtrée très-largement comme celle du
forceps, dans une étendue de quatre à cinq pouces. La
tige de cet instrument a également subi une foule de modifications, soit dans sa largeur et dans sa courbure, soit
parce que quelques accoucheurs, entr'autres Herbiniaux et
Désormeaux le père, attachèrent un lacqs à sa partie
moyenne, pour donner un autre point d'appui que la symphyse du pubis, comme on a supposé que le faisait Roger
Roonhuisen. Enfin, depuis peu, on vient de faire une
modification généralement approuvée, qui consiste dans
une brisure de la tige au moyen d'une charnière qui permet de replier le cuilleron sur le manche, ce qui rend
l'instrument beaucoup plus portatif, sans cependant diminuer sa force. Pour terminer l'histoire du levier, nous
dirons encore qu'on en a fait qui se recourbent plus ou
moins au moyen d'une vis de rappel placée à l'extrémité
du manche, et nous ajouterons que dans un grand nombre
de cas, les praticiens modernes remplacent avec une des
branches du forceps toutes les variétés de leviers que nous
venons de faire connaître.

Du Forceps.

À l'exception du levier, la plupart des autres instrumens dont nous venons de tracer un précis historique, ont très-peu contribué à l'avancement de l'art des accouchemens, dont la face entière devait être bientôt changée par la découverte du forceps. L'origine d'un instrument aussi utile est toujours restée fort obscure, et il règne encore aujourd'hui la même incertitude relativement à son histoire et au nom de son véritable inventeur. La cause de nos doutes à cet égard se trouve probablement dans le secret intéressé que l'on garda pendant long-temps sur l'invention de divers instrumens ressemblant plus ou moins au forceps que nous employons le plus généralement aujourd'hui.

Quelques auteurs ont cru retrouver dans Avicenne la première idée de cet instrument; d'autres ont voulu la voir dans la tenaille d'Albucasis, dans le forceps long d'Ambroise Paré, dans la pince de Rueff, dans la tenette de Mesnard, et enfin dans une foule d'autres instrumens imaginés dans le seizième et le dix-septième siècle. Selon l'opinion la plus généralement répandue, c'est à Chamberleyn, qui pratiquait l'art des accouchemens à Londres, il y a environ cent ans, qu'il faut attribuer l'invention du forceps. L'histoire nous apprend qu'à peu près vers la même époque, un autre accoucheur anglais de Brentford, nommé Drinkwater, se servait aussi d'un instrument particulier pour terminer les accouchemens difficiles. Comme ce dernier chirurgien fit, ainsi que la famille de Chamberleyn, un secret des moyens qu'il employait, on ne peut rien savoir de bien positif à cet égard, et il ne nous reste

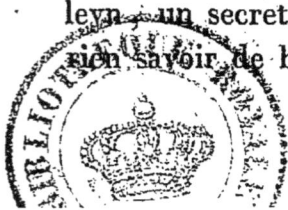

que des conjectures qui à la vérité semblent assez fondées. Toutefois on rapporte qu'un des trois fils de Chamberleyn vint à Paris en 1672, dans le but de convaincre les chirurgiens français de l'utilité de l'instrument dont il se disait inventeur; mais les premières tentatives n'ayant pas été heureuses, et d'ailleurs peu satisfait de l'accueil qu'on lui fit en France, cet accoucheur anglais se rendit en Hollande, où ayant mieux réussi, il vendit le secret de sa famille à deux praticiens de ce pays. Du reste, il est impossible d'affirmer que Chamberleyn et ses fils se servissent plutôt d'un forceps que d'un levier ou de tout autre instrument.

Jean Palfin, professeur d'anatomie à Gand, mérite sous plusieurs rapports d'être regardé comme ayant le premier fait connaître et mis en usage le forceps. Ce chirurgien présenta en 1721, à l'Académie des sciences de Paris, un instrument qu'il appelait *mains*, qui consistait en deux cuillères sans fenêtres, de neuf pouces de longueur sur vingt-deux lignes de largeur; cette espèce de forceps monté sur des manches de bois, présentait à l'une de ses branches une bride en acier, mobile et recourbée à son extrémité pour y placer la branche opposée; cette bride en forme d'S, qui avait deux pouces et demi de longueur dans l'intérieur de ses crochets, dont l'un était fermé, pouvait monter et descendre à volonté le long des branches. C'est d'après cet instrument qu'ont été faits les premiers forceps qui depuis cette époque ont varié à l'infini de grandeurs et de formes, et sont parvenus à un degré de perfection qui rend aujourd'hui leur utilité tout à fait incontestable.

La plupart des auteurs qui ont parlé de l'histoire du forceps, regardent Chamberleyn comme ayant le premier fait des changemens aux *mains* de Palfin; ils ajoutent que les perfectionnemens qu'il y apporta, le rendent le véritable inventeur du forceps, et que c'est lui, qui, après avoir donné plus d'étendue aux cuillers, les fit percer à jour par une fenêtre longitudinale, supprima la bride à doubles crochets qui joignait les branches, et imagina de les faire joindre en croix, de manière à avoir, en les appliquant, la facilité de les introduire l'une après l'autre.

Selon les uns. c'est Chapmann qui donna sa première description du forceps dans un ouvrage anglais; (*impro-vement of midwif*, London, 1739); selon d'autres et nous sommes de cet avis, c'est à Giffard qu'on doit les premières notions de cet instrument, dans un traité publié en 1734, sous le titre de (*cases in midwif*), enfin d'après M. Burns (*principl. of midwif, pag.* 445). Butler a dévoilé avant ces auteurs le secret de Chamberleyn.

Le forceps que l'on attribue à cet accoucheur a été long-temps imparfait, il manquait souvent son but et occasionnait des déchirures aux parties de la femme. Levret ne fut pas le premier qui en reconnut les défauts, mais il en découvrit la véritable cause, et y rémédia en imaginant une courbure latérale des branches, analogue à celle de l'axe du bassin; c'est encore à ce célèbre accoucheur parisien que l'on doit la canelure pratiquée dans toute la longueur des cuillers, afin de leur donner plus de prise et de fixité, et de manière que toutes les parties puissent s'appliquer plus intimement sur la tête de l'enfant; en un mot, Levret apporta au forceps des modifications et des corrections si importantes, qu'il en fit un instrument en quelque sorte nouveau, et tellement utile qu'il est encore aujourd'hui le plus généralement employé, et toujours désigné sous le nom de forceps de Levret.

Avant les perfectionnemens que nous venons de signaler,

cet instrument était formé de deux cuillers pleines ou fe-
nétrées, et droites dans leur sens longitudinal.

Quoique Levret n'ait publié qu'en 1749 les importantes
améliorations qu'il avait apportées au forceps, il déclare
qu'il en a fait le premier essai le 7 août 1748, et il avoue
que l'idée de la courbure des branches lui est venue des
tenettes courbes pour extraire les calculs de la vessie.

Comme tous les autres forceps, celui de Levret est composé de deux branches: l'une, qui porte un axe ou un pivot
tournant, s'appelle *branche mâle* ou branche gauche; et
l'autre, qui présente dans son milieu une ouverture allongée et quadrangulaire, est désignée sous le nom de *branche
femelle* ou branche droite. L'extrémité antérieure de chacune des branches présente une large ouverture qui se
prolonge jusqu'au point où elles s'unissent, et sur le pour-
tour de leur face interne se trouve un filet qui sert à embrasser la tête du fœtus d'une manière plus solide et plus
exacte. Les cuillers sont courbées sur leur plat, de sorte
que lorsque l'instrument est fermé, elles doivent présenter
au centre de leur courbure un écartement de trente à
trente-deux lignes au plus, tandis qu'à leur extrémité il
ne doit rester qu'un intervalle d'une ligne et demie à deux
lignes au plus. L'extrémité antérieure du forceps offre encore deux courbures, l'une sur le bord supérieur qui est
concave, et l'autre sur le bord inférieur qui est convexe,
de manière à se trouver en rapport avec les axes du bassin.
L'extrémité postérieure forme les manches qui sont terminés par un crochet dirigé du côté de la face convexe des
cuillers, et qui sont courbés dans leurs faces internes de
manière à ne laisser que l'espace de douze ou treize lignes
dans leur plus grande courbure. A l'entablement ou point
de jonction se trouve pratiquée une mortaise creusée dans

la moitié de l'épaisseur des branches, de telle sorte qu'au moyen d'un pivot les deux parties de l'instrument sont réunies solidement, et ne peuvent glisser l'une sur l'autre lorsqu'elles ont été bien fixées ; enfin la longueur totale du forceps tout monté doit être, d'après Levret, de quinze pouces; savoir : huit pour les cuillères, six pour le manche, et un pouce pour l'entablure.

Trois ans plus tard, c'est-à-dire en 1752, Smélie fit paraître un traité sur les accouchemens où il ne fut pas question d'un forceps à courbure, et ce n'est qu'en 1754 qu'il en parla en ces termes : « Il y avait quelques années » que j'avais inventé cette paire de forceps aussi bien que » d'autres praticiens, mais je n'ai point recommandé de » s'en servir, de peur de faire plus de mal que de bien, » en déchirant les parties de la femme lorsqu'on se sert » d'une trop grande force. » La courbure du forceps n'est donc pas due à Smélie, comme quelques auteurs l'ont avancé, mais bien à Levret qui l'a introduite dans la pratique en 1748, c'est-à-dire six ans avant l'accoucheur anglais. Du reste le forceps de ce dernier auteur a été depuis lui beaucoup modifié, il est aujourd'hui extrêmement simple et de l'emploi le plus facile, tandis que celui qu'il fit connaître et qui dans le principe avait des serres garnies de peau, n'est plus conservé parmi les instrumens de chirurgie que pour servir à l'histoire du forceps.

Un grand nombre d'accoucheurs ont cherché à perfectionner les forceps de Levret et de Smélie, et ont essayé de les modifier de différentes manières; les uns ont critiqué les cuillères, les autres les manches, et ceux-là le moyen d'union ; ils ont proposé de faire des changemens tantôt à l'une et tantôt à l'autre de ces parties, mais la plupart des tentatives ont été vaines, et les efforts nombreux

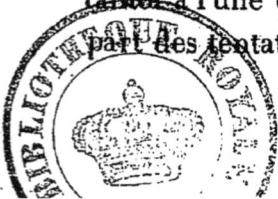

7

qu'on a faits jusqu'à présent, n'ont toujours produit que des instrumens moins parfaits.

Fried le fils proposa un forceps qui réunissait les cuillères de Levret aux branches et au moyen d'union de celui de Smélie. Le dernier forceps de cet accoucheur anglais a encore reçu de Fried des changemens bien plus importans. Ce chirurgien strasbourgeois faisait mouvoir le manche de la seconde branche autour de son axe au moyen d'une vis, et la cuillère était susceptible de prendre une triple direction, par le moyen d'un ressort. Le but que se proposait l'auteur de ces modifications, était d'unir plus facilement les branches dans les cas difficiles, mais il devait être impossible d'y parvenir à moins de placer les cuillères d'une manière très-inégale ; ce qui dans ce cas aurait de grands inconvéniens, entr'autres celui de ne pouvoir saisir la tête ni aussi bien ni avec autant de sûreté.

En 1769 un accoucheur anglais, nommé Johnson, a fait connaître un forceps dont les cuillères sont très-courtes et extraordinairement courbées. Cet instrument mérite que nous en fassions une mention particulière, parce que nous pensons qu'il peut être appliqué avec avantage dans quelques cas où le travail se trouve arrêté, lorsque la tête engagée dans le vagin est bien située pour sortir.

Quelques autres modifications furent encore apportées au forceps de Levret; le célèbre Baudeloque l'allongea de deux pouces, et fit terminer les branches par un crochet aigu qui se recouvrait à vis par une olive. Le professeur Flamant a porté à dix-huit pouces la longueur du forceps qu'il employait et il supprima la vive arête de la face interne des cuillères qu'il remplaça par quelques coups de lime; cette dernière modification fut adoptée par un grand nombre de praticiens.

L'art des accouchemens possède encore une foule de

forceps, entr'autres ceux de Rueff, de Schlevogt, de Puisseau, de Burton, de Rœderer, de Crantz, de Walbaum,
de Plenck, de Gille-le-Doux, de Petit, de Grégoire, de
Janck, de Ratlaun, de Schlichting, de Soumain, de
Dussée, de Bing, de Chapmann, de Giffard, de Freker,
de Pugh, de Pean, de Bruninghausen, de Lauvergeat, de
Stein, de Maygrier, de Capuron, de Dubois, de Pront:
nous avons encore le forceps du célèbre accoucheur allemand Siebold, dont le manche tout-à-fait droit offre une
jonction plus facile, parce que, comme celui que M. Guillon a fait confectionner, vingt ans plus tard, il est ouvert sur
le côté à l'entablure et s'articule au moyen d'un pivot qui est
immobile. Celui de M. Radford présente, comme le forceps
de Levret, des branches courbes sur le bord supérieur, mais
elles se croisent à la manière de Smélie, et sont terminées
par des cuillères très longues, dont l'une, destinée à porter
sur la face, est droite sur le plat, tandis que l'autre, qui doit
s'appliquer sur la partie postérieure de la tête, est concave
comme dans le forceps ordinaire (*Voyez* fig. 3, planch. 8).
La science peut encore offrir les forceps de MM. Schwei-
ghaeuser, Mende, celui de M. Dugès qui est trop compliqué, mais qui, selon cet habile professeur de Montpellier,
peut s'accommoder par la disposition de ses cuillères à toutes
les portions de la tête, de manière à l'embrasser toujours
par les régions latérales, sans que la courbure des tiges cesse
d'être parallèle à la courbure du bassin. Nous pourrions
encore en signaler une infinité d'autres qui se rapprochent
plus ou moins des forceps de Levret et de Smélie, et que
nous ne faisons qu'indiquer en prévenant toutefois nos lecteurs qu'ils pourront trouver l'histoire critique de la plupart d'entre eux, soit dans l'ouvrage latin de Mulder (1),

(1) Hist. Litteraria et critica forcipum et vectium.

traduit en allemand par Schlegel, soit dans celui de W. Frid. Bang (1), où il est question de plus de quatre-vingts forceps.

L'histoire des forceps nous offre encore celui de Thenance, dont les branches ne sont pas croisées et se réunissent près de l'extrémité courbe de son manche, celui de Saxtorph qui est brisé, celui de Coutouly qui est aussi brisé, mais qui est plus compliqué que le précédent ; cet instrument permet de placer tour à tour, selon le besoin, des cuillères ou des crochets de différentes formes qu'on adapte au même manche ; ce dernier accoucheur en a fait également connaître un autre dont le manche est remplacé par une poignée métallique transversale, et qui, par le mode d'union de ses tiges, agit comme un levier du troisième genre. Nous avons encore les forceps brisés de Brulatour, de Mayrieu, du Dr Guillon, de M. Charrière habile fabricant d'instrumens de chirurgie ; enfin celui que nous avons imaginé, dont les branches se brisent au moyen d'une charnière à verroux, et qui, sans être plus compliqué qu'un autre, sert en même temps de pelvimètre et de céphalomètre, et s'articule plus facilement au moyen d'un pivot arrondi et immobile.

Nous pourrions encore parler ici des forceps italiens de Santorelli, et de celui de Gaëtan Lodi de Bologne, qui est muni d'un régulateur ; l'arsenal nombreux des accouchemens possède encore le forceps anglais à trois branches imaginé par Leake, auquel nous joindrons le forceps pour les fesses, rendu public à Vienne, en Autriche, par l'accoucheur Steidèle.

D'après la longue série de forceps que nous venons de signaler, on voit que la science en compte maintenant plus d'une centaine, à laquelle on peut encore ajouter ceux

(1) Hist. forcipum obstet. recentissima.

modifiés depuis peu par MM. Hatin, Velpeau, Gerdy, et celui qu'a fait fabriquer, il y a deux ans, M. Audibert, sur les branches duquel sont indiqués toutes les manœuvres et tous les diamètres de la tête et du bassin; enfin, pour terminer ce que nous avions à dire sur l'histoire des forceps, nous ajouterons qu'on a imaginé un instrument appelé labimètre ou mesure-forceps, au moyen duquel on estime le volume de la tête dans la matrice, de même que le passage rétrograde des degrés d'enclavement dans l'accouchement laborieux. Cet instrument n'est autre chose qu'un compas de proportion qui indique par la distance des manches le degré d'ouverture des cuillères. Pour remplir la même indication, M. Barbette, accoucheur à Paris, et Madame Dutilleux, ont fait ajouter à leur forceps une espèce de rapporteur gradué, qui se trouve placé au-dessous de la jonction des manches. Du reste, il en est des accouchemens comme de toutes les opérations chirurgicales : c'est moins sur la forme et le nombre des instrumens qu'il faut compter, que sur l'adresse et l'habileté de l'opérateur.

Pour continuer autant que possible l'histoire de l'arsenal de cette branche de la médecine externe, nous devons encore parler d'un instrument imaginé en 1828 par le docteur Caignoux; cet instrument ingénieux, mais extrêmement compliqué, est destiné à remplir plusieurs indications, et se compose d'un tube en argent de onze pouces de longueur sur neuf lignes de diamètre, qui contient : 1° deux branches mousses formées par une série de chaînons articulés au moyen de charnières, pouvant à volonté se courber en dedans ou en dehors et servir ensemble ou isolément. Lorsqu'on emploie les deux branches à la fois on se propose ordinairement d'embrasser le tronc mal situé pour lui faire prendre une position plus favorable ;

lorsqu'au contraire on ne met en jeu qu'une seule branche, cette dernière prend la forme d'un crochet mousse dont on peut agrandir l'anse à volonté ; 2° deux couteaux à trépan ; 3° un perce-crâne ; 4° un tire-tête simple ou double à volonté ; 5° des crochets mousses ou aigus ; 6° un conduit pour injections ; 7° un speculum qui peut, ainsi que les autres pièces, être séparé du tube principal. Ce speculum, qui est brisé et qui sert au besoin de dilatateur, présente aussi une rainure destinée à conduire le bistouri pour pratiquer l'opération césarienne vaginale. L'instrument du docteur Caignoux, qui contient, comme nous venons de l'indiquer, tout ce qui est le plus souvent utile pour terminer les accouchemens contre nature, a été employé avec succès par son auteur, dans un cas de présentation d'un des côtés du tronc, avec complication d'hémorrhagie, le col utérin n'étant pas encore assez dilaté pour permettre l'introduction de la main, l'instrument, introduit facilement dans la matrice, saisit entre ses deux branches mobiles l'épaule de l'enfant, qui fut repoussée à droite, de manière à ramener la tête au centre du bassin (*Voyez* les planches).

Selon nous, un forceps réunirait toute la perfection dont cet instrument est susceptible s'il était confectionné de la manière suivante.

1° Il devrait présenter les cuillères de Levret, dépourvues de filets à leurs faces concaves, mais polies à la lime ou à la meule, d'après les idées du professeur Flamant.

2° Les branches devraient être articulées à la manière de Siebold (*Voyez* fig. 2, planche 8) ou au moyen d'un pivot fixe, cylindrique, haut de quatre lignes et couronné par une plaque circulaire sur laquelle se trouverait indiqué par des chiffres, l'écartement des branches de l'instrument qui deviendrait ainsi pelvimètre et céphalomètre. Ce genre d'articulation que nous avons imaginé et que nous avons adopté à notre forceps brisé, joint à ce double avantage celui d'être extrêmement solide et de rendre la jonction des branches aussi facile que celle de Siébold.

3° Enfin les branches terminées par un crochet mousse, renfermant une pique comme le conseille M. Dubois, et aplaties latéralement en offrant des limures vers la poignée ainsi que l'indique M. Hatin, devraient être brisées au moyen d'une charnière fixée par un petit verrou placé en dedans. Ainsi confectionné, le forceps serait, non seulement plus portatif et plus commode, mais il réunirait, sans être plus compliqué, les avantages de tous les autres, et remplirait une foule d'indications qui exigent des instrumens particuliers.

Du compas d'épaisseur, des pelvimètres, du céphalomètre, du mécomètre, du cliséomètre, du baromacromètre, du tube laryngien, de la pompe laryngienne, des biberons, des mamelons artificiels, des bouts de sein, des pompes à sein.

Avant de se décider à pratiquer, soit la symphyséotomie, soit la gastro-hystérotomie, la plupart des praticiens ont pensé qu'il était important de bien connaître l'étendue du bassin, et de s'assurer s'il était physiquement impossible que la tête de l'enfant pût franchir les détroits. Pour parvenir autant qu'on le peut à ce résultat, on a proposé plusieurs instrumens, qui d'abord avaient seulement pour but de déterminer l'étendue du diamètre antéro-postérieur du détroit supérieur. Stein, Coutouly et Baudeloque ont les premiers fait connaître des instrumens destinés à cet usage. Le pelvimètre de ce dernier accoucheur n'est autre chose qu'un compas de proportion, composé de deux branches d'acier, dont les pointes sont terminées par deux boutons lenticulaires. Chaque branche forme une courbure de six pouces d'ouverture au centre de l'instrument; elles se réunissent par une charnière, et présentent une petite règle droite, ou rapporteur demi-circulaire qui les traverse au point où leur portion droite s'unit à la portion courbe; le rapporteur, qui est gradué par pouces et par lignes, marque exactement le degré d'écartement des pointes. Cet instrument, qui avait été inventé par Stein, est mal à propos attribué à Baudeloque, puisqu'il n'a fait que modifier le rapporteur en le redressant, tandis que celui du célèbre accoucheur allemand était demi-circulaire, ce qui le rendait moins embarrassant. Il est cependant juste de dire que Stein appelait céphalomètre son compas d'épaisseur, parce qu'il ne l'employait que pour apprécier le volume de la tête de l'enfant, tandis que Baudeloque en a fait un pelvimètre qui s'applique à l'intérieur, pour déterminer le diamètre antéro-postérieur du détroit supérieur, en défalquant l'épaisseur présumée des parties charnues et osseuses du bassin. Quoique cet instrument ainsi modifié n'offre pas un grand degré de précision, il est selon nous le pelvimètre le plus utile, et presque le seul dont l'usage soit encore généralement adopté.

Comme cet instrument n'était applicable qu'extérieurement, plusieurs accoucheurs ont inventé d'autres pelvimètres destinés à être introduits dans le vagin, et à mesurer plus directement les détroits pelviens. Tels sont les deux pelvimètres de Stein; le premier, qu'il nomme grand pelvimètre, est une espèce de pince longue à anneaux et à branches inégales, qu'on peut écarter dans l'intérieur du bassin, et dont les extrémités à coulisses peuvent être enlevées ou raccourcies, lorsque, pour son application, la mauvaise conformation du bassin l'exige ; le second, ou petit pelvimètre, du même auteur, est une tige droite graduée qui ressemble au mécomètre de Chaussier, et qui est destinée à mesurer la profondeur de la cavité pelvienne.

Après Stein, Coutouly imagina un pelvimètre qui porte son nom, et qui a été plusieurs fois modifié par lui. Cet instrument, qui a eu une grande réputation qu'il était loin de mériter, est une imitation des compas dont les cordonniers se servent pour mesurer la longueur du pied. Destiné à être introduit dans le vagin, il était formé de deux tiges d'acier glissant l'une sur l'autre, et toutes deux présentant à leur extrémité libre, une courbure à angle droit, de deux pouces quatre-lignes de hauteur, et ayant la forme d'une feuille d'oranger. Sur la tige à rainure sont tracés trois pouces divisés en lignes qui forment une échelle marquant l'étendue de l'espace compris entre les équerres des deux règles. La branche qui est destinée à entrer dans le vagin, a son extrémité renversée en arrière selon la courbure du bassin ; l'autre branche glisse dans la rainure pratiquée à la précédente, tandis que son équerre ou courbure à angle droit vient appuyer sur le pubis.

On a depuis inventé d'autres pelvimètres qui consistent soit dans des tiges droites graduées, comme l'indique l'accoucheur Crève, soit dans des espèces de pince à branches droites, croisées et unies à leur partie moyenne, comme le veulent Jumelin et Aitken. Quelques praticiens ont employé une simple sonde de femme portant une division en pouces et en lignes, et destinée à être introduite dans le vagin, de manière que son extrémitée appuie contre l'angle sacro-vertébral, et que la partie moyenne soit ramenée sous le bord de la symphyse du pubis. Enfin nous avons

le pelvimètre de Traisnel, de Bang, le doigtier d'Astrubali, placé au bout de l'indicateur, l'instrument très simple de Stark qui consiste dans une anse de fil passé à travers une petite rondelle de liège, la *main armée* de Koepp,
le pelvimètre de Siméon d'Offembach, qui n'a qu'une application plus facile et plus commode que celui de ce dernier et du doigtier d'Astrubali, et avec lequel il est,
comme avec tous les autres, impossible de déterminer au
juste la nature et le degré des vices de conformation de la
cavité pelvienne. Nous devons convenir cependant que
madame Boivin a imaginé depuis quelques années un instrument qu'elle nomme *intro-pelvimètre*, qui donne des
résultats plus précis, et qui, quoique se rapprochant de
celui de Coutouly et surtout du grand pelvimètre de Stein,
en diffère beaucoup en ce sens que l'une de ses branches
qui présente une courbure très profonde se place dans le
rectum, et l'autre dans le vagin : il résulte de cette importante modification, que l'instrument peut être appliqué
chez les jeunes filles tout aussi bien que chez les femmes
enceintes, et pendant l'accouchement. Malgré le perfectionnement de madame Boivin, nous pensons avec la plûpart
des accoucheurs, que tous les pelvimètres mécaniques, à
cause de la difficulté de leur application, sont loin de
valoir le pelvimètre *intelligent*, c'est-à-dire le doigt indicateur qui, s'adaptant à la forme de tous les bassins, et n'abandonnant pas la partie la plus saillante du sacrum, sans que
l'accoucheur s'en aperçoive, détruit par cela même les
causes d'erreurs les plus fréquentes.

Pour connaître le degré d'inclinaison du grand plan incliné antérieur et supérieur du bassin, et pour mesurer
l'angle du petit plan incliné du détroit inférieur, Stein a
imaginé un instrument trigonométrique appelé par lui

cliséomètre. Cet instrument, qui n'a été employé que par son auteur, est trop compliqué pour être décrit parfaitement, aussi nous abstenons-nous de le faire, en renvoyant nos lecteurs au dessin qui le représente et qui le fera plutôt comprendre que la description imparfaite que nous pourrions en donner.

Pour connaître tout à la fois le poids et la longueur du corps de l'enfant, Stein a aussi imaginé un instrument nommé *baromacromètre*, qui consiste en un ressort d'acier replié sur lui-même, et présentant à son extrémité libre, un cadran de laiton divisé en quinze points pour autant de livres, et uni par un cordon de soie, à un bassin de balance en toile cirée. C'est dans l'intérieur de ce bassin élastique que l'on place l'enfant dont on veut connaître en même temps la grandeur et le poids, en soulevant un peu le baromacromètre au moyen de l'anneau qui se trouve à l'extrémité supérieure du rapporteur gradué.

Pour mesurer la longueur du fœtus, Chaussier employait à la maternité de Paris un instrument, encore en usage aujourd'hui, qu'il a nommé *mécomètre*, et qui se compose d'une tige carrée en bois, longue d'un mètre, et divisée sur deux côtés opposés, en décimètres, centimètres et millimètres. A l'une des extrémités de cette tige, se trouve fixée une lame de cuivre placée à angle droit; l'autre extrémité de l'instrument est libre, de manière à donner passage à un curseur de même forme et de même métal. La lame du curseur qui glisse sur la tige, peut être éloignée, rapprochée ou fixée au moyen d'une vis de pression, de manière à marquer la longueur du corps, qui se trouve exprimée par la distance qui sépare le curseur de la lame fixe.

Dans les cas d'asphyxie des nouveaux-nés, on a imaginé plusieurs instrumens pour pratiquer chez eux l'insufflation pulmonaire. On a eu recours à un tuyau de plume, à une sonde de femme, à une sonde de gomme élastique, à des canules de différens genres et de diverses matières. Hérold entr'autres se servait d'une canule d'argent droite dans toute sa longueur; Chaussier a imaginé un tube laryngien qui consiste dans un tuyau d'argent de six pouces de longueur, et ayant une forme conique dont la grosse extrémité offre un diamètre de cinq lignes, tandis que la petite n'a tout au plus qu'une ligne d'évasement. Cette dernière extrémité présente dans l'étendue d'environ deux pouces, une courbure un peu plus prononcée que celle des sondes d'hommes; mais dans toute la longueur de cette partie, les parois du tube, au lieu d'être cylindriques, comme à la partie supérieure de l'instrument, sont un peu aplaties transversalement dans le sens de la courbure, afin de pouvoir mieux s'accommoder à la forme de la glotte. A deux lignes de distance de l'extrémité laryngienne, le tube est percé sur les deux faces qui résultent de son aplatissement, par une fenêtre ronde d'une demi-ligne de diamètre. Ces deux ouvertures sont destinées à laisser pénétrer dans les bronches l'air que l'on insuffle par l'extrémité buccale du tube. Pour empêcher que l'instrument n'entre trop avant dans le larynx, une petite plaque circulaire percée de plusieurs trous pour y attacher une éponge mouillée, se trouve fixée à sept lignes environ des ouvertures placées à la partie aplatie du tuyau.

Pour pratiquer l'insufflation pulmonaire des nouveaux nés, Curry, Chaussier et quelques autres avaient proposé de se servir d'un soufflet, mais les inconvéniens de cette méthode la firent bientôt rejeter; enfin, en 1828, madame Rondet, sage-femme de Paris, à qui la science doit d'importans perfectionnemens dans la confection des pessaires en gomme élastique, a imaginé une pompe laryngienne, qui avait pour but de chasser dans les poumons un air toujours renouvelé, et le plus pur possible. La pompe de madame Rondet se compose de trois parties. La première est un réservoir en caoutchouc, la seconde est un corps de pompe se terminant par un tube qui constitue la troisième partie de l'instrument, et qui s'adapte à une sonde de gomme élastique, courbée et percée à son extrémité de deux ouvertures qui se correspondent. L'air pénètre dans le réservoir par une ouverture située à la partie supérieure et postérieure du corps de pompe ; cette ouverture se ferme avec le pouce, ou au moyen d'une soupape qui se meut de dedans en dehors, et force l'air à passer dans le tube qui termine l'instrument. Une autre soupape agit en sens inverse de la première, en sorte que l'air en entrant par une ouverture se trouve chassé par l'autre, et s'introduit dans les voies aériennes par le tube élastique laryngien. L'espèce de bouteille de caoutchouc qui sert de réservoir à l'air, se vide et se remplit alternativement, selon qu'on la presse plus ou moins avec la main, ou qu'on l'abandonne à elle-même.

Enfin, M. Guillon a présenté, en 1829, à la Société de médecine pratique, un tube laryngien, qui ne diffère de celui de Chaussier, qu'en ce qu'il a l'avantage de remplir plus exactement la glotte, qui chez le fœtus est presque entièrement dépourvue d'épiglotte.

Pour terminer ce que nous avions à dire sur les instrumens qui font partie de l'art des accouchemens, nous ajouterons quelques mots sur les pompes à sein et les biberons. Pour l'allaitement artificiel, on se sert le plus souvent d'une fiole ordinaire bouchée avec une éponge recouverte d'un linge. Mais nous devons à M. Darbo un biberon à cupule de liège, qui est bien préférable à tous les autres proposés avant lui.

Dans les cas de gerçure, d'excoriation ou de mauvaise conformation du mamelon, on a recours à des bouts de sein de différens genres, qui ont été surtout perfectionnés de nos jours. Ceux fabriqués et inventés par madame Breton sont faits avec une tétine de vache préparée; quoique les plus souples et les plus commodes, ils ont l'inconvénient de s'affaisser trop facilement, et de contracter une odeur qui dégoûte les enfans. M. Salmer en a fait construire en gomme élastique qui sont plus simples et plus solides, mais ils ont une couleur et une odeur qui ne sont pas sans inconvéniens. Enfin, M. Darbo fabrique des bouteilles en liège qui ont le désavantage d'être trop fragiles et surtout trop dures.

Lorsque le lait coule seul et trop abondamment, ou que les mamelons sont écorchés, on les couvre de chapiteaux de verre qui dans ce cas sont moins grands et percés de petits trous sur toutes leurs surfaces. Enfin, lorsque le mamelon est trop court, ou que les mamelles sont trop détendues par le lait, on a recours à des pompes à sein qui ne sont autre chose que des ventouses de verre armées d'un long tube, qui permet à la femme de se téter elle-même. Les auteurs anciens, entr'autres Ambroise Paré, nous ont donné les dessins des biberons de ce genre. Mesnard, dans son guide de l'accouchement imprimé en 1743, nous a fait connaître également des pompes à sein qu'il appelle chapiteaux à queue. Ces chapiteaux ont la forme d'une pipe à fumer qui peut remplacer les pompes à sein.

Coutouly avait aussi imaginé une pompe à peu près semblable à celle de Mesnard, mais elle était loin ainsi que toutes les autres d'être aussi commode que celle de M. Darbo, dont le tube est en gomme élastique couvert de soie, et par conséquent flexible, au lieu d'être en verre comme dans toutes les pompes à sein dont nous venons de parler.

EXPLICATION DES PLANCHES.

PLANCHE PREMIÈRE.

Figure 1re. Chaise pour accoucher, dessinée d'après un bas-relief antique.

2 Autre espèce de chaise employée aujourd'hui en Allemagne.

3 Crochet aigu double et à chaînes, attribué à *Hippocrate*, pour extraire le fœtus mort dans le sein de sa mère.

4 Crochet simple des médecins arabes, pour saisir la tête.

5 *Idem* double des mêmes, pour le tronc.

6 Pied de griffon à deux branches d'*Ambroise Paré*, pour tirer la tête séparée du tronc.

7 Le même instrument à quatre crochets du même auteur.

8 Crochet simple d'*Albucasis*.

9 Instrument d'*Ambroise Paré*, pour l'extraction des môles.

10 Crochet perce-crâne d'*Albucasis*.

11 Crochet mousse ordinaire.

12 *Idem* à deux anses de *Branbilla*.

13 *Idem* de *Smélie* monté sur le manche de *Levret*.

14 *Idem* employé anciennement pour saisir la tête enclavée.

PLANCHE DEUXIÈME.

Figure 1re. Crochet-levier de *Heister*.

2 Crochet double du même auteur.

3 *Idem* à béquille de *Burton*.

4 *Idem* de *Fabrice de Hilden*.

5 *Idem* à gaine de *Levret*.

6 *Idem* double et à branches parallèles du même auteur.

7 Forceps-crochet de *Coutouly*.

8 *Idem* de *Smélie*.

9 Bec de grue de *Mauriceau*, pour l'extraction des môles.

10 Pince droite du même.

11 Pince à mordache de *Fried*, corrigée par *Levret*.

PLANCHE TROISIÈME.

Figure 1re L'une des branches de la pince à Mordache, vue de face et en dedans.

2 Tire-tête de *Mauriceau*.

3 Extracteur de *Burton*.

4 Perforateur tire-tête du même.

5 Tire-tête à bascule de *Levret*.

6 *Idem* de *Baquie*, de Toulouse.

7 *Idem* de *Petit*.

8 *Idem* de *Levret*.

9 *Idem* de *Grégoire* ou de *Delaroche*.

10 Filet à baleine de *Roon-Huis* ou de *Burton*.

11 Lacq pour les pieds, de *Fried*.

12 Porte-Fronde de *Pean*.

13 Perce-crâne d'*Albucasis*, pour ouvrir la tête et détruire la substance du cerveau.

PLANCHE QUATRIÈME.

Figure 1re Perce-crâne de *Mauriceau*.

2 *Idem* de *Levret*.

3 *Idem* de *Orne*.

4 *Idem* à gaine de *Voïgt*.

5 *Idem* de *Smélie*.

6 Anneau scalpel de *Simpson*.

7 Bistouri de doigt de *Rœderer*.

8 Grand crochet tranchant, dont parle *Celse*, *Albucasis*, *Avicenne*, *André de la Croix*, pour pratiquer l'embryotomie.

9 Couteau courbe d'*Ambroise Paré*, pour le même usage.

10 *Idem* de *Mauriceau*.

11 *Idem* plus petit, du même auteur.

12 Almisdac d'*Albucasis*, employé par cet auteur pour briser et extraire la tête du fœtus trop volumineuse.

13 Forceps denté du même auteur, pour briser la tête.

14 Petit almisdac pour briser les membres.

PLANCHE CINQUIÈME.

FIGURE 1re. Grand almisdac des Arabes.

2 Céphalotribe de M. *Baudelocque* neveu, pour réduire à un petit volume la tête du fœtus dans certains cas rares d'accouchemens difficiles.

3 Le même instrument modifié par M. P. *Dubois*.

4 *Idem* modifié par M. *Gerdi*.

5 Terrebellum de M. *Dugès*, pour dilacérer les parties dures du crâne, celles de la base en particulier.

6 Céphalotome de M. *Baudelocque* neveu, pour pratiquer la détroncation du fœtus.

7 Cuillère d'*Albucasis* modifiée par *Fried* le père. Cet instrument avait pour usage de vider la boîte osseuse du crâne après la perforation.

8 Levier de *Roon-Huisen*.

9 *Idem* de *Platmann*.

10 *Idem* désigné sous le nom de levier français.

PLANCHE SIXIÈME.

FIGURE 1re. Levier de *Rigaudeau* auquel est attaché un lacs pour donner un autre point d'appui que la symphyse du pubis.

2 *Idem* de *Titsing*, terminé par un anneau.

3 *Idem* à syphon de d'*Herbiniau*, qui sert également pour injecter des liquides dans l'utérus.

4 Levier allemand.

5 *Idem* de *Péan*.

6 *Idem* brisé, le plus généralement employé de nos jours.

7 Tenette dentée à conducteurs, de *Mesnard*.

8 Pince à faux germe de *Levret*.

9 Tenette dentée, modifiée par *Stein*, d'après *Rueff* et *Mesnard*.

10 Tenette en cuillères de *Mesnard*.

11 *Idem* à crochets du même auteur.

12 *Idem* sans cuillères du même.

PLANCHE SEPTIÈME.

Figure 1re. Forceps long d'*Ambroise Paré*.

2 Mains de *Palfin*.

3 Forceps de *Levret*.

4 Clef du forceps.

5 Forceps de *Smélie*.

6 *Idem* de *Burton*.

7 *Idem* de *Fried*.

8 *Idem* à cuillères très courbes de *Johnson*.

9 *Idem* de *Thenance*.

10 *Idem* de *Coutouly*.

PLANCHE HUITIÈME.

Figure 1re. Forceps de M. le baron *Dubois*.

2 *Idem* du professeur *Siébold*.

3 *Idem* de *Radford*. Ce forceps dont une cuillère est très courbe et l'autre plate, était destinée par son auteur à être

appliquée dans quelques cas rares sur la face et sur la partie postérieure de la tête.

4 Forceps à rapporteur de M. *Barbette.*

5 *Idem* à cuillères mobiles et à articulation à coulisse, de M. le professeur *Dugès.*

6 Forceps brisé de M. *Charrière*, fabricant d'instrumens de chirurgie, à Paris.

7 Instrument du docteur *de Caignoux*, pour la version.

8 Instrument d'*Albucasis*, pour repousser la tête du fœtus.

9 Labimètre de *Stein*, pour mesurer l'écartement des branches du forceps.

10 Impellens d'*André de la Croix*, pour repousser le corps du fœtus.

PLANCHE NEUVIÈME.

FIGURE 1re. Porte-cordon de M. *Guillon.*

2 Céphalomètre de *Stein.*

3 Compas d'épaisseur de *Baudelocque.*

4 Baromacromètre de *Stein*, pour connaître le poids et la longueur de l'enfant.

5 Cliséomètre du même.

6 Grand pelvimètre. *Idem.*

7 Petit pelvimètre. *Idem.*

8 Pelvimètre de *Coutouly.*

9 *Idem* de madame *Boivin.*

10 Mécomètre de *Chaussier*, pour mesurer la longueur de l'enfant.

PLANCHE DIXIÈME.

FIGURE 1re. Ciseaux à boutons de *Mesnard*, pour l'opération césarienne.

2 Bistouri à lentille du même., pour dilater le col utérin.

3 Bistouri inciseur de *Stein*, pour la gastro-hystérotomie.

4 Bistouri dilatateur du même, pour la même opération.

5 Tube laryngien de *Chaussier*.

6 Pompe laryngienne de madame *Rondet*.

7 Siphon de verre d'*Ambroise Paré*, avec lequel une femme peut se téter elle-même.

8 Chapiteau à tube de *Mesnard*.

9 *Idem* du même., sans tube, percé de petits trous, destiné à garantir les mamelons excoriés.

10 Pompe de sein de M. *Darbo*.

11 Biberon du même.

12 Bout de sein de madame *Breton*.

13 *Idem* de M. *Darbo*.

BIBLIOGRAPHIE CHRONOLOGIQUE

DE L'ART DES ACCOUCHEMENS.

Ambroise Paré. Manière d'extraire les enfans du ventre de leur mère. Paris, 1573.—*Delatouche*. La très haute science d'accoucher. Paris, 1589. — *Balduinus Ronsœus*. De morbis mulieb., cum morbis infant., gravidarum et puerorum. 1593. Ce traité est enrichi de planches représentant plusieurs instrumens anciens. — *J. Spachius*. Gynæciorum sive de mulierum affectibus et morbis, etc. in-fol. 1597. Ce recueil contient les ouvrages attribués à *Moschion*, *Cléopatre*, *Eros*, surnommé *Trotula*; les monographies d'*Akakia*, d'*Albosis*, *Albucasis*, *G. Bauhin*, *Bottoni*, *Cordier*, *Guillemeau*, *Lebon*, *Mercat*, *Mercurialis*, *Mon-*

tanus., *A. Paré*, *Plater*, *de la Roche*, *Rousset*, *J. Rueff*, *Silvius* et *Trincavelli.* — *J. Guillemeau.* De la grossesse et des accouchemens des femmes. in-12. Paris, 1598.—*Severinus Pinœus.* De gravitate et partu mulierum. 1597. — *Massaria Alexandrœ.* De morbis mulierum, conceptu et partu. 1600.—*Louise Bourgeois.* Accouchemens, maladies, des femmes et des enfans. Paris, in-8°, 1608. — *J. Conrad. Rhumelius.* De humani partus natura. 1624.—*Alphonse à Caranza.* De l'art des accouchemens. 1629.—*St-Germain.* Eschole des sages-femmes. Paris, 1650. in-12.—*Fr. Mauriceau.* Traité des maladies des femmes grosses, etc. Paris, 1668, in-4°.—*Viardel.* Observations sur la pratique des accouchemens, etc. in-8°. Paris, 1671.—*Fournier.* L'accoucheur méthodique, etc. Paris, 1676. — *P. Portal.* La pratique des accouchemens. in-8°. Paris, 1685.—*Phil. Peu.* La pratique des accouchemens. in-8°. Paris, 1694.—*Dionis.* Traité général des accouchemens. in-8°. Paris, 1718. —*Delamotte.* Traité complet des accouchemens, etc. Paris. in-4°. 1721.—*H. Deventer.* Observations importantes sur le manuel des accouchemens, traduites du latin, par *Bruier D'Ablaincourt.* in-4°. 1734.—*Chapman.* Improv., of midwif., etc. London. 1739.—*Oulde.* A treatise of mi-diwif, etc. Dublin. 1742.—*J. Mesnard.* Le guide des accoucheurs, etc. 1743.—*Puzos.* Traité des accouchemens. in-8°. 1759.—*A. Levret.* L'art des accouchemens démontré par des principes de physique. in-8°. 1766. — *Burton.* New system of midwif. London. 1751, traduit par *Lemoine.* 1771.—*G. Smelie.* Traité de la théorie et de la pratique des accouchemens, traduit de l'anglais, par *Préville.* 4 vol. in-8°. 1771.—*Manningham.* Artis obstetricariæ compendium, in-4°. Lond.—*Rœderer.* Elementa artis obstetriciæ, etc. Gœttingue, 1766.—*Deleurye.* Traité des accouchemens. in-8°. Paris, 1770.—*A. F. Barbaut.* Cours d'accouchement. 2 vol. in-12. Paris, 1775. — *J. J. Plenk.* Elémens de l'art des accouchemens, traduit par *Pitt.* in-8°. Lyon, 1789. — *J. B. Jacobs.* Ecole pratique des accouchemens. in-4°. Bruxelles, 1793. — *Schlegel.* Sylloge operum minorum præstantiorum ad artem obstetriciam spectantium. 2 vol. in-8°. Leipsik. 1796.—*Asdrubali.* Element. di obstetr., etc. Rome, 1797.—*Th. Denman.* Introduction à la pratique des accouchemens, traduite de l'anglais, par *J. L. Kluyskens.* 2 vol. in-8°. Gand, 1802.—*G.G. Stein.* L'art d'accoucher, traduit de l'allemand, par *Briot.* 2 vol. in-8°. Paris, 1804. — *J. L. Baudelocque.* L'art des accouchemens. 2 vol. in-8°. Paris, 1807.—*Gardien.* Traité complet des accouchemens. 4 vol. in-8°. Paris, 1808. — *L. J. Boer.* Naturalis medicinæ obstetriciæ, etc. in-8°. Vienne, 1812.— *Capuron.* Cours théorique et pratique d'accouchement, etc. in-8°. Paris, 1816. — *Madame Boivin.* Mémorial de l'art des accouchemens. 2 vol. in-8°. 1817. — *Maygrier.* Nouvelles démonstrations d'accouchemens. in-fol. Paris, 1822.—*Madame Lachapelle.* Pratique des accouchemens. 3 vol. in-8°. Paris, 1821. — *Chaussier.* Table synoptique de l'accouchement. in-fol. 1815-1824. — *Dugès.* Manuel d'obstétrique, etc. 1826-1830. — *Velpeau.* Traité complet de l'art des accouchemens. in-8°. 2 vol. Paris, 1829-1835. — *J. Hatin.* Cours complet d'accouchemens. Paris, 1832. in-8°. 1835.— *J. F. Schweighœuser.* La pratique des accouchemens en rapport avec la phrénologie et l'expérience. 1 vol. in-8°. Paris, 1836. — Recueil des planches de *W. Smélie*, pour faciliter l'étude et la pratique des accouchemens. in-fol. Paris, 1836.

ACUPUNCTURE, s. f. de *acus*, aiguille, et *punctura*, piqûre ; on indique par ce mot une opération qui consiste à introduire méthodiquement une ou plusieurs aiguilles dans certaines parties du corps pour obtenir la guérison de diverses maladies. L'acupuncture, inconnue des Égyptiens, des Grecs et des Arabes, a été pratiquée en Chine dès la plus haute antiquité ; elle est même encore aujourd'hui un des principaux moyens qui, avec le moxa, constituent en quelque sorte toute la chirurgie des Chinois ; selon Ten-Rhine, l'application de l'un ou de l'autre de ces deux moyens thérapeutiques est indifféremment désignée dans cet antique et vaste empire sous le nom de *Xin-Kieu* (1), et l'on donne celui de *faritatte* aux personnes qui dans le Japon se livrent spécialement à l'exercice de cet art : cependant ce sont les médecins qui sont chargés d'appliquer les aiguilles dans les cas difficiles et chez les grands personnages.

Pour pratiquer l'acupuncture, les *faritattes* ou piqueurs brevetés se servent de certaines aiguilles longues, bien effilées et montées sur un manche tourné en spirale ; la matière de ces aiguilles est presque toujours d'or, quelquefois d'argent, mais jamais d'autre métal (2). On les introduit dans la partie malade, soit en les tournant entre le pouce et le doigt indicateur, soit en les enfonçant avec un maillet selon la nature de l'affection et de l'organe sur lequel on opère.

Le maillet, qui est d'ivoire, d'ébène ou de quelque autre bois dur, est poli des deux côtés, mais il est percé de petits trous peu profonds, comme ceux d'un dez à coudre, et pourvu d'un manche creusé dans sa longueur pour servir d'étui à l'aiguille qui s'y trouve fixée par un ruban de soie

(1) De acupuncturâ, 1683.
(2) Ten-Rhine, *loco citato*.

placé à son extrémité. Pour subir l'opération les malades
doivent être à jeun et les piqûres qu'on leur fait sont d'autant
plus profondes que le mal est plus opiniâtre et présente
plus de gravité.

Les personnes fortes sont piquées au dos et aux lombes,
les faibles le sont au ventre ; mais les adultes et les sujets
gras et charnus sont piqués plus profondément que les jeu-
nés gens, les vieillards et les individus qui sont maigres et
délicats.

L'aiguille est retenue dans la partie acupuncturée l'espace
de trente respirations et lorsque le malade ne peut suppor-
ter une ponction aussi prolongée, on retire l'instrument
pour l'enfoncer de nouveau à trois, quatre, cinq ou six reprises, selon que le patient est plus ou moins courageux
et plus ou moins sensible.

Les opérateurs observent le précepte de ne piquer que
superficiellement les gros nerfs, les tendons, les ligamens,
enfin toutes les parties sur lesquels l'expérience leur a indiqué qu'une piqûre était non-seulement très douloureuse,
mais souvent suivies d'accidens fort graves. La ponction est
principalement pratiquée en Chine dans les maladies que
l'on croit dans cet empire être produites par certains vents
malins, entr'autres, l'ophthalmie, la céphalalgie, l'épilepsie,
l'hystérie, les convulsions, le coryza, le rhumatisme, les
phlegmasies des testicules, des intestins et de l'estomac, enfin presque toutes les affections aiguës et chroniques dont
il faut cependant excepter la goutte que les médecins asiatiques regardent comme trop profondément cachée dans les
articulations ; il est probable que si dans cette dernière maladie, on n'ose pas hasarder une pareille opération, c'est
que la ponction a eu pour résultats des accidens fâcheux
qui, sans doute, l'auront fait abandonner.

Pour combattre toute espèce d'affections, on perce le point le plus douloureux ou celui où l'on suppose que le mal a pris naissance ; cependant les Chinois et les Japonais sont si ignorans en anatomie et en physiologie qu'ils croient pouvoir enfoncer impunément les aiguilles dans toutes les parties du corps humain, car ils ne se règlent souvent pour leur introduction que d'après des figures grossières qui servent également pour l'application du moxa. Ces figures, sur lesquelles sont tracées des lignes dirigées dans le sens des membres et du tronc, présentent à des distances très rapprochées, des points rouges et des points verts ; ces derniers indiquent les lieux où il faut piquer, et les premiers font connaître les endroits où l'on doit appliquer le moxa. En parlant de cette opération, nous représenterons deux figures japonaises, d'après les dessins rapportés par Ten-Rhine; du reste, à en juger par ces figures informes et surtout par les deux poupées Japonaises qui se trouvent au Musée de l'École de Médecine, on peut se convaincre que ces points ont été placés presque arbitrairement et sans connaissance exacte des gros troncs artériels et nerveux. D'après Dujardin (1), les Japonais poussent la hardiesse jusqu'à piquer le fœtus dans le sein de sa mère, lorsque ce dernier se tourne mal et fait des mouvemens désordonnés ; ils percent également la matrice, soit dans certaines affections de ce viscère, soit chez les femmes enceintes qui sont faibles et languissantes. Mais le lieu d'élection où ils pratiquent le plus souvent l'acupuncture, c'est le milieu de l'espace compris entre l'estomac et le nombril, où l'on fait neuf piqûres qui portent un nom particulier, et qui sont tracées sur trois lignes horizontales et parallèles à la distance d'un

(1) Histoire de la chirurgie, page 96.

demi-pouce les unes des autres. Les experts brevetés
chargés de ces opérations ont des figures peintes qui servent d'enseigne à leur boutique, et ils sont toujours extrêmement occupés, quoique les individus de la classe inférieure aient rarement besoin de leur ministère ; car ils se
piquent eux-mêmes souvent par simple précaution ou pour
la plus légère indisposition.

Transmise par les Chinois aux Japonais, aux Coréens,
aux Siamois et à d'autres peuples de l'Asie, l'acupuncture
resta inconnue en Europe jusque vers la fin du dix-septième siècle, époque où Ten-Rhine, chirurgien hollandais,
qui a long-temps habité la Chine et le Japon, publia un
traité de la goutte suivi d'une dissertation sur la ponction
des aiguilles (1). Quelques années plus tard, Bidloo (2) et
Kœmpfer (3) ajoutèrent de nouveaux détails à ceux qui
avaient été apportés par Ten-Rhine, ce qui n'empêcha pas
que cette opération resta tout à fait oubliée jusqu'à ce que
Dujardin eût un peu rappelé l'attention sur elle dans son
histoire de la chirurgie, publiée en 1774. Vicq-d'Azir,
qui s'étendit plus longuement et d'une manière plus spé-
ciale sur le même sujet, rangea l'acupuncture « parmi les
» moyens irritans, comme pouvant dompter les spasmes
» violens et rétablir la sensibilité dans les organes où cette
» fonction a été affaiblie (4). » Enfin, un des praticiens les
plus distingués de la province, M. Berlioz, de la côte St-
André (Isère), fit connaître, en 1811, à la Société de Mé-

(1) De arthritide Mantissa schemalica de acupunctura, London,
1683.
(2) De puncto dissert. Lyon, 1709.
(3) Amœnitates exoticæ, etc., 1712.
(4) Tom. v, page 53, édition de Moreau, Paris, 1805.

decine les expériences qu'il avait faites et les succès qu'il avait obtenus par l'application des aiguilles dans le traitement de plusieurs affections chroniques qui avaient résisté à une foule d'autres agens thérapeutiques. Le même auteur a publié plus tard un mémoire (1) où il a ajouté encore un grand nombre de nouveaux faits qui ont paru si extraordinaires que beaucoup de médecins se sont refusés d'y croire. Si l'acupuncture a été depuis cette époque hautement préconisée, elle a eu de nombreux détracteurs, surtout en Angleterre, où elle ne trouve que très peu de partisans, parmi lesquels on compte MM. Scott et Churchill. Les recherches de ces médecins anglais furent précédées, en France, par les expériences de MM. Bretonneau, Béclard, Haime, Demours, Dantu, Recamier et surtout M. Jules Cloquet. Ce dernier chirurgien a obtenu par l'acupuncture de promptes guérisons, dans des cas de rhumatismes musculaires, de névralgies faciales, susorbitaires, dentaires, sciatiques, cubitales, dans les crampes, les contractions musculaires, les céphalalgies rebelles, les contusions profondes, etc. M. Recamier a calmé par ce moyen des douleurs lancinantes de la matrice, et son application, qui a été quelquefois avantageuse, dans la gastrodynie, la pleurodynie, la gastralgie, l'entéralgie, a paru également diminuer les symptômes inflammatoires dans les phlegmasies intestinales, gastriques, testiculaires, et surtout dans certaines ophthalmies chroniques. M. Demours assure avoir guéri une inflammation oculaire en pratiquant l'acupuncture à l'épaule correspondant au côté de l'œil affecté.

L'aiguille employée en France pour pratiquer l'acupunc-

(1) Mémoire sur les maladies chroniques, les évacuations sanguines et l'acupuncture, 1816.

ture est quelquefois en or ou en argent; mais le plus souvent
en acier; elle est longue d'environ quatre pouces, droite,
conique, effilée, très aiguë; son manche, c'est-à-dire, son
extrémité opposée à la pointe qui présente deux lignes de
diamètre dans la longueur de huit à neuf lignes, est ordinairement en forme de spirale et se trouve terminé par
une petite tête percée d'un trou ou surmontée, comme l'indique M. Jules Cloquet, d'un anneau destiné à recevoir un
conducteur métallique que cet habile chirurgien fait plonger dans un vase de métal contenant de l'eau salée. Il y a
encore certaines aiguilles qui, jusqu'à environ quatre lignes
de leur extrémité perforante, sont enfermées dans une espèce de canule destinée à limiter leur action d'une manière précise. La forme spirale donnée au petit manche des
aiguilles a pour but de faciliter leur introduction qui se fait
par une pression légère et un mouvement de rotation. Lorsqu'à l'exemple des peuples de l'Asie on veut opérer par
percussion, on emploie un petit maillet d'ivoire ou de bois,
dont le manche est percé dans sa longueur de manière à
servir d'étui aux aiguilles. Pour terminer ce que nous avions
à dire sur l'histoire de cette opération qui, comme tous les
moyens nouveaux, a eu des enthousiastes outrés et des détracteurs prévenus, nous ajouterons que nous ne devons
pas la compter avec les uns parmi les moyens de guérison
presque toujours efficace et pouvant remplacer la saignée,
ni la regarder avec les autres, comme étant inutile ou nui-
sible, et devant être proscrite de la pratique chirurgicale.
Il faut donc s'abstenir de porter un jugement pour ou contre
ce moyen curatif, jusqu'à ce que l'expérience, cet arbitre
suprême en médecine, ait constaté les cas où elle a été employée avec succès, et ceux où elle est restée impuissante.
Peut-être aussi l'imagination, dispensatrice d'une foule de

biens physiques ou moraux, entre-t-elle pour beaucoup dans l'action salutaire de ce singulier agent thérapeutique. Béclard, dont les jugemens sont pour nous d'un grand poids, n'avait pas une haute idée de la ponction des aiguilles, car il dit en parlant de l'acupuncture : « avant d'avoir » fait des expériences sur cette opération, et avant quelle » eût été employée comme moyen curatif en Europe, j'é- » tais assez disposé à croire qu'on devait la laisser à ses » inventeurs ; l'expérience m'a confirmé dans cette opi- » nion. » *Voyez la planche* 11e, où sont représentés les instrumens employés pour pratiquer l'acupuncture. On pourra consulter pour de plus longs détails les auteurs et les ouvrages suivans :

Ten-Rhine. Dissert. de arthitride, mantissa schematica de acupunctura. in-8o. London, 1683.—*Bidloo.* De puncto, diss. lugd. Batav. 1712. — *Kœpfer.* Amœnitates exoticæ, legmoviæ, 1712.—*Dujardin.* Histoire de la chirurgie. tome I, page 96. in-4o. Paris, 1774.—*Vicq-d'Azir.* (Édition Moreau), tome V, page 133. Paris, 1805.—*Berlioz.* Mémoire sur les maladies chroniques, les évacuations sanguines et l'acupuncture, in-8o. Paris, 1816.—*Haime.* Notice sur l'acupuncture. vol. XIII, Dict. univer. des Sciences médicales.—*Béclard.* Dictionnaire de Médecine, tome II, art. Acupuncture. 1821.—*Churchill.* Traité de l'acupuncture, traduit de l'anglais, par *Charbonnier.* in-8o. Paris, 1826.—*Dantu.* Traité de l'acupuncture. in-8o. Paris, 1826. —*Ph.F.Blandin.* Dictionnaire de Médecine et de chirurgie pratiques, tome I, article Acupuncture. 1829.—*S. Cooper, Pelletan, Morand, Thion, Velpeau.* Traité de médecine opératoire, Acupuncture, tome I, page 126. in-8o. Paris, 1832.

ADUSTION. s. f. *adustio* des latins, est une opération

connue dès la plus haute antiquité, qui consiste à cautériser une partie du corps à l'aide du feu. *Voyez cautère, cautérisation*, synonymes d'*adustion*.

AGCHILOTOMON. s. m. Les anciens médecins de la Grèce désignaient par ce nom une espèce de scalpel à long manche portant une ou deux lames en forme de faucille et à tranchant, concave, destiné à pratiquer l'excision des amygdales. (*Voyez ce mot.*) Cet instrument était appelé *spatumil* par les Arabes. Avicenne, 9, 3, cap. 15. Albucasis, lib. 2, cap. 36. Les latins lui avaient donné le nom de *scalpellum lunatum*. *Celse*, lib. 7, cap. 12. Galien, 5, de cop. méd. secun. locos. Paul d'Égine, lib. 6, cap. 30.

AGRAFFE DE VALENTIN. s. f. Nom d'une sorte de pince double dont les mords aplatis se rapprochent à volonté sans perdre leur parallélisme au moyen d'une vis et d'un écrou fixé à chaque branche. Cet instrument qui a conservé son nom de celui de son auteur et qui n'a été employé que par un ami de ce dernier, avait pour but d'embrasser et de produire la coaptation des bords sanglans du bec de lièvre après l'action des ciseaux ou du bistouri. (*Voyez bec de lièvre.*)

AIGUILLE. s. f. *Acus* des latins ; instrument de chirurgie qui consiste dans une verge métallique de formes différentes et destinée à être introduit dans les parties molles, soit pour y séjourner plus ou moins long-temps, soit pour en être retirée en y conduisant un fil, une mèche, et le plus souvent une ligature.

L'usage des aiguilles dans la chirurgie remonte à la plus haute antiquité, mais les anciens médecins ne désignaient sous ce nom que les aiguilles ordinaires employées pour coudre les tissus. Comme nous ils se servaient de ces instrumens dans les appareils pour réunir les bandes, les compresses et faire différens bandages; mais ils appliquaient souvent les aiguilles à faire des sutures au moyen d'un fil; ils ne comprenaient jamais sous ce nom, comme le font mal à propos les chirurgiens modernes, une foule d'instrumens, qui diffèrent les uns des autres autant par la forme que par l'usage qu'on en fait. De toutes les espèces d'instrumens qui composent l'arsenal chirurgical, il n'en est pas qui offre autant de variétés que les aiguilles; en effet, il y en a de grandes, de petites, de droites, de courbes; les unes sont triangulaires, carrées, plates, coniques, cylindriques; les autres sont pointues, mousses, tranchantes; celles-ci sont pourvues d'une ouverture appelée chas, ou présentent une tête arrondie ou échancrée; celles-là sont fixées sur un manche, et sont alors droites ou courbes, en fer de lance, en spirale; enfin, elles varient à l'infini selon les opérations et les diverses indications à remplir.

Pour conserver au mot aiguille sa véritable acception, on ne devrait désigner ainsi que les tiges métalliques qui entraînent après elles un fil, un ruban ou une mèche auxquels le passage de l'instrument a préparé une voie. Les aiguilles proprement dites offrent une pointe plus ou moins acérée, et sont percées quelquefois près de cette pointe, mais le plus souvent vers l'extrémité opposée; cette ouverture ou œil porte le nom de chas, qui est destiné à recevoir les petits cordons ou les ligatures qu'ils conduisent dans l'épaisseur des chairs. Lorsqu'on veut que les aiguilles soient bien acérées et inflexibles, on donne la préférence à celles qui sont en acier trempé; dans le cas contraire, elles peuvent être en or, en platine, en argent, et même en cuivre étamé, comme le métal des épingles communes qui remplacent quelquefois les aiguilles.

Comme la description de tous les instrumens de chirurgie qui ont reçu le nom d'aiguilles serait trop longue et déplacée actuellement, nous croyons, surtout pour éviter les répétitions, devoir renvoyer nos lecteurs aux articles qui traiteront de l'histoire des opérations, et des instrumens qu'elles nécessitent. *Voyez* ACUPUNCTURE, AMPUTATION, ANÉVRISME, BEC DE LIÈVRE, CATARACTE, DISSECTION, FISTULE A L'ANUS, GASTRORAPHIE, INOCULATION, LIGATURE, SUTURE, SETON, STAPHYLORAPHIE, TROUSSE, VACCINATION.

AIRIGNE, s. f., OU ÉRIGNE, AIRINE, OU ÉRINE. Tel est le nom d'une espèce de crochet dont les chirurgiens et les anatomistes se servent pour accrocher, retenir ou écarter les parties dont ils veulent faire la dissection, ou sur lesquelles ils veulent pratiquer une opération. La forme des instrumens de ce nom varie beaucoup; ainsi nous avons des airignes simples, doubles, triples et quatruples, selon qu'elles présentent une, deux, trois ou quatre crochets. La longueur des airignes n'a rien de bien déterminé, mais elles se composent en général de trois parties principales, le manche, la tige et le crochet. La tige est ordinairement une verge d'acier cylindrique, de trois pouces de longueur, qui est recourbée à son extrémité, de manière à former un crochet très aigu. Cette tige est adoptée à un manche en bois qui présente un diamètre de six lignes sur trois pouces de longueur, et qui le plus souvent est taillé à pans, pour offrir plus de facilité et de fixité à la main qui le saisit. L'airigne double ne diffère en rien de celle que nous venons de décrire, si ce n'est que sa tige se trouve terminée en fourche par deux crochets.

L'airigne dont l'usage est le plus généralement répandu aujourd'hui, est quelquefois d'or ou d'argent, et le plus souvent d'acier; mais au lieu d'avoir un manche, qui a l'inconvénient de la rendre moins portative, elle porte une curette au côté opposé de son crochet, et elle forme une tige cylindrique dans toute sa longueur. La plupart des praticiens rendent cet instrument simple ou double à volonté, en faisant fendre à la distance de deux ou trois pouces, et dans le sens de sa longueur, la partie terminée par le crochet. Les deux divisions de ce dernier font ressort et s'écartent naturellement, lorsqu'on fait remonter vers le côté opposé l'anneau qui les tient serrés de manière à former un crochet simple. Depuis quelques années on a rendu l'airigne simple ou double, encore plus commode pour placer dans une trousse, puisqu'on peut la fermer comme un bistouri, parce que ses branches aplaties et percées d'une rainure, dans laquelle glisse un bouton à deux têtes, prennent la forme de la lame de ce dernier instrument.

On a inventé encore une foule d'airignes destinées à diverses opérations ; les unes, comme *la pince-airigne* de Museux, chirurgien de Reims, présentent quatre crochets qui se croisent, et terminent deux branches à anneaux réunies comme les ciseaux. Cet instrument est surtout employé pour saisir et tirer à soi les petites tumeurs glanduleuses que l'on veut emporter. On s'en sert également pour l'excision des amygdales, et pour abaisser hors de la vulve, comme le pratique M. Lisfranc, le col de l'utérus devenu cancéreux.

M. Marjolin a imaginé pour l'excision des tonsilles, un instrument de ce genre désigné par M. Blandin sous le nom d'*airigne à repoussoir*. Cet instrument consiste dans une airigne double, ordinaire, sur le manche de laquelle se trouve adaptée une espèce de fourche qui peut à volonté être rapprochée ou éloignée des crochets.

Pour pratiquer la même opération, nous avons fait confectionner en 1829, une pince courbe à quatre crochets qui se croisent de manière à saisir, attirer et retenir fortement

9

les amygdales que l'on veut réciser. M. Ricord, chirurgien de l'hôpital des vénériens, a aussi fait confectionner l'année dernière une airigne qu'il destine à l'excision des amygdales. Enfin, nous avons fait connaître une airigne à quatre branches et à huit crochets qui se croisent et se rapprochent au moyen d'une tige terminée par quatre boutons, mis en croix, qui glissent dans autant de coulisses pratiquées au milieu et le long de chaque branche. Cette airigne, dont nous donnerons plus tard le dessin, et qui a reçu de nous les noms d'*utéroceps*, ou d'*hystéro-labe*, est destinée à saisir et à abaisser l'utérus lorsqu'on veut pratiquer la section du col. Cet instrument a été dessiné dans un mémoire que nous avons publié en 1828, intitulé l'*Hystérotomie, ou l'amputation du col de la matrice dans les affections cancéreuses*.

Pour achever ce que nous avions à dire sur ce genre d'instrumens, nous ajouterons que Galien, et tous les anciens chirurgiens, connaissaient les airignes à manche, simples et doubles, dont nous avons parlé, et que, comme nous, ils les employaient principalement pour les dissections anatomiques. Celles dont on se sert aujourd'hui pour ce dernier usage, consistent le plus souvent en un anneau d'acier, sur lequel sont attachées trois chaines du même métal, ayant trois, quatre ou cinq pouces de longueur, et présentant à leur extrémité libre une airigne, qui, vers son point de jonction avec la chaîne, est pourvue d'un autre petit'crochet susceptible d'être fixé sur les divers chaînons de manière à permettre d'allonger ou de raccourcir toutes les parties de l'instrument. Enfin, il nous reste à parler encore d'une autre espèce d'airigne à crochet mousse, proposée dans l'opération de l'anévrisme pour soulever l'artère afin d'en faire la ligature, sans y comprendre le nerf et la veine.

On peut aussi ranger parmi les airignes le tenaculum de Bell, célèbre chirurgien écossais, mort à Édimbourg au commencement de ce siècle et les pinces à ligature de G. Bromfield. (*Voyez* les articles AMYGDALES, ANÉVRISMES, CANCER, DISSECTION, EXCISION DU COL DE LA MATRICE, TROUSSE, etc.)

ALBERID, s. f. nom d'une aiguille en fer de lance, dont les médecins arabes se servaient pour perforer la cornée, dans l'opération de la cataracte (*Voyez* CATARACTE).

ALCABID, s. m. Les anciens chirurgiens, entr'autres Celse (1), Aétius (2), Paul d'Égine (3), Avicenne (4), Albucasis (5), désignaient par ce nom une espèce de scalpel à deux tranchans arrondis en forme de grain d'orge, destiné à rompre les membranes dans l'atrésie, ou imperforation du vagin (*Voyez*, à cet article, le dessin et la description de l'ALCABID).

ALÈZE, ALÈSE OU ALAISE, s. f. *linteum* des Latins ; pièce de toile pliée en plusieurs doubles, et destinée à être placée sous les fesses des malades, ou sous d'autres parties atteintes de lésions diverses, afin de garantir les lits de l'action du sang, du pus, des lochies, de l'urine, et de toutes matières excrémentitielles. Les alèzes des anciens étaient formées d'une espèce de drapeau ou petit drap composé d'un seul lé de toile, dont on garnissait les parties susceptibles d'être salies. Les alèzes de ce genre n'étaient presque d'aucune utilité, car les liquides de toute nature les ayant bientôt traversées, les lits souillés et humides deve-

(1) Lib. 7, cap. 28.
(2) Lib. 16, cap. 97.
(3) Lib. 3, cap. 79.
(4) 21, 3 tract. 4, cap. 1.
(5) Lib. 2, cap. 72.

naient ainsi des foyers dangereux d'infection. Un drap plié en plusieurs doubles forme l'alèze que l'on préfère aujourd'hui, parce qu'il préserve plus efficacement toutes les parties qu'il recouvre. La toile la plus convenable pour faire ces drapeaux préservateurs, est celle qui est à demi-usée et qui provient de vieux draps encore entiers, mais blancs de lessive et exempts de coutures saillantes et de pièces grossièrement cousues. On donne encore, par analogie, ou plutôt par abus de mots, le nom d'alèze, soit aux serviettes nécessaires pour les opérations, soit aux linges sous lesquels on place ou on enveloppe les pièces anatomiques nouvellement préparées.

ALGALIE, s. f. Ce mot, d'origine arabe, désigne une sonde creuse destinée à être introduite par l'urètre jusque dans la vessie, soit pour en évacuer l'urine ou explorer la cavité de cet organe, soit pour dilater les rétrécissemens de l'urètre ou déterminer la cicatrisation de certaines fistules urinaires (*Voyez* CATHÉTÉRISME, CATHÉTER, FISTULES URINAIRES, SONDE).

ALMAGDA, s. f. Albucasis (liv. II, cap. 3) désigne sous ce nom une sorte d'aiguille très aigue, pour pratiquer l'opération de la cataracte (*Voyez* ce mot où nous donnons la description et le dessin de cet instrument arabe).

ALMISDAC ou ALMISDACH, s. m. Nom d'un long forceps céphalotribe, inventé par Albucasis, soit pour briser la tête et les os du fœtus, soit pour faire l'extraction de ce dernier, lorsqu'un vice de conformation s'opposait à sa sortie par les seuls efforts de la nature (*Voyez* ACCOUCHEMENT, planche 5, fig. 1re).

ALPHONSIN, s. m. Espèce de tire-balle à trois branches, ainsi appelé du prénom de son inventeur, Alphonse Ferri, chirurgien napolitain, qui fut le médecin du pape

Paul III, et qui publia à Rome, en 1552, l'un des premiers traité d'armes à feu (*Voyez*, pour la description et les dessins, l'article EXTRACTION DES CORPS ÉTRANGERS).

AMBI , s. m. *ambe*, αμϐη, le sommet ; nom donné , par Hippocrate, à une machine de son invention destinée à réduire la luxation du bras avec l'épaule (*Voyez*, à l'article LUXATION, la description et le dessin que nous donnons de cette machine).

AMINTAS ou AMYNTAS, s. m. On désigne, sous ce nom, un bandage employé pour maintenir en situation les os propres du nez, enfoncés ou fracturés. Suivant Galien, ce bandage a reçu son nom de celui d'un médecin son inventeur, qui exerçait à Rome, du temps d'Héliodore, c'est-à-dire sous le règne de Trajan, vers la fin du premier siècle de l'ère chrétienne (*Voyez* BANDAGES).

AMPHISMILE , ou AMPHISMÈLE, s. m. *amphismela*, αμφισμιλη de αμφι, de part et d'autre, et de ὁμιλη, couteau ; nom grec que les médecins de l'antiquité ont donné à une espèce de scalpel à deux tranchans (*Voyez* COUTEAU , DISSECTION, SCALPEL).

AMPUTATION, s. f. *Amputatio*, de *amputare*, couper, retrancher. On désigne par ce mot une opération par laquelle on sépare, au moyen d'un instrument tranchant, un membre malade ou une autre partie saillante du corps. Dans un sens aussi général l'amputation se nomme encore *aphérèse* ou *ablation*, mais elle a reçu des noms particuliers, selon qu'elle s'applique soit à des parties osseuses telles que la clavicule, la tête de l'humérus, la mâchoire , soit à des parties molles comme les mamelles, les pénis, l'œil, les amygdales, etc. Dans le premier cas, elle prend le nom de *résection*, et dans le second, celui d'*excision* ou d'*extirpation*; enfin, lorsque le retranchement s'applique aux membres proprement dits , l'*ablation* prend plus spécialement le nom d'*amputation*; comme c'est dans ce sens restreint que ce mot est le plus généralement admis, c'est seulement sous cette dernière acception que nous allons parler de l'opération en renvoyant nos lecteurs aux articles *résection, excision, extirpation.*

S'il est impossible de fixer d'une manière précise l'époque où furent pratiquées les premières amputations des membres, il est permis de penser que la nature seule servit de guide aux premiers opérateurs qui essayèrent plus tard de suivre la route et les indications qui leur étaient tracées par elle. Ils remarquèrent qu'à la suite de quelques maladies et de certains accidens graves, les membres ou d'autres parties du corps se mortifiaient, mais que si les malades succombaient le plus souvent, il arrivait quelquefois qu'ils étaient rendus à la santé, et que par les seuls efforts de la nature, la gangrène s'arrêtait vers certaines limites. Ils observèrent également que dans ces cas heureux, les parties mortes se détachaient des parties saines et que les surfaces sur lesquelles la suppuration s'était établie se cicatrisaient souvent très vite. De ces observations, on dut déduire cette conclusion que la perte d'un membre n'était pas toujours nécessairement mortelle. On se contenta d'abord d'observer la nature ou du moins on ne fit que l'aider par de faibles moyens ; mais comme, avant de se séparer des parties vivantes, les membres mortifiés exhalaient une odeur extrêmement fétide et désagréable, on tenta d'en débarrasser les malades sans oser porter l'instrument tranchant sur les parties saines, dans la crainte bien fondée d'une hémorrhagie mortelle contre laquelle on n'avait alors aucun moyen efficace à opposer.

L'arrachement violent de quelques parties du corps sans

que la mort en ait toujours été la conséquence, dut aussi
suggérer de bonne heure l'idée de l'amputation des membres ; mais l'effroi qu'inspirèrent toujours les grandes mutilations détourna les chirurgiens d'offrir une planche de
salut à des hommes voués à la mort, et fit rejeter une opération salutaire que l'art prescrit et que l'humanité commande.

A en juger par des bas-reliefs, qui ont été trouvés en
Égypte par les savans, formant la commission envoyée en
1798 avec l'armée d'Orient, il semblerait certain que les
amputations étaient déjà pratiquées dès les premiers siècles
des Pharaon, c'est-à-dire environ 1600 ans avant J.-C. (1).

La nécessité de ce genre d'opération a donc été reconnue
dès la plus haute antiquité, mais les médecins des temps
anciens ne l'entreprenaient qu'avec répugnance et timidité
parce que presque toujours les suites en étaient malheureuses et qu'on voyait succomber presque sans exception
tous les malades qui avaient le courage de s'y soumettre.
L'art inconnu pendant tant de siècles d'arrêter les hémorrhagies et de procurer une bonne et prompte cicatrisation,
le manque de connaissances anatomiques et physiologiques,
les pansemens peu rationnels, mal dirigés, et fondés sur des
applications irritantes, enfin l'emploi d'instrumens grossiers,
incommodes et dangereux, expliquent suffisamment pourquoi les chirurgiens grecs, romains et arabes, voyaient si
rarement suivi de succès le petit nombre d'amputations
qu'ils osaient pratiquer.

L'époque de l'invention et le nom l'inventeur de l'amputa-

_____

(1) *Voyez* les mémoires de chirurgie militaire de M. le baron
Larrey, tom. 1, p. 232, t. 2, p. 223, et l'introduction de ce dictionnaire, p. 17.

tion des membres nous sont donc complètement inconnus, et parmi les auteurs anciens dont les écrits sont parvenus jusqu'à nous, Hippocrate est le premier qui en parle; encore il n'en dit que très peu de chose quoiqu'il s'étende assez longuement sur un grand nombre d'autres opérations; il paraît même que la manière d'opérer de son temps était d'amputer dans les articulations, car il dit dans son livre (*de articulis, sect. VI*), « *partes autem corporis quæ in-* » *frà terminos denigrationis fuerint, ubi jam prorsùs* » *emortuæ fuerint et dolorem non senserint ad articulos* » *auferendæ eà cautione ut ne vulnus inferatur.* » Dans le même livre le vieillard de Cos, afin de prévenir les hémorrhagies consécutives, donne le conseil de laisser le moignon sur un plan horizontal ou même de l'élever un peu au-dessus du niveau du corps. Du reste le petit nombre de préceptes qu'il donne à ce sujet sont en général peu solides, et pour la plupart justement oubliés. Pour trouver dans les auteurs anciens quelque chose de satisfaisant sur les amputations, il faut arriver jusqu'à Celse, qui, d'après Quintillien, vivait dans le siècle d'Auguste, et qui était par conséquent le contemporain de Virgile et d'Horace. C'est donc depuis les écrits de cet auteur romain, que date l'histoire de l'ablation méthodique des membres, du moins c'est à partir de son ouvrage que cette opération a été décrite d'une manière convenable et précise. Quelquefois, dit Celse, il ne reste qu'un remède déplorable et cependant unique, c'est d'amputer le membre qui meurt en détail pour sauver tout le corps. Le même auteur ajoute que cette opération ne se fait qu'avec un péril extrême, car il arrive souvent que l'hémorrhagie ou une syncope qui survient fait périr le malade pendant l'opération. Mais lorsqu'un remède est unique, son incertitude et le danger même qui l'accompagne n'empêchent pas qu'on doive le tenter. *Verum hic quoque nihil interest, an satis tutum præsidium sit quod unicum est* (Celse, de med. lib. VII, cap. XXXIII). Ainsi sans autre préliminaire, on incisait circulairement avec le scalpel jusqu'à l'os, la chair du membre malade, mais on avait toujours le soin de le faire entre le mort et le vif, de manière qu'on emportât plutôt de la partie saine que de laisser de celle qui était gangrenée. L'instrument ne devait pas être porté trop près de l'article, mais environ à quatre pouces, comme cela se pratique encore de nos jours. Lorsque la section des chairs était faite, on les détachait avec le couteau, et après les avoir repoussées en-dessus pour mettre à nud une portion de l'os, on portait la scie sur ce dernier dont on faisait la section près des chairs saines qui restaient adhérentes. L'amputation étant terminée, on emportait toutes les aspérités produites par les dents de la scie autour des parties dures sur lesquelles on ramenait la peau, qui dans ce cas devait être très lâche afin de recouvrir la plus grande portion de l'os. Tout ce qui n'était pas garni par les chairs, était recouvert par la charpie, sur laquelle on plaçait une éponge imbibée de vinaigre, enfin le tout était maintenu par le moyen d'un bandage.

Si dans cette courte description de la manière d'amputer les membres gangrenés, Celse n'indique aucun moyen pour arrêter l'écoulement du sang après avoir divisé les vaisseaux, il conseille dans, son chapitre sur les plaies, de s'opposer à l'hémorrhagie au moyen de deux ligatures et de couper ensuite l'artère, entre ces ligatures : dans le cas où ce moyen ne pourrait être employé, il prescrit de cautériser avec le fer rougi. Il est malheureux pour la science et pour l'humanité que les préceptes donnés par cet auteur n'aient pas été mieux compris ; ils ont été si long-temps oubliés que les chirurgiens modernes en ont en quelque sorte fait de nouveau la découverte, en introduisant dans la pratique une méthode aussi rationnelle.

Après Celse nous devons parler d'Archigène, natif d'Apamée en Syrie, qui vint exercer la médecine à Rome et qui y mourut, au rapport de Suidas, en l'an 117 de l'ère chrétienne. Le nom de ce médecin est célèbre dans l'histoire de l'amputation, non seulement parce qu'il en donne une description plus détaillée que celle que nous trouvons dans Celse, mais encore parce que la plupart des auteurs pensent qu'il a indiqué l'usage des ligatures pour arrêter les hémorrhagies. Avant d'en venir à l'opération, il veut que l'on consulte les forces du malade, afin de s'assurer qu'elles seront suffisantes pour la fin qu'on se propose. Il dit aussi que la première chose que doit faire un chirurgien avant de retrancher un membre, c'est de lier les vaisseaux qui s'y portent après les avoir embrassés dans un lacq, ou dans quelques brins de fil passés autour, au moyen d'une aiguille. Quelquefois même, ce qui paraît peu clair, il donne le conseil d'appliquer la même constriction au membre entier qu'il faut avoir le soin d'arroser avec de l'eau froide.

On voit encore dans les collections de Nicétas (1) qu'après avoir pris les précautions que nous venons d'indiquer, Archigène faisait placer le membre sur l'arc (2) car selon lui cet arc abrège l'opération; du reste, il ajoute qu'on ne doit pas amputer les membres trop près des articulations. Lorsqu'il avait refoulé et fait remonter les tégumens vers

(1) De amputandis partibus, p. 155.
(2) Toutes nos recherches ont été infructueuses pour savoir en quoi consistait cet *arc*. Nous pensons du reste, avec Peyrilhe, que c'était un croissant immobile, qui, comme la fourche de Bertrandi, était destinée à fixer l'os saillant, lorsqu'on voulait le scier.

le tronc, il entourait et serrait le membre avec une bande, soit pour tracer à l'instrument la route qu'il devait suivre, soit pour fixer les parties molles après l'opération. Le membre devait être placé de manière que le chirurgien pût conduire le couteau à son gré, tant dans la section que dans la séparation des chairs d'avec les parties dures.

Aussitôt que l'incision circulaire était achevée, il écartait les nerfs, râtissait le périoste et pratiquait ensuite la section de l'os. S'il survenait une hémorrhagie trop abondante, il cautérisait les vaisseaux à travers une compresse double, avec des cautères épais et rougis au feu, mais il avait la précaution d'éviter le nerf; il appliquait ensuite sur la plaie des poireaux pilés avec du sel, il couvrait les petits vaisseaux avec des substances styptiques, et les muscles et les tendons avec du cérat d'huile d'iris, ou d'huile ordinaire vieille. Il renouvelait le pansement tous les trois jours, et procurait la détersion de la plaie avec les médicamens que nous venons d'indiquer, en ayant le soin de recouvrir le tout par de la charpie mouillée, et une compresse fenétrée.

La rare et vaste collection de Nicetas, qui nous a transmis quelques fragmens de la chirurgie d'Archigène, nous donne également une idée avantageuse de celle d'Héliodore. Le temps où vivait ce chirurgien distingué est déterminé avec certitude et précision, car on ne peut pas douter qu'il n'ait été le contemporain de Juvénal, qui dans une satire loue son habileté chirurgicale ; cet éloge est d'autant plus flatteur pour Héliodore, qu'il est du petit nombre de médecins que le poète satirique daigna louer (1). Cet auteur

____

(1) .... postquam cœperunt esse bilibres (testes)
  Tonsoris tantum damno rapit Heliodorus.
                              Juv., sat. VI, vers 372.

vivait donc ainsi qu'Archigène du temps de Trajan , c'est-
à-dire un peu plus d'un siècle après Jésus-Christ. Les fragmens des écrits chirurgicaux du premier de ces médecins
dont parle Paul d'Égine (1) , et surtout ceux qui nous
ont été transmis par Nicetas, nous prouvent qu'il avait également donné sur les amputations des membres, des préceptes plus rationnels que ceux de ses devanciers. Il blâma
le premier la méthode barbare de faire l'amputation d'un
seul coup, comme l'ont pratiqué depuis lui quelques médecins, entr'autres Botal.

Pénétré, comme tous les chirurgiens de son temps, de
la crainte de l'hémorrhagie dans les amputations, notre auteur chercha à diminuer l'écoulement du sang pendant l'o-
pération. Pour y parvenir, il imagina de faire la section des
chairs en deux temps, en commençant par la face du membre la moins charnue ; dans l'amputation de la jambe par
exemple, il divisait d'abord la partie antérieure, et après
avoir fait la section de l'os, au moyen d'une scie, il terminait l'opération en divisant la chair placée postérieure-
ment (2).

Dans l'ablation des doigts surnuméraires, il commençait
par faire une incision circulaire aux tégumens, puis il en
pratiquait deux autres opposées et perpendiculaires à la première ; il séparait ensuite et relevait vers la main les deux
lambeaux, et finissait par exciser la partie osseuse, au
moyen d'un fort ciseau. Lorsque cet instrument laissait des
aspérités, il les effaçait avec une rugine, après cela il ramenait les lambeaux sur la plaie, et pour favoriser leur

(1) Quæ in Heliodori chirurgicâ scribuntur. Paul d'Ég., lib. IV,
cap. XLIX.

(2) Collect. Nicetæ, de extremis membris abscindendis, p. 157.

réunion, il les fixait par quelques points de suture (1).
Cette méthode, décrite par Héliodore, nous offre les premières traces de l'amputation à lambeaux, qui dans le commencement du dix-huitième siècle a été appliquée aux amputations des grandes extrémités. Le même auteur parle
aussi des amputations dans les articles, mais il désapprouve
cette méthode vicieuse, préférée par Hippocrate et surtout
par Galien.

Léonide, qui, selon Leclerc, vivait aussi sous Trajan, ne
nous a laissé que quelques fragmens de ses écrits, mais ils
décèlent l'observateur exact et le grand chirurgien. Pour
pratiquer l'amputation d'un membre, il divisait comme Héliodore, d'abord la face la moins pourvue de vaisseaux,
ensuite il sciait l'os, avec la précaution de garantir les chairs
de l'action de la scie, au moyen d'une compresse qui les
protégeait et les tenait relevées. Enfin, l'opération était
terminée par la section du reste des chairs et des vaisseaux
qui les traversent (2). Si le temps a respecté le nom de
Léonide, il a effacé le titre de ses écrits qui, à en juger d'a-
près ce qui nous en reste et les citations qu'en ont faites
Cælius Aurelianus, Galien et Aetius, ont presque tous eu
pour objet des matières chirurgicales.

Pour suivre l'ordre chronologique, nous arrivons à Galien qui exerçait la médecine à Rome, sous le règne de
Marc-Aurèle, dans le deuxième siècle de notre ère. Cet auteur distingué donne pour précepte en parlant des amputations de retrancher le mort du vif, mais de faire la section
du côté des parties saines tout près de la région gangrenée.
Ce qui restait des chairs mortifiées après la section circu-

(1) De his quæ digitis accidunt. Ibidem, p. 159.
(2) Paul d'Eg., lib. VI, cap. LXXXIV.

laire était consumé à différentes reprises par le cautère actuel, appliqué à l'exemple d'Archigène ou immédiatement
sur la plaie ou à travers une compresse (1).

Le lieu de la section était le plus souvent marqué par les
progrès de la gangrène, mais il arrivait quelquefois que
Galien, d'accord en cela avec Hippocrate, donnait la préférence à l'amputation dans l'article, parce qu'il trouvait cette
manière d'opérer plus facile et surtout plus prompte. *Ad
articulum autem si fieri potest præcidi voluit, ad celerita-
tem spectans namque ubi medicum os præciditur multum
temporis absumitur quam ossa secantur, sed juxta articulum affecta membri pars intacto osse abscinditur* (Galien,
comment. in lib. Hippoc. de Articulis, n° 34).

Tous les auteurs anciens qui ont écrit depuis Galien n'a-
vaient recours à l'amputation que dans les cas de sphacèle;
effrayés par l'hémorrhagie, ils craignaient de dépasser les limites des parties mortifiées. Cette méthode, toute défectueuse
qu'elle était, ainsi que les préceptes et les autres doctrines
de Galien, se conservèrent très long-temps et servirent de
guide à tous les chirurgiens pendant plus de quatorze siècles. Les Arabes, timides dans toutes les opérations chirurgicales, n'étaient pas partisans de l'amputation des membres
même dans le cas de sphacèle auquel ils préféraient opposer
un grand nombre de médicamens nuisibles et de topiques
inefficaces, tels que le bol d'Arménie et plusieurs autres du
même genre. Paul d'Égine, qui fut le dernier médecin
grec qui cultiva la chirurgie avec distinction, s'éloigna
comme Galien du sage précepte de Celse, de pratiquer l'incision dans les parties saines, et donna le conseil de porter
toujours l'instrument tranchant à quelque distance des li-

(1) De arte curativâ ad Glauconem, lib. II.

mites du mal (1). Avicenne, mort en l'an 428 de l'hégire
(1036 de J.-C.), suivit les règles tracées par les médecins
grecs (2). Cependant Guy de Chauliac rapporte que cet
auteur donnait le précepte de couper au-dessus des tissus
malades « *au lieu auquel on aura trouvé avec la tente in-*
troduite fermeté et douleur. » Pour pratiquer l'opération,
le membre était tenu par des aides, et après avoir divisé
avec un rasoir les parties molles jusqu'à l'os, on couvrait
les lèvres de la plaie d'une compresse pour les garantir du
frottement de la scie : enfin toute la surface du moignon
était cautérisée avec un fer ardent ou bien l'on plongeait ce
dernier dans l'huile ou dans la poix bouillante. Albucasis,
qui mourut en 1122, faisait l'incision des chairs avec un
couteau rougi au feu et cautérisait en suite avec de l'huile
bouillante (3). Le même auteur disait « que lorsqu'on ne peut
conserver le membre, il faut le retrancher jusqu'au sain,
attendu que plus grande est la mort de tout le corps que n'est
la perte d'une de ses parties.» La crainte de l'hémorrhagie
était telle dans ces temps d'ignorance, que les médecins
imaginèrent mille moyens bizarres et cruels pour la prévenir,
au point que l'amputation d'un membre était devenue si
terrible, qu'on préférait le plus souvent laisser les malades
sans secours en les abandonnant à une mort certaine. Jusqu'au quatorzième siècle l'amputation des membres n'é-
prouva aucune amélioration ; c'est dans cette époque que
Guy de Chauliac, qui publia son ouvrage en 1336, inventa
la méthode de retrancher les membres sans effusion de
sang (4) : pour y parvenir, il plaçait sur l'articulation une

(1) Lib. IV, cap. xix, p. 140.
(2) Canon, lib. IV, Feu. III, tr. I, p. 454.
(3) Chirurg., lib. I, sect. LII. p. 99.
(4) Chirurg., tr. VI, doctr. I, cap. VIII.

ligature qui produisait une constriction capable de faire séparer la partie inférieure, et il couvrait en même temps tout
le membre d'un emplâtre de résine. « Il vaut mieux, dit ce
prêtre chirurgien, favoriser sa séparation que de le couper,
ce qui est plus honnête au médecin, car lorsqu'on le tran-
che il en reste toujours quelque rancune au malade qui
pense qu'on aurait pu le lui conserver. »

L'invention de la poudre à canon, presque aussitôt usi-
tée pour faire la guerre et employée pour la première fois
en 1380, par les Vénitiens, contre Laurent de Médicis, ne
fit faire aucun progrès à la chirurgie. Cette découverte de
l'Allemand Bartholde Schwartz, dont les effets meurtriers
devaient être favorables à la science, ne lui fut pendant
long-temps d'aucune utilité. Malheureusement l'emploi des
armes à feu dans les combats et leur conséquence pour la
chirurgie arrivèrent à une époque où l'on était trop ignorant pour tirer parti d'un grand nombre de faits capables
de frapper seulement des hommes instruits et de montrer combien il était sage de ne pas attendre pour opérer
que la gangrène se soit emparée du membre. On pensa d'a-
bord que les symptômes effrayans qui résultaient des projectiles lancés par la poudre, étaient dûs à une combustion
permanente des parties blessées, et plus tard Alphonse Ferri
qui, après Jean Lange, a écrit sur les plaies d'armes à feu, fit
adopter la fausse doctrine que les blessures qui en résultaient, étaient empoisonnées. On adopta en conséquence
les modes de traitemens les plus absurdes et les plus barbares, et on ajouta aux moyens proposés par Ferri l'ingestion
de l'huile bouillante dans les plaies. Dans ces temps malheureux pour la chirurgie, le conseil de Celse fut renouvelé
par Théodoricus, qui, comme l'illustre médecin romain,
administrait l'opium et la ciguë avant l'opération afin d'en-

gourdir la sensibilité et diminuer la douleur, il neutralisait
ensuite les effets narcotiques de ces médicamens en faisant
prendre aux malades du vinaigre et du fenouil.

Enfin l'Italie eut bientôt la gloire d'être la première des
nations qui vit renaître dans son sein les sciences et les arts;
les médecins de ce pays commencèrent à observer la nature,
et à abandonner les compilations et les vaines disputes des
écoles. Alors l'étude de l'anatomie fit faire quelques progrès à la chirurgie, qui dans le XVe siècle commença
à se relever de l'état d'abjection où elle était tombée depuis
si long-temps. En 1527, Hans Von Gestorf renouvela la
méthode de Celse: non seulement il recouvrait le moignon
avec de la peau, après l'amputation d'un membre, mais
encore il appliquait par dessus une vessie de porc ou de veau,
pour éviter de brûler ou de coudre les chairs (1). Bartho-
lomeus Maggius donnait pour conseil de conserver le plus
possible de tégumens pour recouvrir le moignon. Il séparait la partie malade de la partie saine, et après avoir scié
l'os, il appliquait des fers chauds sur les parties molles, ou
bien il trempait le membre dans l'huile bouillante seule ou
mélée avec du soufre (2). Vésale contemporain de Maggius,
coupait les chairs avec un couteau chauffé, ensuite il appliquait des fers rougis au feu sur les grands vaisseaux et sur la
plaie qu'il brûlait, jusqu'à ce que le malade sentit de la douleur, ce qui indique sans aucun doute qu'il coupait dans
les parties molles; il cautérisait ensuite la partie antérieure
de l'os pou r le faire exfolier plus facilement. (3)

(1)Feldbuch den Wundartzney.in-4.1527,f. 63. (le chirurgien
d'armée.)

(2)De vulnerum sclopetorum et bombardorum curatione. in-8.
Bonon 1552.

(3) Chirurgia magna in-8. Venet. 1569.

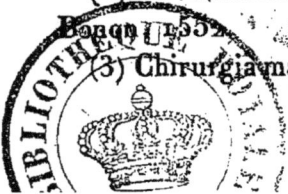

10

Quoiqu'on connût alors la manière de lier les artères dans le cas d'affections anévrismales, ou de plaies artérielles, on ne songea pas à appliquer la ligature dans les amputations : le célèbre Fallope lui-même avait toujours recours à la cautérisation pour arrêter les hémorrhagies (1). Le peu de certitude de ce moyen et des autres, dont nous parlerons bientôt, les douleurs atroces que causait leur application, et surtout les conséquences funestes qui en résultaient le plus souvent, firent revenir la plupart des opérateurs aux principes des anciens qui conseillaient de faire la section dans les parties sphacélées. De Vigo écrivit en ce sens (2), et les conseils qu'il donna alors furent plus tard chaudement soutenus par Jérôme Fabrizio d'Aquapendete (3). Pour diminuer le danger de l'hémorrhagie pendant l'opération et surtout pour éviter les douleurs trop longues qui résultaient du déchirement des chairs par l'action de la scie, Léonard Botal (4), médecin de Charles IX et du duc d'Alençon, quatrième fils de Henri II, imagina un moyen de couper les membres d'un seul coup, qu'il disait être plus sûr, plus facile et plus prompt. Ce moyen digne d'un bourreau, mais non d'un médecin, consistait dans une espèce de guillotine, ayant deux couperets dans le genre de ceux des bouchers, dont l'un était fixé sur une espèce de billot placé entre deux colonnes jumelles ; l'autre était assujéti à la partie inférieure d'une pièce de bois mobile destinée à glisser entre les deux colonnes au moyen de deux rainures, pratiquées dans leur sens vertical. Lorsque le membre était placé entre elles au-dessus

(1) *Opera omnia.* in-f°. Francof. 1606. *Chirurgia*, venet in-4. 1637.

(2) *Pratique de chirurgie.* in-4. Lyon. 1516 et 1580.

(3) *Opera chirurgica*, etc. in-8. Padoue, 1617.

(4) *De sclopetorum vulneribus.* in-12. Lugd. 1560.

du couperet inférieur, la pièce de bois mobile armée de la hache supérieure et rendue plus pesante au moyen d'un poids de plomb, tombait avec force, et le membre était coupé en un seul coup par la rencontre des deux tranchans (Voyez planche 12, fig. 2). Botal cite, page 791, un certain maître Jacques chirurgien (magister jacobus cognomine regius), qui pratiquait ainsi avec succès les amputations. Fabrice de Hilden s'est élevé avec raison contre ce moyen aussi vicieux, et dont il est inutile de démontrer les nombreux inconvéniens; ce qui n'empêcha pas J. Von Horne d'en conseiller l'usage en 1662 dans un ouvrage intitulé : *Microtchne Microcosmus*, page 75. Quelques chirurgiens de la même époque faisaient placer sur le membre une hache bien affilée, sur laquelle ils donnaient un grand coup de massue pour terminer instantanément l'opération. Fabrice Hilden, mort en 1634, qui pratiquait lui-même l'amputation avec un couteau rougi au feu, rapporte un exemple de la section d'un membre au moyen d'une hache. Cet opérateur célèbre que ses compatriotes regardent avec raison comme le patriarche des chirurgiens allemands, a contribué sur la fin de sa vie, au progrès des amputations, puisqu'il coupait alors sur les parties saines, et qu'il propageait dans son pays la méthode de lier les artères, proposé par A. Paré. Il avait aussi imaginé un sac de toile pour couvrir le moignon, ainsi qu'une espèce de rétracteur pour refouler les chairs (Opera omnia, 1662).

Ambroise Paré, qui écrivait dans le XVIe siècle (œuvre de chirurgie, Paris, 1561), fit faire des progrès importans à la science. C'est à son génie que nous devons l'emploi méthodique de la ligature pour arrêter l'hémorrhagie et le rejet de la cautérisation, et des couteaux rougis au feu. Il faisait la section des chairs dans le vif avec un couteau en

faucille dont il fut l'inventeur, et pour les garantir de la
scie, et les tenir relevées, il se servait d'une bande large
coupée en deux, comme le faisaient avant lui Paul d'Egine,
et Guy de Chauliac. Il coupait avec un bistouri légèrement
courbe les chairs qui se trouvaient entre les deux os, lorsque l'amputation se pratiquait à la jambe ou à l'avant-bras :
après avoir scié les parties osseuses, saisissant les vaisseaux
avec un bec de corbin, il les tirait pour les lier ensuite d'un
double fil, soit isolément, soit avec la chair qui les entour-
rait, et comme l'ont fait après lui Guillemeau, Dionis, et
plusieurs autres chirurgiens, il pratiquait aussi quelquefois
la ligature des artères au moyen d'une aiguille tranchante
vers sa pointe et armée d'un fil. Après avoir détaché le lien
qui serrait le membre au-dessus de la section, il faisait
quatre points d'aiguille en croix aux lèvres de la plaie et
ramenait sur les os les muscles coupés avec la peau, jusqu'au
point où ils étaient avant l'opération. Daniel Sennert et Pigray ont décrit l'amputation de la même manière que Paré,
mais le dernier de ces chirurgiens avait recours au cautère
actuel, surtout lorsqu'il éprouvait la plus légère difficulté
pour saisir les vaisseaux avec le bec de corbin (1).

Les sages préceptes donnés par Ambroise Paré furent
improuvés long-temps par la plupart des chirurgiens. Théo-
dore Baronio, professeur à Crémone, enseignait publiquement en 1609, qu'il valait mieux errer avec Galien, que
suivre une nouvelle route, et l'on vit de nouveau presque
tous les chirurgiens italiens, entr'autres P. M. Rossi (2) et

(1) Epitomé des préceptes de médecine et de chirurgie. in-8.
Rouen. 1622.

(2) *Consult.* et *observ.* in-8. Francfort. 1616.

F. Plazonni (1) blâmer l'usage des ligatures, et préférer l'emploi barbare du cautère actuel.

Guillemeau, disciple de Paré, mort en 1612, qui remplit avec distinction la place de chirurgien ordinaire des Rois Charles IX, Henri III, Henri IV, dont il embauma le corps le 15 mai 1610, enfin du roi Louis XIII, décrit l'amputation des membres comme son illustre maitre, mais il faisait toujours la ligature des vaisseaux au moyen d'une aiguille armée d'un fil (2) (Voyez *ligature.*)

Quoique la ligature des artères soit bien certainement le meilleur, le plus facile et le plus sûr de tous les moyens pour arrêter l'hémorrhagie après les amputations, les préceptes donnés à cet égard par Paré et Guillemeau trouvèrent pendant longtemps, de nombreux détracteurs, parce que les chirurgiens étaient encore imbus d'anciens préjugés qui dépendaient surtout du peu de connaissances qu'on avait alors sur la circulation, dont l'immortel Hervey donna le premier, en 1628, une description exacte (3). Cette grande et admirable découverte éprouva également diverses contradictions (4), mais on fut bientôt contraint de l'admettre

(1) De vulneribus sclopetorum. in-4. Venise. 1618.

(2) La chirurgie française recueillie des anciens médecins et chirurgiens, etc. in-f. Paris. 1594.

(3) Exercitatio anat., de motû cordis et sanguinis, etc. Francof. 1628.

(4) Jansson d'Almeloveen, *dans un traité des inventions nouvelles*, imprimé en 1684, rapporte plusieurs passages d'Hippocrate pour prouver que le père de la médecine connaissait la circulation. Waleus (*epist. ad Barth.*) prétend que Platon et Aristote la connaissaient aussi. Quelques auteurs ont dit que les médecins chinois l'enseignaient 400 ans avant qu'on en parlât en Europe, il en est même qui font remonter cette découverte jusqu'à Salomon, croyant en trouver des vertiges dans le chap. XII de *Ecclésiast.*

comme une vérité démontrée, et en 1674 un chirurgien
français, nommé Morel, en fit une heureuse application à la
chirurgie (*Voyez Garrot* et *Tourniquet*).

En 1679 James Yonge fit connaître la méthode à lambeaux qu'il déclara devoir à son confrère Lowdham d'Exé-
ter, et dont il donna la description dans une lettre datée de
Plymouth le 3 août 1678, et adressée à son ami Thomas
Hobs, chirurgien de Londres (1). Cette méthode que Spren-

Bernardin Genga *dans un traité d'anatomie en italien*, rapporte
des passages de Réaldus Columbus et d'André Césalpin par
lesquels il prétend montrer que ces auteurs connaissaient la circulation long-temps avant Hervey. Le même B. Genga ajoute que
Fra-Paolo-Scarpi de Venise en étudiant la structure des valvules
dans les veines, fut amené d'après leur construction à découvir
la circulation. Léoniceus dit que Fra-Paolo n'osa point publier
sa découverte de peur d'être brûlé par l'Inquisition, mais
qu'il communiqua son secret à Fabrizio-d'Aquapendente qui
déposa le manuscrit de Fra-Paolo dans la bibliothèque de St-Marc
où il fut long-temps caché. Le même auteur ajoute que Fabrizio-
d'Aquapendente découvrit ce secret à Hervey qui étudiait sous lui
à Padoue, et que ce dernier fit connaître plus tard en Angleterre,
en s'attribuant la gloire de la découverte. Il fut bientôt prouvé que
toutes les assertions de Léoniceus étaient autant de fables; George
Ent a surtout démontré que Fra-Paolo n'eut la première idée de
la circulation du sang qu'après avoir lu le livre que Hervey avait
fait sur ce sujet; ce livre fut apporté à Venise par l'ambassadeur
d'Angleterre qui le montra lui-même au fameux Vénitien Fra-
Paolo-Scarpi. Celui-ci en ayant fait quelques extraits qui furent
trouvés après sa mort par ses héritiers, on crut que la découverte
de la circulation lui appartenait puisque on en trouvait l'histoire
dans ses papiers. *Douglas-Bibliogr.*, anat.; *spec.*, *page 227*.
Édition 1734. Sénac, *traité de la structure du Cœur.* Paris. 1749.

(1) Cette lettre ne fut publié qu'en 1679 dans la dissertation
de James Yonge intitulée : *Currus triumphalise Terebintho.* in-8.
London.

gel (1) et quelques auteurs, entr'autres Gagnier, attribuent à Celse, à Maggi, à Ambroise Paré, à Fabrice de Hilden, et dont on trouve incontestablement les premières traces dans les fragmens de Léonides et d'Héliodore, cette méthode, disons-nous, consiste à tailler aux dépens des parties molles, un lambeau qui permette de réunir immédiatement la plaie.

En 1690, Wiseman qui fut le premier chirurgien de Charles II, roi d'Angleterre, et que l'on regarde avec raison comme le père de la chirurgie anglaise, rendit évidente l'utilité de pratiquer la section dans les parties saines. (2) Il se servait pour amputer d'un couteau à lame large et courbe, et fit bien ressortir les inconvénients de l'emploi du cautère actuel pour s'opposer aux hémorrhagies, ainsi que le peu d'utilité du rétracteur de Fabrice de Hilden. Avant de pratiquer la section des parties molles, il appliquait une ligature sur le membre à deux pouces environ au-dessus des limites gangrène, ayant le soin de refouler les muscles vers la de la partie supérieure. Enfin, pour arrêter l'écoulement du sang, il employait les ligatures à la manière de A. Paré.

En 1696, Pierre Verduin (3) chirurgien d'Amsterdam, modifia la méthode attribuée à Lowdham en pratiquant l'opération de la manière suivante : après avoir placé deux compresses, l'une dans le pli du jarret et l'autre sur le trajet des gros vaisseaux, il enveloppait la cuisse avec un linge fin qu'il fixait avec quelques tours de bande ; cet appareil était retenu autour de la partie au moyen d'une pièce de cuir

(1) Geschichte der chirurg. lib. 1. page 408.

(2) Chirurg. teatrises. in-4. London. vol. 11. page 220.

(3) Dissert. épist. de novâ artuum de decurtandorum ratione. in-8. Amst. 1696.

large de six pouces et garnie de boucles et de courroies. Après
avoir appliqué le tourniquet à la manière ordinaire, il plaçait une autre courroie immédiatement au-dessus du lieu
où il devait pratiquer l'opération, et traversait ensuite de
de part en part avec la pointe d'un couteau à lame courbe,
la partie postérieure de la jambe, de manière à raser l'os le
plus près possible. La section était prolongée de haut en
bas jusque près du tendon d'Achille, en sorte que le mol-
let se trouvait détaché presque dans toute son étendue. L'o-
pération était alors terminée comme à l'ordinaire, et après
avoir dégagé le moignon de la courroie destinée à retenir
les chairs, on recouvrait la plaie avec le lambeau. Le pansement se faisait ensuite avec du cérat, de la charpie et
et des bandes, et par dessus tout cela on appliquait une
vessie retenue par un emplâtre agglutinatif et par un instrument appelé *retinaculum*. En 1702, la méthode à lambeaux fut encore modifiée par Sabourin de Genève. Ce
chirurgien distingué lut sur ce sujet un Mémoire à l'Académie des sciences qui s'abstint alors de prononcer aucun jugement avant que l'expérience n'ait sanctionné sa nouvelle manière d'opérer. En 1705, cette méthode fut vivement atta-
quée par Konerding, qui publia alors à Amsterdam un
traité de chirurgie. A peu près à la même époque, c'est-à-
dire, en 1707, Dionis, que Louis XIV avait nommé, en 1680,
chirurgien de la Reine, et qui fut ensuite le premier chirurgien de madame la Dauphine et des enfans de France, publia un traité de médecine opératoire (1), où il donna deux
nouveaux moyens d'arrêter les hémorrhagies après les amputations. Lorsque nous parlerons des ligatures (Voyez ce

_____

(1) Cours d'opérations de chirurgie démontré au Jardin du
Roi. Paris. in-8. 1707.

mot), nous ferons connaître des modifications proposées
par cet opérateur distingué. En 1720, Garengeot, l'un des
chirurgiens les plus instruits et les plus habiles de son temps,
donna quelques idées originales sur l'amputation des membres (1). Il employa plusieurs fois la méthode de Verduin
et de Sabourin, mais au lieu d'imiter ces chirurgiens qui,
pour arrêter l'hémorrhagie se contentaient d'appliquer le
lambeau sur la plaie en le fixant au moyen d'un appareil
particulier, il préférait avec raison le pansement et le bandage, et employait les ligatures, « *qu'il est avantageux
d'appliquer de façon qu'elles n'embrassent que les vaisseaux afin qu'elles puissent tomber plutôt, et que les parties se réunissent plus promptement* (Mémoire de l'Académie des sciences, tom. V.) Garengeot avait de plus modifié
le procédé opératoire de Verduin et de Sabourin, en ce sens
qu'il donnait la préférence au couteau droit ; on ne saurait
pour cela lui accorder trop de louanges.

En 1732 (2) J. L. Petit donna d'excellens préceptes sur
l'amputation en général et fit connaître en même temps plusieurs modifications importantes. Il introduisit le premier
l'usage des couteaux droits, étroits et à double tranchant, il
perfectionna le tourniquet, il prouva que l'amputation faite
dans les parties gangrenées était souvent suivie d'hémorrhagie, et il chercha à démontrer que le meilleur moyen pour
arrêter l'écoulement du sang, était de provoquer la formation du coagulum. Cet illustre opérateur avait pour principe de retrancher toujours le plus possible de l'os et des
chairs, et c'est pour obtenir ce résultat qu'il inventa la dou-

(1) Traité des opérations de chirurgie, etc. Paris. in-12. 2 vol.
1720.

(2) Mémoires de l'Académie des sciences, Paris, année 1732,
page 285.

ble incision qui consiste à couper en deux temps les parties
molles. D'abord, il pratiquait une première incision circulaire jusqu'aux muscles, environ un pouce plus bas que le
lieu où il voulait scier l'os, ensuite après avoir refoulé les tégumens, il divisait les muscles à la hauteur de la peau relevée ; enfin il sciait l'os assez haut pour qu'il pût être recouvert par les muscles et les tégumens qui étaient protégés
et repoussés par un rétracteur de son invention. Le défaut
capital de la doctrine de Petit, relativement à l'amputation,
c'est que pour arrêter le sang, il avait plus de confiance
dans la compression perpendiculaire que dans la ligature.
A peu près dans le même temps, Chéselden, l'un des plus
grands chirurgiens que l'Angleterre ait produit, faisait re-
vivre dans sa patrie la méthode de Celse, concernant la
double incision des parties molles ; il partage même avec
J. L. Petit l'honneur d'avoir indiqué l'amputation circulaire de la jambe en deux temps, c'est-à-dire, de couper
d'abord la peau et le tissu cellulaire, ensuite les muscles
jusqu'à l'os au niveau de la peau rétractée, de manière à
scier les parties dures assez haut pour en recouvrir les extrémités. Le célèbre Louis démontra peu de temps après
que la conicité du moignon était due plutôt à la rétraction
des muscles qu'à celle de la peau ; il donna donc en conséquence le conseil de couper d'abord la peau et les muscles
qui forment la première couche, ensuite ceux qui sont ad-
hérens à l'os. Cette double section terminée, il pratiquait
celle des parties dures comme à l'ordinaire, après avoir
ôté la bande qui avait servi à lier le membre au-dessus du
point où le couteau devait agir, afin que les muscles divisés
pussent se rétracter sans obstacle. Ledran qui, le premier,
a décrit l'amputation du bras dans l'article, publia, en 1742,
un traité des opérations où il donna un procédé qui diffé-

fait peu de celui de Celse et de Pigray, et surtout de celui de Louis; car on lit dans l'ouvrage que nous venons de citer : « Je coupe d'un seul coup les tégumens et la moitié de » l'épaisseur des muscles; aussitôt je fais retirer la peau » et les chairs autant qu'il est possible, et je fais une » seconde incision circulaire au niveau de la peau retirée » et coupée; par celle-ci, je ne coupe point de peau, mais » seulement les muscles jusqu'au périoste ». Quoique Ledran ait fait connaître ce procédé avant Louis, c'est ce dernier qui en est le véritable auteur, car il a su mieux que que tous ses prédécesseurs, le perfectionner et en faire sentir toute l'importance.

Plusieurs chirurgiens proposèrent encore à peu près vers la même époque, c'est-à-dire, au milieu du siècle dernier, une foule de modifications sur la manière de pratiquer les amputations. Parmi ces derniers, nous pouvons citer Sharp qui, pour empêcher la conicité du moignon, réunissait et maintenait les bords de la peau à l'aide de sutures; cette méthode qui a été louée par un chirurgien distingué de Londres, M. Hey, ne put être adoptée, et fut même bientôt abandonnée par son auteur qui en sentit tous les inconvéniens. La méthode de Verduin et de Sabourin fut alors encore modifiée par Ravaton chirurgien de l'hôpital militaire de Landau, et Vermale, chirurgien de l'Électeur Palatin. Ils pensèrent l'un et l'autre qu'il serait mieux de faire un lambeau de chaque côté du membre, et d'employer la ligature pour s'opposer à l'hémorrhagie; ils réunissaient les deux lambeaux par première intention, dans le but d'obtenir plutôt une cicatrice et d'empêcher l'exfoliation, et une suppuration trop abondante. Le procédé opératoire de ces deux chirurgiens présentait quelques différences que nous croyons bon de signaler. Ravaton (1) qui, en 1739, fit connaître son procédé à l'Académie, pratiquait trois incisions jusqu'à l'os ; la première était faite circulairement avec un couteau à lame courbe, à quatre pouces au-dessous de l'endroit où il voulait scier les parties dures; les deux autres incisions étaient ensuite pratiquées perpendiculairement à la première, au moyen d'un couteau un peu plus large, l'une à la face antérieure et l'autre à la force postérieure du membre, enfin les deux lambeaux étaient détachés de l'os de manière à intéresser le moins possible les gros vaisseaux. Vermale (2) différait surtout de Ravaton, en ce sens qu'il ne faisait que deux incisions; après avoir appliqué le tourniquet, il attachait deux fils rouges autour des membres à quatre travers de doigts l'un de l'autre. Ces deux fils qui étaient des indicateurs devaient être placés, le premier sur le point où la section de l'os serait faite, et le second à l'endroit où l'incision des lambeaux devait aboutir; en plongeant ensuite un long bistouri dans les chairs, il traversait le membre d'outre en outre le long de l'os et prolongeait l'incision jusqu'au fil placé inférieurement, en donnant au lambeau une forme conique, enfin celui du côté opposé se faisait de la même manière. Lafaye (3) qui préconisa aussi l'amputation à lambeau, se servait de couteaux courbes sur le plat, et comme Verduin et Sabourin, il inventa des machines à compression destinés à appliquer le lambeau sur la plaie de manière à arrêter l'hémorrhagie. On doit aussi à ce chirurgien (4),

(1) Traité des plaies d'armes à feu. in-8. Paris. 1750.

(2) Observat. de chirurg. in-8. Manhein. 1767.

(3) Histoire de l'amputation suivant la méthode de Verduin, etc.

(4) Nouvelle méthode pour faire l'amputation dans l'articulation du bras avec l'omoplate.

ainsi qu'à Garengeot (1) et à Ledran, un procédé pour pratiquer l'amputation dans l'articulation scapulo-humérale par la méthode à lambeaux.

A peu près dans le même temps, c'est-à-dire, vers le milieu du siécle dernier, il s'éleva une dispute célèbre sur les avantages de l'amputation en général. Bagiéu, chirurgien militaire français, publia deux lettres (2) sur la nécessité de restreindre cette opération à un petit nombre de cas, il était en cela d'accord avec Ledran qui disait avec raison que ce moyen extrême était employé souvent pour les raisons les plus légères, principalement pour certaines fractures qui auraient pu guérir en conservant le membre. Cette opinion fut partagée par Boucher (3) ainsi que par Gervaise (4) et Faure (5). Ce dernier chirurgien était d'avis de différer, avant d'amputer surtout, lorsqu'il s'agissait de plaies d'armes à feu et de fractures comminutives des os.

De tous les écrits sur ce sujet, aucun ne firent alors autant de sensation que ceux de J. Ulric de Bilguer (6), chirurgien général des armées prussiennes, qui condamnait dans tous les cas l'amputation des membres ; cet auteur modifia cependant plus tard une aussi étrange opinion, dont l'absurdité fut prouvée d'une manière parfaite par plusieurs de ses contemporains, entr'autres Pott (7), Morand (8) et

(1) Moyens de rendre plus simple et plus sûre l'amputation à lambeaux, etc.

(2) Lettres d'un chirurgien de l'armée. in-12. Paris. 1750.

(3) Mémoire de l'Académie de chirurgie, tom. 11, p. 304.

(4) Anfaṅsgr. der Wundarzn VIII. Strasbourg. 1755.

(5) Mémoires qui ont concouru pour le prix de l'Académie de chirurgie, t. 1. p. 100.

(6) Dissert. de membrorum amputatione. in-8. Hall. 1761.

(7) Chirurg. Works. vol. 11.

(8) Opuscules de chirurgie, tom. 1, page 232.

de Lamartinière (1). Schmuker, qui professait les mêmes doctrines et qui partageait à peu près les mêmes erreurs, restreignit l'amputation aux membres affectés de gangrène. Il suivait en opérant la méthode de Louis, mais s'il approuvait l'opération dans l'articulation coxo-fémorale et scapulo-humérale, il la condamnait avec raison pour l'articulation du genoux et du coude, comme n'étant presque jamais suivie de succès (2). Les autres auteurs qui à peu près dans le même temps portèrent principalement leur attention sur ce sujet, ceux surtout qui publièrent des écrits sur les amputations dans les articles, sont Puthod, Brasdor, Barbet, Wohler, Parke, Kerr, Lucas, Moreau, Sabatier, Vermandois, sur le compte desquels nous aurons souvent occasion de revenir dans cet ouvrage.

En 1765, O'halloran (3), chirurgien Irlandais, apporta encore de nouvelles modifications au procédé de Verduin, en ce sens seulement qu'il conseillait de n'appliquer le lambeau sur la surface qu'après le dixième, le douzième et même le quatorzième jour, il voulait, disait-il, que l'os soit couvert de bourgeons charnus, et que la suppuration du lambeau et de l'extrémité du moignon soit parfaitement établie. Par cette conduite O'halloran tâchait d'éviter la compression des parties et les accidens hémorrhagiques et inflammatoires, mais il renonçait évidemment à une partie des avantages qu'on attribuait à l'amputation à lambeaux. En 1769, White (4), chirurgien de l'hôpital de Manchester, pratiqua l'amputation au-dessus des malléoles; l'opération fut

(1) Mémoires de l'Académie de chirurgie, tom. 4, page 1.
(2) Vermisch. Schrift. tom 1, p. 3.
(3) Complet treatise on gangrene, etc. With a New method of amputation. in-8. Dublin. 1765.
(4) Recherches et observations de médecine par une Société de médecins de Londres, tom. 4, 1769.

faite au moyen d'une double incision avec un succès si heureux que le malade marchait très bien même avec une machine mal construite. En 1772, Valentin pensant perfectionner la méthode de Louis, pour éviter la saillie de l'os et la conicité du moignon, proposa pour parvenir plus facilement à ce résultat, de faire la section de chaque muscle dans leur état de tension, et de changer par conséquent la position du membre selon les parties que l'on avait à couper (1). Cette méthode qni nous paraît impraticable, n'a jamais fixé l'attention des opérateurs. Le célèbre Guillaume Bromfield, médecin de la princesse douairière de Galles, et plus tard premier chirurgien du roi d'Angleterre, publia en 1773, ses observations de chirurgie, où il rapporte qu'il commença à amputer au-dessus des malléoles vers l'année 1740. Il ajoute que son malade marchait si bien avec une machine très simple qu'il était difficile de voir qu'il avait perdu le pied.

Pour suivre l'ordre chronologique, nous arrivons à Edouard Alanson, chirurgien anglais a Liverpool, dont le nom figure si honorablement dans l'histoire de l'amputation. Ce praticien habile s'est fait surtout connaître par un procédé particulier qu'il décrivit dans un ouvrage publié en 1779 (2) et traduit de l'anglais par Lassus en 1784, sous le titre de *Manuel de l'amputation des membres*. Le principal but de la méthode d'Alanson, est d'éviter la saillie de l'os et d'obtenir une réunion immédiate de la plaie. Les tégumens refoulés fortement en haut par un aide, sont coupés circulairement et disséqués avec la pointe du couteau dans une assez

(1) Recherches critiques sur la chirurgie moderne. in-8. Amsterdam. 1772.

(2) Pratical observations upon amputation, etc. in-8. London. 1779.

grande étendue pour couvrir toute la surface de la plaie. La
partie disséquée de la peau est relevée, et les muscles sont
coupés un peu plus bas que le rebord cutané, en portant le
couteau obliquement, de manière à parvenir le plus haut
possible vers l'os. Alanson blâme l'ancienne méthode qui
consiste à dénuder l'os de son périoste dans une étendue
considérable au-dessus et au-dessous du point où doit passer la scie (1). Plusieurs chirurgiens critiquèrent la méthode
d'Alanson, entr'autres Marten, Loefler, Wardemburg,
Richter, et surtout Mynors qui dans son ouvrage
(*Pratical thougts on amputation*) dit qu'on pourrait
mieux obtenir le but qu'on se propose, en conservant une
quantité suffisante de peau et en coupant franche-
ment les muscles. Selon lui la première incision doit
diviser les tégumens un peu obliquement en haut, mais
il conseille de couper perpendiculairement les muscles jusqu'à l'os, après avoir fait relever par un aide les parties
divisées dans le premier temps de l'opération. Kirkland,
modifia la méthode de Mynors en conseillant d'emporter un
morceau de la peau à chaque angle du moignon, pour empêcher par ce moyen les tégumens de se froncer. Benjamin
Bell, chirurgien de l'hôpital d'Edimbourg, à qui la science

(1) On trouve une observation curieuse d'Alanson dans le tom.
4 *des recherches et observations médicales des médecins de Londres.*
Il rapporte qu'une femme s'étant fracturé le tibia au second mois
de sa grossesse, arriva au terme de l'accouchement sans que
la fracture eût fait aucun progrès vers la consolidation. A partir
de cette époque la formation du cal eut lieu comme dans les cas
ordinaires : au bout de neuf semaines, cette malade était guérie.
Il faut noter que la femme dont il est question s'était aussi fracturé le fémur quelque temps avant de devenir enceinte et que la
consolidation s'était faite dans l'intervalle du temps qu'elle demande ordinairement.

doit, de bonnes descriptions des procédés opératoires, employait également la méthode de Mynors, et il trouvait de même avantageux dans certains cas de mettre en pratique la méthode de Ravaton, de Verduin et d'Alanson.

En 1782, Wrabetz renouvela la méthode de Guy de Chauliac, en proposant comme ce dernier de retrancher les membres sans effusion de sang. Pour obtenir ce résultat, il employait une ligature qu'il serrait tous les jours davantage en saupoudrant la division des parties molles avec une poudre astringente; lorsque le membre était divisé jusqu'à l'os, il sciait ce dernier à la manière ordinaire. Cette méthode, quoique très-défectueuse, trouva en 1786 un défenseur dans Plouquet, qui la croyait préférable pour les sujets maigres et timides, mais qui ne voulait pas l'employer sur la jambe et sur l'avant-bras. Enfin, dans les dernières années du XVIIIe siècle, Lassus, Loder Tschepius, Mursina, Callisen firent connaître différens procédés pour pratiquer l'amputation des membres. Chopart, entr'autres, successeur de Bordenave et chirurgien de l'hospice de l'École, inventa en 1793 l'amputation partielle du pied, dans les articulations de l'astragale avec le scaphoïde et le calcaneum avec le cuboïde.

Pour terminer ce que nous avons à dire sur l'histoire générale des amputations, et avant de commencer celle de tous les instrumens employés pour chaque procédé opératoire, nous allons ajouter quelques mots sur une nouvelle méthode d'amputer les membres, désigné par M. Scoutetten sous le nom de *méthode ovalaire*. Le caractère essentiel de cette manière d'opérer est la section des parties molles, suivant un plan oblique, de manière à former une plaie de forme ovoïde ; la ligne d'après laquelle l'incision des chairs doit être faite, est assez bien représentée par un V ou encore mieux par un triangle à sommet supérieur et à base inférieure et arrondie. Il est surtout important que le sommet de ce triangl edépasse en haut de quelques lignes le lieu de la section ou de la désarticulation de l'os, et qu'il corresponde au point du membre le moins pourvu de chair et de troncs nerveux et vasculaires.

De toutes les méthodes d'amputer les membres, cette dernière désignée d'abord sous le nom de *méthode oblique*, est certainement la moins ancienne, puisqu'elle n'a pas été décrite avant le commencement de notre siècle, à moins qu'on ne veuille en trouver l'origine dans la plaie de forme ovoïde, signalée par Lassus en 1793, ou dans les procédés de Pojet, de Sharp, de Bromfield ou de quelques autres proposés, vers la fin siècle dernier pour l'amputation du bras dans l'article. Ce qu'il y a de certain, c'est que la méthode ovalaire n'a été décrite d'une manière précise qu'en 1803 et 1804, dans deux thèses soutenues à la Faculté de Strasbourg, par MM. J. B., J. A. Blandin, et surtout par M. Chasley. Dès l'année 1809, M. Langenbeck l'avait employée pour l'ablation des premiers et cinquièmes métatarsiens et métacarpiens. M. Guthrie, l'un des plus habiles chirurgiens anglais, qui le premier a décrit la méthode ovalaire, y eut aussi recours quelques années plus tard pour la désarticulation scapulo-humérale; enfin, Béclard, Dupuytren et M. Richerand l'ont aussi quelquefois mise en pratique, mais seulement pour certaine amputation des doigts. Cette méthode d'abord peu connue, n'avait été que rarement appliquée, lorsqu'en 1827, M. Scoutetten voulant généraliser son emploi, publia un ouvrage (1) dans lequel il la décrivit, et chercha à faire

(1) La méthode ovalaire ou nouvelle méthode pour amputer dans les articulations. in-f. fig. Paris, 1827.

ressortir ses avantages surtout, dans toutes les amputations articulaires.

Les chirurgiens du XIXe siècle ont, comme leurs devanciers, cherché à perfectionner, à modifier et à varier tous les procédés opératoires et les différentes méthodes d'amputer les membres. Ainsi, ils ont fait par de nouveaux procédés, non seulement des amputations circulaires, à lambeaux et ovalaires, dans la continuité ou dans les articulations des os, mais encore ils ont osé désarticuler la cuisse d'avec le bassin; M. A. Blandin, chirurgien militaire, en cite trois exemples avec succès complet; M. Perret, son collègue, a eu également le bonheur de réussir une fois; Mulder ne fut pas moins heureux sur une jeune fille de dix-huit ans; notre célèbre baron Larrey rapporte, dans ses Mémoires, deux succès bien constatés, l'un sur un Russe à Witepsk, l'autre sur un Français à Mojaïsk. Selon M. Gouraud, le docteur Millengen a obtenu aussi deux succès du même genre. En 1812, M. Baffos, chirurgien de l'hôpital des enfans, a pratiqué également la même opération sur un enfant de sept ans qui succomba quelques mois après, non de l'amputation, mais de la maladie scrofuleuse dont il était affecté; enfin, MM. Brownrigg en 1812, Guthrie en 1815, Delpech en 1824, A. Cooper dans la même année, Syme et Bryce en 1825, Orthon en 1826, Mott de New-York en 1827, et quelques autres chirurgiens, comptent tous un ou deux succès bien authentiques; ce qui porte le nombre des réussites à plus d'une vingtaine. Il est vrai de dire que MM. Thomson, Keer, A. Blandin, A. Cooper, Broocke, Colle, Walter, Emery, Guthrie, Dupuytren, Blicke, Krimer, Pelikan, Dieffenbach, Gensoul, Roux, Clot, etc., ont vu chacun périr un malade de ceux qu'ils avaient opéré.

Quoique l'amputation dans l'articulation coxo-fémorale soit une conquête de la chirurgie moderne, Morand passe pour en avoir le premier eu l'idée, il y a à peu près un siècle; deux de ses élèves, Wolher, chirurgien des Gardes à cheval du roi de Danemarck, et Puthod de Nyon en Suisse; en firent la proposition formelle à l'Académie de chirurgie, le 3 mars 1739 et obtinrent le 26 juillet 1740, un rapport favorable de Ledran et de Guérin le fils. En 1743, Ravaton voulut la pratiquer; mais des confrères appelés en consultation s'y opposèrent; enfin, le 7 mars 1748, Vallun soutint une thèse de Lallouette sur ce sujet; que Morand fit mettre au concours en 1756 et 1759. L'Académie qui avait reçu trente-quatre Mémoires sur cette question, couronna celui de Barbet, et c'est alors que plusieurs chirurgiens, entr'autres Moublet, Goursault, Lefébure, Puy, Lécomte, publièrent des travaux dont les conclusions furent que l'amputation coxo-fémorale était praticable et pouvait présenter quelques chances de succès.

Depuis les premières tentatives faites au commencement de ce siècle sur l'homme vivant, cette opération a été pratiquée, soit par la méthode circulaire, soit par la méthode à lambeaux. MM. Abernethy, Colles, Krimes, Weilch et Grœfe ont préféré la première; mais la seconde a semblé offrir plus d'avantage à MM. Plantade, A. Blandin, Larrey, Delpech, Béclard, Guthrie, Dupuytren, Lisfranc, Ashmead, Manec, etc., qui ont tous proposé un procédé particulier. Enfin, M. Scoutetten et notre ami, M. Cornuau, ont imaginé chacun un procédé par la méthode ovalaire.

Indépendamment des grandes tentatives que nous venons de rappeler, nous avons encore à parler de nouvelles amputations dues au génie chirurgical de plusieurs opérateurs de nos jours. Parmi ces dernières, nous ran-

geons l'amputation du pied dans les articulations tarso-
métatarsiennes, imaginée par M. Lisfranc, et préférable à
celle de Chopart, parcequ'elle conserve plus de longueur
au pied. Nous devons encore signaler l'amputation des orteils en totalité dans les articulations métatarso-phalangien-
nes, celle des doigts dans les articulations métacarpo-pha-
langiennes, l'amputation du cinquième os du métacarpe,
enfin, l'extirpation simple des os du métarpe et du méta-
tarse, sans ablation des doigts ou des orteils correspondans,
indiquée par Trocconet, exécutée en 1818 par M. Roux
et en 1827 par M. F. Blandin à l'hôpital Beaujon. Si nous
n'avions pas la crainte de trop prolonger cet article, et surtout de répéter ce qui est connu de tous les praticiens instruits, nous passerions encore en revue toutes les modifications proposées pour différentes amputations faites par
Hause, Vanhorn, Callisen, Bruminghausen, Vacquier,
Boyer, Dupuytren, Béclard, le baron Larrey, MM. Guthrie, Richerand, Roux, Lisfranc, Gouraud, S. et A.
Cooper, J. Cloquet, Græfe, Langenbeck, Champesme,
Mingault, Velpeau, et un grand nombre d'autres, dont les
procédés sont décrits dans tous les traités modernes de médecine opératoire (1). Si les perfectionnemens apportés
dans les amputations depuis notre siècle, semblent ne pas
être aussi importans que ceux imaginés pour plusieurs
autres opérations, c'est que la partie de l'art, relative aux
amputations, nous a été transmise si près de sa perfection par

(1) L'excellent traité de médecine opératoire de M. le professeur Velpeau est de tous ceux que nous possédons en France,
celui qui offre le plus de détails historiques concernant les travaux des chirurgiens modernes. Cet ouvrage a pour titre : *Nouveaux élémens de médecine opératoire*, avec un atlas, 3 vol. in-8.
Paris, 1832.

les travaux du siècle dernier, qu'il n'est pas étonnant que nos contemporains aient trouvé moins à glaner dans ce champ déjà épuisé par tant de moissons abondantes.

Instrumens et appareils employés pour pratiquer les amputations.

Les instrumens employés pour pratiquer les amputations des membres sont divisés en cinq classes. La première comprend les instrumens qui sont appliqués provisoirement pour suspendre le cours du sang pendant l'opération. Parmi ces derniers, on doit ranger les ligatures circulaires, les garrots, les tourniquets, les compresseurs, les pelotes compressives, les cachets compresseurs, etc.

La seconde classe comprend les instrumens destinés à faire la section des parties molles, tels que les couteaux, droits, courbes, convexes, concaves, à deux tran- chans, etc., la hache, le billot, le maillet, la gouge, les pinces incisives, la machine de Botal, etc.

Dans la troisième classe, se trouvent les instrumens des- tinés à relever les chairs et à les protéger de l'action de la scie ; on place parmi ces derniers les différentes espèces de rétracteurs. Enfin, dans la quatrième et cinquième classe se trouvent les instrumens employés pour la section des os et ceux qui servent à appliquer les moyens hémostatiques définitifs : les premiers comprennent toutes les espèces de scies, et parmi les seconds sont classés les pinces et les ai- guilles à ligatures et à torsion, le tenaculum, l'artério- déon(1). Nous allons donner l'histoire de tous ces instrumens, en suivant l'ordre dans lequel nous venons de les classer.

(1) C'est une pince porte-nœud pour les ligatures profondes que nous avons imaginée en 1827.

Instrumens pour suspendre le cours du sang pendant l'opération.

D'après Aétius, Archigènes d'Apamée qui vint s'établir à Rome, sous l'empire de Domitien, proposa le premier l'emploi d'une ligature circulaire autour du membre, pour suspendre le cour du sang pendant l'amputation (1).

Plus tard, Ambroise Paré renouvela les conseils d'Archigènes et revint à la ligature complète du membre; ce moyen, aussi douloureux qu'infidèle, auquel le père de la chirurgie française attribuait l'avantage, non seulement de s'opposer à l'hémorrhagie, mais d'engourdir le membre et de diminuer les douleurs pendant la section des chairs, ce moyen, disons-nous, fut employé jusqu'en 1674, époque où étant au siége de Besançon, Morel, chirurgien de cette ville, inventa le garrot. Cet instrument très simple n'était autre chose que le lien circulaire d'Archigènes et de Paré, auquel furent ajoutés une plaque et deux bâtonnets destinés à tordre et à serrer le lien. Bientôt le garrot de Morel fut modifié en ajoutant de chaque côté sous les bâtonnets une pelote et une plaque d'ivoire ou de corne destinées à empêcher le froissement de la peau.

On supprima plus tard l'un des petits bâtons comme étant inutile; cependant, à en juger d'après un dessin que nous donne Dionis dans son cours de chirurgie, publié en 1707, il paraîtrait qu'on ne s'était pas encore aperçu, au commencement du siècle dernier, des inconvéniens du double garrot. Enfin, en 1716, par l'invention du tourniquet, J. L. Petit rendit voisin de la perfection l'art de

(1) Collect. nicetæ de amputantis partibus, page 55.

suspendre le cours du sang pendant les amputations. Après plusieurs essais, Petit présenta cet instrument à l'Académie des sciences (1). Il était alors construit en bois, soit à cause de sa légèreté, soit parce que la vis qui était de la même matière pouvait avoir des pas fort alongés, en sorte qu'en un seul tour on faisait faire beaucoup de chemin à la plaque mobile. Depuis long-temps cet instrument ne se fait plus autrement qu'en cuivre jaune, ce qui le rend plus maniable, et moins volumineux sans être plus pesant. Il est composé de trois plaques de cuivre, d'une vis, de deux coussins, d'un ruban et d'une boucle. La vis est quelquefois faite à double pas, mais elle a alors l'inconvénient de se lâcher seule. Le lien ou jarretière est de soie ou de filoselle, et a trois pieds de long sur huit de large. Les coussins ou pelotes, qui doivent être aussi durs que possible, sont recouverts d'une peau de chamois. Depuis J. L. Petit, on a proposé un grand nombre d'autres tourniquets; ainsi, nous avons le tourniquet d'Heister, celui de Morand, le tourniquet anglais qui est à manivelle, le tourniquet de Brambilla, celui du même pour le bras, celui inventé par Dahl, en 1760, pour comprimer l'artère axillaire au-dessous de l'extrémité humérale de la clavicule, celui imaginé pour la compression de l'artère fémorale au pli de de la cuisse, enfin nous avons encore les tourniquets de Percy et ceux modifiés par M. Charrière, habile coutelier de Paris. Comme tous ces instrumens ne sont que des modifications du tourniquet de Petit, nous nous dispensons de les décrire, d'autant plus que les dessins que nous en donnons les feront suffisamment connaître.

En 1784, un chirurgien anglais, J. Moores, pour dimi-

_____

(1) Mémoires de l'Académie des sciences, année 1718.

nuer la sensibilité des nerfs avant l'amputation, inventa
une espèce de compresseur consistant en un demi-cercle
en acier, présentant à l'une de ses extrémités une pelote
qui devait servir de point d'appui, et à l'autre une vis de
pression supportant une pelote mobile qui comprimait le
nerf au moyen de la vis, et que deux tiges de fer, qui en
partaient en traversant le demi-cercle, empêchaient de va-
ciller. Le célèbre Dupuytren, dont la science déplorera
toujours la perte, a imaginé, il y a quelques années, pour
comprimer les artères des membres, un instrument à peu
près analogue, qui se compose d'une lame d'acier, également courbée en demi-cercle, supportant par une de ses
extrémités une pelote destinée à prendre un point d'appui
sur la partie du membre opposée à l'artère. Cette pelote,
large d'environ deux pouces et longue de trois et demi,
doit être immobile et concave pour s'adapter à la convexité des parties charnues. L'autre extrémité est traversée
par une vis et donne naissance aux deux tiges de fer qui
supportent et qui dirigent la pelote mobile destinée à comprimer le vaisseau. Cette pelote, qui est alongée et presque
cylindrique et qui est surmontée ainsi que l'autre par une
plaque de cuivre, doit avoir au moins trois pouces de longueur comme la pelote du tourniquet de Petit. Au moyen
d'un mécanisme très simple, on peut augmenter ou diminuer la longueur et la courbure de l'instrument. La lame
d'acier, large de deux doigts et courbée sur son plat, se
trouve brisée vers son milieu et se sépare en deux moitiés
dont les extrémités s'engagent en sens inverse dans un coulant d'acier, où on les fait avancer plus ou moins l'une sur
l'autre. Une vis de pression placée sur le coulant fixe les
deux pièces dans la position que l'on désire. Les deux pelotes peuvent aussi prendre et garder l'inclinaison qu'on

veut leur donner, parce que la lame se trouve également brisée par une charnière près de ses extrémités. Un ressort fixé sur la convexité, derrière chaque charnière, s'engage par son bout libre dans des engrenures placées du côté de la convexité du demi-cercle, de telle sorte qu'en permettant tous les mouvemens de flexion de la charnière, il empêche les pelotes de quitter la position qu'on leur a donnée. Cet instrument a été, depuis peu, modifié par M. Charrière : nous en donnerons un dessin ainsi que de tous les autres dont il sera question dans cet article.

Enfin, en 1827, nous avons nous-même imaginé un compresseur beaucoup plus commode et surtout beaucoup moins lourd, qui a l'avantage de pouvoir être appliqué sur les artères fémorales, inguinales, brachiales, axillaires, et au moyen duquel on peut établir et faire cesser subitement la compression. Cet instrument, qui peut être appliqué par tout le monde, sera décrit dans un supplément que nous donnerons à la fin de cet ouvrage.

Dans certains cas, surtout pour établir la compression sur une artère située dans une excavation, on emploie des pelotes à manches ou tout simplement un cachet de bureau dont on a garni la plaque d'un tampon de linge recouvert de peau ; de cette manière, la douleur est moins vive, la rétractation des muscles est moins gênée, et l'opérateur qui agit plus librement peut s'approcher de l'articulation du membre autant que la nature du mal l'exige. Enfin on a fait, à l'exemple d'Archigènes qui, avant de retrancher un membre, liait les vaisseaux après les avoir embrassés dans un lacs ou dans quelques brins de fil passés autour au moyen d'une aiguille, on a fait, disons-nous, la ligature de l'artère principale à une certaine distance du lieu où l'amputation devait être faite. Ce moyen, proposé en

1760 par Lefébure, a été mis en pratique sur le vivant dans l'amputation de la cuisse par Blandin, le barron Larrey, Delpech, MM. Marjolin et F. Blandin, et dans l'extirpation du bras par Garengeot et Ledran. Cette précaution de lier l'artère fémorale dans le pli de l'aine avant de commencer l'amputation, présente l'inconvénient d'exiger deux opérations pour une, mais elle a l'avantage de faire courir moins de risques au malade, et de permettre au chirurgien d'agir avec plus de sécurité. Il est inutile d'ajouter que la plupart des opérateurs préfèrent aujourd'hui à tous les instrumens les doigts des aides pour comprimer les vaisseaux ; si ce dernier moyen a quelques avantages, il présente aussi de grands inconvéniens.

Instrumens pour diviser les chairs.

Pour faire l'ablation d'un membre, Hippocrate, qui opérait toujours dans les articulations, se servait d'un couteau à lame légérement convexe. D'après André de la Croix (1), le père de la médecine employait aussi comme Celse, soit une espèce de rasoir à lame tronquée que les anciens appelaient *novacula*, soit un scapel dont la lame se fermait dans le manche. Les médecins arabes se servaient de couteaux à amputation qui étaient le plus souvent convexes sur leurs tranchans ; quelquefois, au contraire, ils étaient légèrement concaves vers leurs pointes, et avaient un long manche comme on en voit des dessins dans Albucasis. Ils firent usage aussi, comme on le fit encore long-temps après eux, d'un couteau rougi au feu, *cauterium cutellare*, qui avait pour but de couper les chairs et de cautériser en

(1) Officina chirurgica, page 3.

même temps les vaisseaux pour s'opposer à l'hémorrhagie.
A l'exemple de ses prédécesseurs, Fabrice de Hilden se servit d'une hache pour amputer les membres, et on avait
recours à de fortes tenailles incisives ou à la gouge et au
ciseau conduits à coups de maillet de plomb pour l'amputation partielle du pied, de la main, des doigts et des orteils qui étaient pour cela placés sur un billot de bois. En
parlant de ces moyens barbares, nous ne devons pas oublier de rappeler la machine de Botal. (*Voyez* planche 12,
fig. 2), que cet auteur a inventé pour pratiquer l'opération d'un seul coup. Ambroise Paré, Wisemann et la
plupart des chirurgiens des XVIe et XVIIe siècles, se
servaient d'un couteau en faucille, *cutellus falcatus.* Plus
tard, la courbure fut un peu diminuée ; mais on ne fit usage
de couteaux droits que lorsque J. L. Petit et surtout Louis
firent ressortir dans le siècle dernier l'inutilité et les inconvéniens des couteaux courbes. Il est bon d'ajouter cependant qu'avant eux, c'est-à-dire en 1679, Lowdham employait un couteau droit pour l'amputation à lambeaux,
dont il était l'inventeur. Pour la même opération, Verduin
et Sabourin, qui ont modifié cette méthode, préférèrent,
quarante ans après, un couteau à lame un peu courbée.
Ceux proposés par Lafaye étaient courbés sur le plat pour
contourner l'os plus facilement ; Lassus aimait mieux les
couteaux à lame légèrement convexe. Desault, qui n'a pas
été des derniers à reconnaître les inconvéniens du couteau
courbe, inventa un couteau poignard dont la lame, longue
d'environ un pied sur huit à neuf lignes dans sa plus grande
largeur, était tranchante des deux côtés avec une vive
arète mousse sur ses faces et dans toute sa longueur. Brasdor, pour l'amputation de la jambe dans l'articulation du
genou ou celle de l'avant-bras dans l'articulation du coude,

proposa deux couteaux à tranchant convexe, dont la lame du plus grand avait de six à sept pouces de long sur environ dix lignes de large. Ces couteaux étaient emmanchés de manière à se fermer comme des couteaux de poche.

Dans l'intention de couper les parties molles et les parties dures avec le même instrument, on a inventé en Allemagne un couteau dont la lame, large d'un pouce et longue de douze, présente sur son dos une rangée de dents de scie dans la longueur de huit pouces, de telle sorte qu'étant terminée par un double tranchant vers sa pointe, l'instrument peut remplacer à la rigueur la scie, le couteau droit ordinaire et le couteau interosseux. Aujourd'hui on ne se sert plus que des lames droites, qui se terminent soit par une pointe émoussée et large, soit par une pointe très acérée. Les couteaux qui sont le plus généralement employés de nos jours, sont ceux qui ont la pointe médiocrement aiguë et dont le talon ne forme pas un angle saillant en avant des manches qui les supportent. (Voyez planche 12, fig. 14 et 15).

Pour couper les ligamens, les membranes, les vaisseaux et les chairs qui occupent l'intervalle des os de la jambe et du bras, on a imaginé des couteaux droits à deux tranchans, à lame étroite avec une pointe acérée, offrant une longueur de quatre à huit pouces, et devant agir en piquant et en coupant. Ces couteaux, appelés interosseux, ont les deux tranchans de leur lame séparés par une vive arête jusqu'aux deux tiers de la longueur où se trouve un dos mousse qui sert à appuyer le doigt pour conduire l'instrument; à partir de cet endroit la lame a quatre lignes de large et va en diminuant jusqu'à la pointe.

Il nous reste encore à parler du couteau désarticulateur inventé par M. le baron Larrey, pour pratiquer l'amputation du bras dans l'articulation scapulo-humérale par son procédé; la lame de ce couteau est droite e ne présente que trois pouces et demi de longueur, afin qu'il soit plus facile de la faire pénétrer dans l'articulation. Nous avons encore à signaler le couteau à amputation du docteur Labat, dont la lame légèrement convexe sur le tranchant, coupe également sur son dos dans l'espace de deux pouces et à quelques lignes de la jonction avec le manche. Cette espèce de double tranchant qui est placé au point le plus résistant de la lame est destiné par son ingénieux inventeur, non seulement à racler le périoste, mais encore à couper les saillies et les aspérités osseuses qui ont échappé à l'action de la scie. Enfin nous terminerons ce que nous avons à dire sur les instrumens destinés à couper les parties molles pendant les amputations, en ajoutant que nous avons imaginé un couteau dont la lame à pointe très large et arrondie, coupe en sciant dans toute sa longueur, d'autant plus qu'elle agit comme celle d'un rasoir, c'est-à-dire qu'elle coupe en biseau, étant plus étroite vers son manche que vers sa pointe; cet instrument sera décrit et dessiné dans un supplément à la fin de ce Dictionnaire.

Instrumens destinés à faire la section des os.

De tous les instrumens métalliques, la scie est sans contredit un des plus anciens, car Diodore de-Sicile (1) et Ovide (2) en attribuent l'invention au neveu de Dédale, qui vivait un peu avant le siége de Troie, c'est-à-dire, 1184 ans avant J.-C. D'après ces auteurs, le neveu du fameux architecte que nous venons de citer, ayant réussi à couper

(1) Bibliothèque historique, liv. 4.
(2) Métamorphoses, liv. 8.

en deux un morceau de bois avec une mâchoire de serpent qu'il avait trouvée par hasard dans les champs, conçut l'heureuse idée de cet instrument utile, et bientôt après confectionna une scie en métal. Si l'origine de la scie se perd comme on le voit dans la nuit des temps, son emploi dans la chirurgie pour l'amputation des membres, remonte aussi à une époque très reculée, car tous les médecins de l'antiquité, entr'autres Celse, Archigènes, Héliodore, Léonidès, Paul d'Égypte, etc., parlent de cet instrument comme devant être employé pour la section des os. Les médecins arabes s'en servaient également pour le même usage, Albucasis entr'autres, qui parmi eux s'est le plus occupé de chirurgie, nous a laissé dans son ouvrage (1) plusieurs dessins représentant les scies dont les chirurgiens fesaient usage à son époque. Comme la plupart de ces instrumens ont des formes bizarres et grossières, nous nous contentons d'en donner deux dessins sans prendre la peine de les décrire, ayant d'ailleurs l'intention de revenir sur ce sujet au mot *scie*.

Quoique la construction des instrumens destinés à diviser les parties molles ait varié à l'infini, ceux propres à faire la section des parties dures ont été soumis à un nombre encore plus grand de modifications qui pour la plupart concernaient moins leur lame ou feuillet que les parties de la scie, qu'on désigne sous le nom d'arc ou d'arbre et de manche. Ainsi nous avons non seulement des grandes, des petites et des moyennes scies, dont les feuillets sont montés sur des arbres et des manches qui varient de forme et de mécanisme, mais encore l'arsenal de chirurgie possède des scies à lame fixe ou mobile, à lame

(1) Alzaharavii compendium artis medicæ. Augsbourg. 1490. in-f. et Albucasœ chirurgi methodus medendi, liv. 3. Venise, 1500. in-f.

de rechange ou qui se ferme en couteau ; nous avons encore des scies à lame tournante, des scies à phalanges, enfin des scies articulées ou à chaînons destinées principalement à la resection des os, mais pouvant être employées au
besoin dans l'amputation des membres. Nous bornons là
cette longue et fastidieuse nomenclature de tous ces instrumens du même genre, dont nous ferons ressortir les carac-
tères principaux en donnant l'explication des dessins qu'ils
représentent. Cependant nous ne voulons pas quitter ce sujet avant de dire que pour faire la section des aspérités osseuses qui restent quelquefois sur le trajet de la scie, on
se sert encore aujourd'hui d'une pince incisive et mieux
d'une petite scie ou même de la grande scie à amputation,
comme Lassus l'a conseillé. Pour relever les chairs, et les
préserver de l'action de l'instrument, on employait autrefois différens objets appelés rétracteurs qui n'étaient autre
chose que des espèces de bourses de laine et de toile ou des
plaques de bois, de cuir, ou de métal qui ont été préconisées
par plusieurs chirurgiens, entr'autres Fabrice de Hilden,
Gooch, Bell, Percy, etc. ; aujourd'hui, à l'exemple de Paul
d'Egine et de Guy de Chauliac, on se contente d'une simple compresse fendue, qui offre l'avantage d'être appliquée
plus facilement et de se trouver partout sous la main.

Moyens employés pour arrêter l'hémorrhagie après les
amputations.

Le point le plus embarrassant pour les anciens, pendant
les amputations des membres, était de s'opposer à l'écoulement du sang après la section des vaisseaux ; aussi, comme
le remarque Ambroise Paré, ils employaient des moyens si
dangereux et souvent si cruels, que presque tous les malades

y succombaient. Paul d'Egine, Albucasis, et la plupart des médecins du moyen-âge, cautérisaient la plaie avec le fer chaud et l'huile bouillante, ou comme Guy de Chauliac ils la bourraient d'étoupes ou d'emplâtres imbibées de blancs d'œuf de bols d'Arménie ou autres astringens du même genre. Quelques médecins eurent recours à l'arsenic, au vitriol, à l'alun, encore recommandés par Lavauguyon et Ledran, pendant le siècle dernier. Nuck, qui a parlé le premier du garrot inventé par Morel, recommande une espèce de champignon qu'il appelle *bovist*, qui n'est autre chose que le *lycoperdon*, plante cryptogame de la famille des champignons désignée généralement sous le nom de vesce de loup. En 1750, Brossard, chirurgien de la Châtre en Berry, préconisa un moyen dont il fit d'abord un secret que le gouvernement lui acheta ; ce moyen qui fut aussi proposé par Morand, consistait tout simplement à appliquer sur l'extrémité des vaisseaux, des morceaux d'agaric soutenus par une légère compression. M. Bineli a proposé également une eau de son invention au moyen de laquelle il dit arrêter les hémorrhagies ; enfin, M. Bonnafoux a composé avec le charbon, la gomme et la colophane, une poudre qui, selon lui, a les mêmes propriétés, et dernièrement MM. Talrich et Halma Grand ont trouvé un liquide dont l'efficacité, qui a été mise, hors de doute par un grand nombre d'essais sur les animaux, n'a pas aussi bien été constatée dans les expériences et les applications faites sur l'homme.

Aujourd'hui la ligature des artères est justement préférée par tous les chirurgiens modernes ; mais quoique Celse, Archigènes, Galien, Avicenne, et d'autres médecins de l'antiquité aient parlé de ce moyen hémostatique, Ambroise Paré doit être regardé comme le véritable inventeur de la ligature, puisque les auteurs que nous venons de citer ne l'employaient que dans les cas où les artères étaient ouvertes au milieu des plaies, et que d'ailleurs leur méthode resta toujours sans avantages dans la pratique des amputations. Pour lier les vaisseaux, Ambroise Paré se servait d'un instrument de son invention appelé bec de corbin, espèce de pince à mors courbés, et garnie d'un ressort tenant toujours serrées les deux branches; après avoir saisi les artères il les attirait hors de la surface de la plaie, et avait le soin de comprendre avec elles quelque portion des chairs, afin, dit-il, que la ligature soit plus assurée. Souvent Paré, comme l'ont fait depuis lui beaucoup de chirurgiens, plaçait les ligatures au moyen d'une ou de deux aiguilles avec lesquelles il traversait les chairs qui entouraient l'artère, et dont il liait ensuite sur une petite compresse de linge, les deux bouts de fil qu'elle entraînait. Guillemeau, disciple de Paré, et plus tard Fabrice de Hilden, Wisemann, Dionis, de la Motte, Ravaton, Vermale, Garengeot, Naudin, Petit et un grand nombre d'autres, qui adoptèrent la ligature, ne tardèrent pas à en répandre généralement l'usage. Les uns employaient le bec de corbin, les autres la pince de valet à patin, composée de deux branches semblables unies, et à charnière, mais comme la précédente tombée en désuétude; ceux-ci se servirent de la pince ordinaire à disséquer, armée d'un fil comme les deux instrumens que nous venons de citer; ceux-là firent usage d'un crochet pour retirer l'artère au dehors; enfin Bromfield apporta à l'emploi de la ligature le perfectionnement qu'elle a de nos jours; c'est-à-dire, qu'au lieu de lier l'artère en y comprenant des chairs voisines, ce qui avait de nombreux inconvéniens, il l'attirait au dehors sans la tirailler, et la liait immédiatement en glissant sur elle l'anse de fil mise à nu, qu'il serrait ensuite autant qu'il le fallait pour empêcher l'effusion du sang.

L'expérience a depuis amplement justifié la conduite de Bromfield; aussi l'on peut dire que si la ligature après les amputations a été inventée par un chirurgien français, c'est à un chirurgien anglais qu'est dû le mérite de l'avoir perfectionnée comme on l'emploie aujourd'hui. On se sert le plus souvent de nos jours pour lier les vaisseaux, d'une pince ordinaire à dissection ou d'une pince à coulant ou à ressort, dont les mors, au moyen d'un crochet, restent serrés lorsque le vaisseau est saisi. On fait aussi quelquefois usage, comme le pratiquent la plupart des chirurgiens anglais, d'un petit instrument aigu et en forme d'arc, monté sur un manche et inventé par Bromfield, mais modifié par Bell qui lui a donné le nom de *ténaculum*. Cet instrument qui rend l'application du fil plus sûre, est selon nous moins commode que la pince pour saisir l'artère sans la déchirer; c'est sans doute pour cette raison qu'il n'est que rarement employé par les chirurgiens français. Comme nous devons traiter ce sujet d'une manière complète à l'article *ligature*, nous renvoyons à ce mot, pour donner quelques détails historiques, non seulement sur les matières conseillées par différens auteurs pour confectionner les fils des ligatures, mais encore sur les divers procédés qui ont été proposés jusqu'à nos jours pour en faire l'application.

Pour placer seul une ligature sur les artères rétractées dans les chairs après une amputation, ou logées profondément dans une cavité, nous avons imaginé en 1827 une pince porte-nœud (1) que nous avons appelée *arteriodéon*. Cet instrument extrêmement simple, dont nous donnons le dessin dans notre supplément, peut d'ailleurs servir comme une autre pince à disséquer, et ne diffère de la pince à

_____

(1) Elle est dessinée dans la *Revue médicale*, et dans une brochure que nous avons publiée en 1828, intitulée : *l'Hystérotomie*, etc.

coulisse ordinaire qu'en ce qu'il est pourvu d'un porte-nœud qui conduit au-delà de ses mors une anse de fil, résultant d'un nœud coulant dont on fait passer les bouts libres dans les ouvertures de deux petits anneaux qui terminent le porte-nœud. M. Lacauchie et, en 1833, M. le professeur J. Cloquet, ont également chacun imaginé une pince qui remplissent le même but et qui sont faites à peu près sur le même principe que la nôtre. Comme nous donnons à la fin de cet article le dessin de ces instrumens et de tous ceux dont nous venons de parler et que d'ailleurs ils seront décrits dans des articles particuliers, nous pensons qu'il est inutile d'entrer à présent dans de plus longs détails à ce sujet.

Pour s'opposer aux hémorrhagies après les amputations, M. Koch, chirurgien de l'hôpital de Munich, affirme que depuis plus de vingt-cinq ans, il se borne à comprimer l'artère principale du membre au moyen de compresses graduées et d'un bandage roulé, se prolongeant depuis le tronc jusqu'au bord de la plaie, qu'il réunit toujours par première intention. Quoique ce moyen soit, à ce qu'il paraît, appuyé par un grand nombre de faits, il demande encore, pour qu'on lui donne toute la confiance qu'il pourrait mériter, que son efficacité soit mise hors de doute par des expériences faites avec soin et impartialité. Le froissement des artères, qui avait été employé par Ledran après la section du cordon séminal de l'homme, a été proposé de nouveau depuis quelques années par quelques chirurgiens, entr'autres M. le professeur Velpeau qui l'a appliqué plusieurs fois avec succès sur les artères épigastriques, jambières et antibrachiales. En 1828, M. Miquel d'Amboise a cherché à rappeler l'usage de la fermeture des artères au moyen d'un corps étranger, surtout d'une corde à boyau, introduit dans le calibre des vaisseaux, comme le faisaient encore quelques chirurgiens du siècle dernier, qui employaient, soit un cône d'alun ou de vitriol de fer, soit un petit bouchon de cire ou de peau de chamois ; Chastanet, entr'autres, se servait pour le même usage d'une espèce de stylet qui, comme les autres moyens hémostatiques que nous venons de citer, produisait quelquefois l'oblitération des vaisseaux.

Le renversement du bout des artères employé par Théden sur l'artère intercostale, et par Ledran sur la totalité du cordon après la castration, a été également appliqué avec succès par M. Velpeau, au mois d'août 1828, à l'hospice de l'école de médecine, sur une branche de la mammaire externe et sur deux rameaux des sous-scapulaires ; il en a été de même à l'hôpital Saint-Antoine où, en 1829, dans un cas de cancer au sein, et en 1830, dans l'ablation du premier os métacarpien, le renversement du bout des artères fut pratiqué avec succès par le même chirurgien, qui a eu encore plusieurs fois recours à ce moyen.

Si depuis quelques années on a rappelé différentes méthodes hémostatiques tombées pendant long-temps dans l'oubli, il n'en est pas de même de la compression perpendiculaire que J. L. Petit voulut faire prévaloir le siècle dernier, et qu'il pratiquait à l'aide de tampons de linge, d'agaric ou de charpie, soutenus par une machine de son invention dont nous donnons le dessin, fig. 5. Pl. 15.

Avant d'achever ce que nous avions à dire sur ce sujet, nous ajouterons quelques mots rapides sur une méthode qui ressort des expériences indiquées précédemment, et qui de beaucoup préférable à la plupart des autres moyens, doit être non seulement regardée comme succédanée de la ligature après les amputations, mais même comme pouvant dans certains cas la remplacer avec avantage. Il

est facile de voir, d'après cela, que nous voulons parler de
la torsion des artères, indiquée il y a 1700 ans par
Galien (1), et d'après lui, en 1780, par Peyrilhe (2). Nous
nous proposons de donner une histoire précise de cet excellent moyen hémostatique à l'article *Torsion. Voyez* ce
mot. M. Thierry se sert pour cette opération d'une pince
à *valet à patin*, dont les mors sont plus ou moins larges
selon le calibre de l'artère à tordre. M. Velpeau emploie
tout simplement une pince à coulisse quelconque ou même
une pince ordinaire à ligature. Plusieurs médecins allemands ont proposé différentes modifications; M. Kluge,
entr'autres, a imaginé un instrument à l'aide duquel il
opère la torsion en lâchant un ressort qui fait tourner la
pince plusieurs fois sur elle-même ; enfin, M. Amussat, à
qui l'Académie des sciences a donné un grand prix pour ses
travaux sur ce sujet, pratique la torsion avec le secours de
deux pinces de son invention. La première de ces pinces
offre des mors cylindriques et unis dont l'un est terminé dans son côté interne par une petite tige de fer qui
s'introduit dans une ouverture du même diamètre située
au côté interne de la branche opposée de l'instrument et
destinée à fixer les deux mors, lorsque l'artère est saisie
pour en opérer le refoulement et en rompre les tuniques
internes et moyennes. L'autre pince, destinée à tordre les
artères, ne diffère des autres pinces à ligature ordinaire que
parce qu'elle présente sur l'une de ses branches un coulant
à pointe avec une ouverture pratiquée au-dessous, et sur
l'autre un anneau ovalaire au moyen duquel les mors de
l'instrument sont tenus rapprochés lorsque l'artère est

(1) *Galien.* De locis affectis, lib. I, cap. I. in-12. Lyon, 1547.
(2) *Peyrilhe.* Histoire de la chirurgie. page , 638. Paris, in-4.
1780.

saisie. Cette dernière pince, qui peut à la rigueur être remplacée par toutes les autres dont les branches peuvent être fixées par un coulant ou un ressort, est désignée communément sous le nom de *pince à torsion* proprement dite, tandis que la première a reçu de son auteur, M. Amussat, le nom de *pince à refoulement.* Voyez les articles *Artériodéon*, *Compresseur*, *Couteaux*, *Garrot*, *Ligature*, *Pince*, *Rétracteur*, *Scie*, *Tourniquet*, *Torsion.* Voyez aussi les articles *Résection* pour l'ablation des parties osseuses. *Excision* et *Extirpation* pour celle des parties charnues, telles que le sein, le pénis, etc.

EXPLICATION DES PLANCHES.

PLANCHE XI. *fig.* 1. Maillet des Chinois pour enfoncer les aiguilles à acupuncture.

2 Aiguille des Chinois pour l'acupuncture.

3 Aiguille employée de nos jours.

4 Aiguille idem à anneau de M. *Jules Cloquet.*

5 Couteau convexe employé du temps d'*Hippocrate* pour l'amputation des membres dans les articulations (*André de la Croix*, page 3).

6 Novacula ou couteau droit de *Celse*, pour couper les chairs dans les amputations.

7 Couteau convexe employé pendant le moyen-âge.

8 Cauterium cutellare que les médecins Arabes faisaient rougir au feu pour faire l'amputation des membres et s'opposer ainsi à l'hémorrhagie.

9 Couteau en faucille (cultellus falcatus) inventé par *A. Paré.*

10 Hache à amputation dont se sont servis des chirur-

giens du moyen-âge et même des chirurgiens du XVIIᵉ siècle.

11 Ciseau employé jusqu'au XVIIᵉ siècle, pour l'amputation du pied, de la main, des doigts et des orteils.

12 Maillet pour frapper sur le ciseau.

13 Billot où l'on plaçait la partie à amputer.

PLANCHE XII. *fig.* 1. Grande pince incisive, pour l'amputation des doigts et des orteils.

2 Machine de *Botal*, pour couper les membres d'un seul coup.

3 Grand couteau courbe, employé jusqu'au commencement du XVIIIᵉ siècle.

4 Couteau droit pour l'amputation à lambeaux, imaginé par *Lowdham*, en 1678.

5 Couteau légèrement concave (culter incurvus), employé le siècle dernier, par les chirurgiens anglais.

6 Couteau à double tranchant de *J. L. Petit*.

7 *Idem* inter-osseux, d'après *Brambilla*.

8 *Idem* convexe, d'après le même, servant pour l'amputation des doigts.

9 *Idem* à lame convexe et se fermant, proposé par *Brasdor*, pour l'amputation de la jambe, dans l'articulation du genou et celle de l'avant-bras, dans l'articulation du coude.

10 Couteau inter-osseux de *Petit*.

11 Couteau-poignard de *Desault*.

12 *Idem* de M. le baron *Larrey*, pour désarticuler l'épaule d'après son procédé.

13 Couteau inter-osseux moderne.

14 *Idem* le plus généralement employé.

15 *Idem* à lame sans talon et un peu convexe en approchant de la pointe.

16 Couteau de M. le docteur *Labat*, ex-chirurgien du vice-roi d'Egypte, coupant sur son dos dans la longueur de 18 lignes, pour racler le périoste et enlever les petites saillies osseuses qui restent souvent après l'action de la scie.

PLANCHE XIII. *fig.* 1. Garrot de *Morel*, inventé en 1674.

2 Garrot modifié avec un seul bâtonnet et une plaque de corne.

3 Tourniquet en bois de *J. L. Petit*, inventé en 1716.

4 *Idem* du même en cuivre, comme on l'emploie aujourd'hui.

5 *Idem* de *Heister*.

6 *Idem* de *Morand*, modifié en Prusse.

7 *Idem* de *Brambilla*, pour le bras.

8 *Idem* du même, pour la cuisse.

9 *Idem* à manivelle horizontale, inventé dans le milieu du siècle dernier, appartenant à M. *Samson*, coutelier de Paris.

10 Tourniquet anglais à manivelle verticale.

11 *Idem* en brayer, pour comprimer l'artère fémorale.

12 *Idem* de *D'ahl*, pour comprimer l'artère axillaire au-dessus de l'extrémité humérale de la clavicule.

13 Tourniquet de *Percy*.

14 Pelote à manche, pour comprimer l'artère crurale.

15 Tourniquet adopté par les chirurgiens de la marine française.

16 *Idem* moderne modifié, sortant des ateliers de M. *Charrière*.

17 Pelote de cet instrument.

18 Tourniquet modifié par M. *Charrière*.

    PLANCHE XIV. *fig.* 1. Petit tourniquet de
M. *Charrière*, très-portatif et pouvant se placer facilement dans une giberne de chirurgien militaire.

2 Compresseur de J. *Moores*, inventé en 1784, pour
diminuer la sensibilité des nerfs avant l'amputation.

3 Compresseur de *Dupuytren*, pour comprimer l'artère
fémorale pendant l'amputation.

4 Scie à deux manches des médecins arabes, d'après *Albucasis*.

5 Petite scie à long manche, des mêmes, d'après le même
auteur.

6 Grande scie employée dans le XVe et le XVIe siècle,
d'après *Andreas à Cruce*.

7 Autre scie de la même époque, d'après le même auteur.

8 *Idem* montée en couteau, d'après le même auteur.

9 *Idem* employée dans le XVIIIe siècle, d'après *Garengeot*.

10 *Idem* du XVIIe siècle, d'après *Heister*.

11 Scie anglaise, d'après *Brambilla*.

12 *Idem* à lame très large, d'après le même auteur.

13 *Idem* modèle ordinaire.

14 *Idem* à phalanges, montée en couteau, d'après *Brambilla*.

15 *Idem* à manche se repliant sur la lame, modifiée par
M. *Charrière*.

16 *Idem* ordinaire, sortant des ateliers de M. *Charrière*.

17 *Idem* forme anglaise à manche vertical, modifiée par
M. *Heine*.

18 Petite scie à giberne, très portative, parce que la lame
se replie sur le manche, modifiée par M. *Charrière*.

19 Grande scie articulée ou à chaînon, du docteur *Jef-
frey*, pouvant servir pour l'amputation des membres,
mais surtout très utile pour les résections osseuses, confectionnée par M. *Charrière*.

PLANCHE XV. *fig.* 1, 2, 3, 4. Petite scie à giberne, d'après les idées de M. le baron *Larrey*, sur le manche de laquelle, fig. 4, M. *Charrière* a adapté deux lames de couteaux à amputation, fig. 2 et 3.

5 Appareil de *J. L. Petit*, pour la compression perpendiculaire de l'artère crurale, dans le but de s'opposer à l'hémorrhagie, après l'amputation de la cuisse.

6 Pince incisive, pour couper les saillies osseuses.

7 *Idem* d'un autre modèle.

8 *Idem* plus petite, pour le même usage.

9 Bec de corbin d'*Ambroise Paré*.

10 *Idem* de *Dionis*, armée d'une ligature portant une aiguille.

11 Pince droite de *Dionis*, à anneau coulant et armée d'une ligature et d'une aiguille.

12 Rétracteur de *Bell*, pour relever les chairs et les protéger pendant l'action de la scie.

13 Valet à *patin*, pour la ligature des artères.

14 Pince ordinaire à branches alongées et armées d'une ligature.

15 *Idem* à coulant, modifiée par M. *Charrière*.

16 *Idem* à ressort placé à la face interne des branches, de M. *Græfe*.

17 Tenaculum de *Bromfield*, pour la ligature des artères.

18 *Idem* de *Bell*.

19 Pince porté-ligature de M. *J. Cloquet*, faite en 1833 ou 1834. Cet instrument remplit à peu près les mêmes indications que l'artériodéon de l'auteur de cet ouvrage, imaginé en 1827 et dont le dessin se trouvera dans le supplément.

20 Pince à ligature de M. *Lacauchie*.

21 Ancienne aiguille à ligature.

22 Aiguille de forme nouvelle, pour le même usage.

23 Pince à torsion de M. *Amussat*, confectionnée par M. *Charrière*.

24 *Idem* à refoulement, du même auteur.

25 Crochet de *Celse*, pour l'excision des amygdales.

26 *Idem* de *Paul* d'*Egine*, pour la même opération.

27 Airigne quadruple de *Museux*, *idem*.

BIBLIOGRAPHIE SPÉCIALE DES AMPUTATIONS.

Verduin. De nova artuum de curtandorum ratione, dissert. epist. in-12. Amsterdam, 1695.—*S. P. Hilscher.* De artuum amputatione, etc. Dissert. *Jena.* in-4. 1718.— De *Lafaye*. Nouvelle méthode pour faire l'amputation dans l'articulation du bras. — Histoire de l'amputation suivant la méthode de *Verduin* et *Sabourin.*—*Garengeot.* Moyen de rendre plus simple et plus sûre l'amputation à lambeaux. — M. *Vegret.* Observation sur la résection de l'os après l'amputation de la cuisse. —*Tschepius.* Casus de amputatione femoris non cruentæ. *Halæ.* 1742. — *Louis.* Mémoire sur la saillie de l'os après l'amputation des membres. — Second Mémoire sur l'amputation des membres. — *Brasdor.* Essai sur les amputations dans les articles. Tom. XV des Mémoires de l'Académie de chirurgie. — Recueil de pièces qui ont concouru pour le prix proposé par l'Académie de chirurgie, relativement à l'amputation coxo-fémorale, etc. — *J. U. Bilguer.* De membrorum amputatione rarissimè administranda, etc. in-4. *Halæ Magd.* 1761. — *O'halloran.* Complete treatise on gangrene, With a New method of amputation. in-8. Dublin. 1765.—*J. Falzmann.* De novo membra amputandi modo. Dissert. in-4. Argentari. 1772. — *Alanson.* Pratical Observations on amputations. in-8. London. 1779. traduit par Lassus. 1784. — *T. Kirkland.* Thoughts on amputation, in-8. London. 1780.—*J. Wrabetz.* Histoire d'un bras séparé sans amputation. in-8. Fribourg. 1782. —*Mynors.* Pratical thought on amputation, etc. in-8. Birmingh. 1783.—*Loder.* Comment. de novâ Alansoni amputationis methodo. in-8. prog. I. 7. Ienœ. 1784.—*D. Larrey.* Dissertation chirurgicale sur les amputations des membres, etc. in-4. *Paris.* 1804. — *G. Kloss.* De amputatione humeri ex articulo. in-4. Francfort. 1811.— *C. F. Grœfe.* Histoire théorique et pratique de l'amputation des membres. Berlin. 1811. — *J. P. Roux.* Mémoire et observation sur la réunion immédiate de la plaie après l'amputation. in 8. Paris. 1814. — *Robbi.* De via ac ratione quâ olim membrorum amputatione instituta est. in-4. Lisp. 1815. — *J. Lisfranc* et *Champesme.* Mémoire sur l'amputation du bras dans l'articulation de l'épaule. in-8. Paris. 1815. — *J. Lisfranc.* Mémoire sur l'amputation du pied dans l'articulation tarso-métatarsienne. in-8. Paris. 1815. — Mémoire sur les amputations scapulo-humérale, coxofémorale et tarso métatarsienne. — *Brunninghausen.* Erfahungen und bemerkuugen über die amputationen. in 8. Bramberg. 1818 —*A. C. Hutchinson.* Observations on the proper period for amputating in gunshot wounds. in-8. London. 1819. — *Maingault.* Traité des amputations qui se pratiquent sur le corps humain. in-fol. avec fig. Paris. 1822. — *Scoutetten.* La méthode ovalaire, ou nouvelle méthode pour amputer dans les articulations. in-4. fig. Paris. 1827.—*Cornuau.* De la méthode circulaire

appliquée aux amputations, des membres dans leurs articulations. in-8. Paris. 1831. — *Sédillot.* Des avantages et
des inconvéniens respectifs des amputations dans la continuité et dans la contiguité des membres. Dissert. in-4.
Paris. Février 1836. — Comme après chaque article,
nous ne voulons citer textuellement que le titre des ouvrages tout-à-fait spéciaux qui traitent de l'opération dont nous
aurons fait l'histoire, nous nous contentons de rappeler les
noms des principaux auteurs dont nous avons consulté les
traités généraux de chirurgie ou de médecine opératoire.
Tels sont ceux de Celse, de Botal, de A. Paré, de Guillemeau, d'André de la Croix, de Fabrice d'Aquapendente,
de Pigray, de Plazzoni, de Fabrice de Hilden, de Wisemann, de Dionis, de Mausquest de la Mothe, de Heister,
de Petit, de Ledran, de Garengeot, de Morand, de Ravaton, de Monro, de S. Sharp, de Bromfield, de Valentin, de Boucher, de B. Bell, de Sabatier, de Guthrie, de
Boyer, de Ch. Bell, de MM. Richerand, Velpeau, Mal-
gaigne, etc., etc. Nous avons encore eu recours aux articles Amputations du Dictionnaire de Médecine de James, du
Dictionnaire des Sciences Médicales, de l'Abrégé des
Sciences Médicales, de celui en 21 volumes, de celui de
médecine et de chirurgie pratique, enfin du Dictionnaire
de Chirurgie pratique de S. Cooper, etc.

Si l'on désirait connaître textuellement les titres des
traités généraux dont les noms de leurs auteurs viennent
d'être cités, on les trouvera presque tous dans les notes
placées au bas, de chaque page de cet article, avec des
indications précises et inscrites par ordre chronologique.

AMYGDALES (OPÉRATIONS SUR LES). Le silence absolu
que les médecins grecs, prédécesseurs ou contemporains
d'Hyppocrate ont gardé sur ce sujet, semble prouver
qu'ils ignoraient complètement la plupart des opérations

pratiquées sur les amygdales, telles que l'excision, la cautérisation, la ligature, etc.; en parlant des affections de ces
glandes, le vieillard de Cos se borne à nous apprendre
qu'il ouvrait les abcès auxquels elles sont sujettes avec un
instrument tranchant dont il n'indique pas la forme (1).
Il faut donc arriver jusqu'à Celse, pour avoir quelques
détails positifs sur une autre opération pratiquée sur les
tonsilles. Ce célèbre et éloquent médecin romain, nous dit
que lorsque après une inflammation, ces glandes sont res-
tées dures et gonflées, il faut en pratiquer l'excision; il
s'exprime ainsi à ce sujet d'une manière simple et précise :
Tonsillas quœ post inflammationes induruerunt, ἀντιάδες,
autem à Græcis appellantur, cum sub levi tunica sint;
oportet digito circumradere et evellere ; si ne sic quidem
resolvuntur hamulo excipere et scapello excidere (2). Il
nous semble d'après cette citation textuelle, que Celse ne
conseillait pas d'extirper les amygdales en entier, comme
Fabrice d'Aquapendente, Van Swieten, et presque tous les
auteurs le lui font dire; par *circumradere digito,* il entendait
probablement qu'il fallait d'abord les racler autour avec le
doigt, de manière qu'après avoir déchiré la membrane fort
mince qui les recouvre, on emportât tout ce qu'on n'aurait
pu détacher. Cette interprétation du texte de Celse nous sem-
d'autant plus naturelle qu'il conseille de pratiquer cette
opération avec un crochet et un scapel, lorsqu'on n'aura
pu réussir avec le doigt : *si ne sic quidem resolvuntur, ha-*
mulo excipere et scapello excidere. C'est bien mal comprendre ces derniers mots que de leur donner un autre sens
que l'idée d'une ablation partielle, c'est-à-dire de l'excision.
- Aetius d'Amide en Mésopotamie, qui exerçait la médecine

(1) Hippoc. de Morbis epidem., lib. II.
(2) Celsi de med., lib. VII, cap 12.

à Alexandrie vers le Ve siècle, est, selon nous, celui
des auteurs anciens qui a le mieux compris Celse, car en
adoptant sa méthode pour l'excision des amygdales, il
prescrit expressément de n'emporter que ce qui est de sur-
plus ; il s'exprime ainsi sur ce point : *Verum si pharmaca
vincantur, excindere glandulas oportet; quod ut commo-
dius fiat, æger in claro et splendido loco collocetur et di-
ducto ore unaquæque glandula uncino producatur et scinda-
tur. Exscinditur autem ex eâ quod supereminet, juxta me-
dium ejus quod præter naturam excrevit. Qui autem dùm
omnem quæ præter naturam excrevit carnem ex fundo
auferunt, periculosæ sanguinis effusionis auctores fiunt*(1).
Ce texte littéral d'Aetius qui adoptait la méthode de Celse,
est un témoignage de plus en faveur de l'interprétation que
nous avons donnée au passage de ce dernier auteur. Certainement que celui qui a parlé le premier de l'excision
des amygdales n'a pas voulu dire qu'on devait les emporter
en totalité, car il est à croire qu'il avait pour le moins aussi
bien qu'Aetius, une notion assez exacte de la situation de
ces glandes, et qu'il n'ignorait pas plus que lui leurs rapports avec les piliers du voile du palais et les vaisseaux qui
les avoisinent ou les traversent.

Paul d'Egine qui vivait dans le VIIe siècle, et qui
fut le dernier des médecins grecs classiques, conseille l'extirpation complète des amygdales ; aucun doute ne peut
s'élever à cet égard, lorsqu'il dit : *(Tonsillam) ex fundo
per scapellum resecamus.* Les instrumens dont il se servait pour cette opération étaient une espèce d'airigne et
un scapel à long manche effilé et à lame recourbée en faucille
que les Grecs appelaient *agchilotomon.* Ali-Abbas, mé-

(1) Aetius. Tetrabiblos. II. Sect. IV. cap. 48.

decin arabiste, originaire de Perse, qui exerçait la chirurgie dans le Xe siècle, suivait les préceptes de Paul d'Egine,
dans l'extirpation des amygdales, mais il employait une
espèce de crochet dont il n'indique pas la forme, mais qu'il
désigne sous le nom de *Senora* (1).

Mesué, médecin arabe de la secte chrétienne des Nes-
toriens, mort dans l'année 855 de notre ère (241 de
l'hégire), qui a osé le premier cautériser les amygdales,
pratiquait, comme Aétius, l'excision partielle de ces glandes, et se servait d'une airigne double et d'un long couteau courbe. Rhasès, qui florissait en 950, et dont les œuvres traduites en latin ont été imprimées à Basle en 1544,
dit aussi qu'il faut saisir la tumeur avec un crochet et en
retrancher le quart; mais suivant lui cette opération est si
dangereuse, qu'il vaut mieux recourir à la bronchotomie.
Enfin, Avicenne (2) de Bokhara, en Perse, mort en 1036,
et Albucasis (3) de Zahara, près de Cordoue, en Espagne,
mort dans l'année 1122 de notre ère, pratiquaient, comme
Mesué, l'excision des amygdales en se servant, ainsi que
lui, d'un couteau à long manche et à lame courbe, coupant
dans sa concavité, et désigné par tous les médecins arabes
sous le nom de *Spatumil*, au lieu d'employer pour abaisser
et fixer la langue le *Glossocatochon*, imaginé par Paul
d'Egine, il avait recours à une sorte de spatule à long
manche, qui portait le nom arabe de *Spata*. Roger de
Parme, qui a copié Albucasis sans le nommer, pratiquait
comme lui l'excision des tonsilles, mais il les cautérisait
avec des instrumens de fer ou d'or, lorsqu'elles étaient gan-

(1) Liber totius medicinæ necessaria contin. in-4, Venise, 1492.
(2) Canon, q-3, cap. 15.
(3) De Chir. arab. et latin., lib. 2, cap. 36.

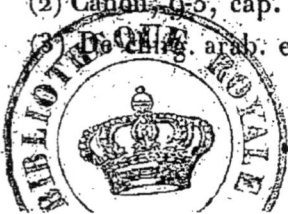

13

grenées ou chancreuses (1). Brunus de Longo-bucco en Calabre, qui fit une collection de chirurgie plus ample que celles de tous ses prédécesseurs (2), employait de la même manière les cautères actuels, et ainsi que Guillaume de Salicet (3), professeur à Vérone vers le milieu du treizième siècle, il faisait la résection des glandes tonsillaires d'après les règles et avec les instrumens indiquées par Roger de Parme.

Guy de Chauliac, chambellan, chapelain et médecin du Pape Urbain V, dont les œuvres chirurgicales (4) ont été si mal traduites et surtout si mal commentées par Tagault, ne s'écarte pas des préceptes donnés par Albucasis, et surtout par Guillaume de Salicet, à qui il donne le titre glorieux de *valens homo*.

Ambroise Paré, qui a parlé le premier des palais artificiels construits avec une plaque d'or ou d'argent, conseille de faire l'apertion des amygdales abcédées au moyen d'une lancette ; « et posé le cas que la fluxion fût augmentée de façon que le pauvre malade fût en danger de mort, pour » ne pouvoir respirer ; afin d'éviter tel péril, faut faire » incision à la trachée-artère, appelée vulgairement le nœud de la gorge » (5). J. Fabricio d'Aquapendente, qui eut l'honneur d'être le maître du grand Harvey, blâmait les méthodes de Celse, d'Aétius et des premiers auteurs anciens qu'il a mal interprétés. Les idées fausses qu'il professa dans son ouvrage sur la chirurgie (6) entrainèrent beaucoup de praticiens dans son opinion. Ces derniers

(1) Chirurgia, lib. II, cap. 15, folio 371.
(2) Bruni chirurgia magna, lib. II.
(3) Chirurgia, lib. I, cap. 20.
(4) Chirurgia magna, tr. VI, doct. 2, cap. 2, fol. 73.
(5) OEuvres d'Ambroise Paré, chap. 6, p. 301. Paris, 1585.
(6) OEuvres chirurgicales, p. 607, in-12. Lyon, 1670.

pensaient, ainsi que lui, que les amygdales étaient des
organes qu'on ne devait point toucher, « tant à cause
» de la difficulté qu'il y a de couper ces glandes en un lieu
» si étroit et si reculé, comme à cause de l'effusion de sang
» qui est ordinaire aux glandes qui se trouvent assises sur
» les divisions des vaisseaux comme des coins. »Guillemeau,
disciple de A. Paré, s'exprime clairement sur l'excision des
amygdales, car il dit formellement *qu'il faut bien se donner
garde d'en couper trop, et se contenter de prendre et oster
ce qui excède la naturelle grosseur.* » (OEuvres de chirurgie).

Marc-Aurel Séverin, professeur de chirurgie à Naples,
au commencement du dix-septième siècle, est peut-être
de tous les auteurs, celui qui s'est le plus éloigné des idées
de Jérôme Fabricio d'Aquapendente, car non-seulement il
saisissait les amygdales avec une airigne et les coupait
avec un bistouri alongé et à lame courbée en forme de
crochet, mais encore il n'hésita pas, dans une épidémie
pestilentielle, accompagnée de gonflement aux tonsilles,
d'appliquer le feu sur ces glandes ayant acquis trop de volume pour être coupées. Il paraît du reste que ce chirurgien s'était plus fixé à cette méthode qu'à celle de l'excision,
parce que, selon lui, ce dernier moyen détruisant moins
profondément la racine du mal, était aussi pour cette raison
moins propre à s'opposer à la repullulation des fongosités,
beaucoup plus rare après la cautérisation.

Wiseman, surnommé le père de la chirurgie anglaise,
employait de longs ciseaux pour faire l'excision des tonsilles,
mais il commençait par lier la glande, et se servait ensuite
de la ligature faisant l'office d'une airigne, pendant qu'il pratiquait la section de la partie saillante de l'organe. Il est
inutile de dire que cette méthode, qui rendait l'opération

plus longue et plus difficile, n'a été, depuis son auteur, employée par personne. Heister, qui conseille dans son ouvrage (*Institutiones chirurgicæ*, part. II, sect. II, cap. XCVI), d'avoir rarement recours à l'excision des amygdales, décrit la manière de pratiquer cette opération au moyen d'une airigne double et d'un bistouri. Dionis (*cours d'opérations de chirurgie*) proscrit l'extirpation des tonsilles qu'il regarde comme une opération très dangereuse qu'on ne doit par conséquent jamais pratiquer.

Cheselden, célèbre médecin anglais, regardait la ligature des amygdales comme le meilleur moyen d'extirper ces glandes indurées; lorsque la tumeur était comme pédiculée, il appliquait le lien au moyen d'une simple sonde; dans le cas contraire, il passait un double fil à travers la glande avec une aiguille courbe (*voyez* pl. XVI, fig. 18) pour en étrangler les deux parties (1). La ligature d'abord proposée par Guillemeau, qui pour la placer se servait d'un serre-nœud assez ingénieusement disposé, et par Fabrice de Hilden qui employait une canule armée d'un anneau cannelé qu'il avait inventée pour porter et serrer le fil, fut également préconisée par Sharp (2) qui chercha à démontrer que cette méthode était exempte de danger et qu'elle procurait toujours une guérison prompte et radicale. Ce même auteur, qui disait que les Anglais avaient seuls recours à ce moyen, faisait en cela une erreur grossière, car Vidus Vidius, Guillemeau et Fabrice de Hilden l'avaient employée avec le chirurgien anglais, et Levret, célèbre accoucheur français, la préconisait en même temps que lui et la mettait en pratique au moyen de l'instrument qu'il avait inventé

(1.) Chirurgical observations, London, 1740.

(2) Treatise on the operations of surgery, chap. 32, p. 190.

pour lier les polypes. Huermann (1), qui fut également un grand partisan de la ligature des amygdales, préférait le procédé de Levret à celui de Cheselden. L'application de ce moyen à la manière du célèbre chirurgien anglais trouva un défenseur zélé dans Lecat, fondateur et secrétaire de l'académie de Rouen; mais cette méthode fut modifiée par lui, en ce sens que la couleur des fils était différente, afin qu'il fût toujours impossible de les confondre (2). Moscati, d'abord partisan de la ligature prescrite par Cavallini, abandonna plus tard l'excision qu'il pratiquait avec un bistouri courbe fixé sur un long manche de bois, pour adopter ensuite un procédé qui consistait à pratiquer une incision cruciale sur la tonsille avec un bistouri convexe, puis à exciser les quatre lambeaux séparément, ayant soin de laisser trois ou quatre jours d'intervalle pour chaque opération. Maurain, qui critique avec raison la méthode de Moscati, donna comme Levret le conseil d'emporter d'un seul coup avec des ciseaux courbes toute la partie trop saillante de la glande. Lecat, mort en 1768, qui avait d'abord vanté la ligature, devint bientôt, comme Moscati, partisan de l'excision; pour cela, il employait l'airigne, comme le prescrit Heister; mais il divisait la tonsille avec un petit couteau concave à pointe émoussée, ou avec des ciseaux courbes et obtus. Foubert, son contemporain, recommandait de saisir avec une pince à polype et de tirailler fortement la glande afin d'en contondre les vaisseaux que l'on devait en même temps exciser d'un seul coup de bistouri.

Bailheron, qui, par plusieurs observations concluantes, prouva que les concrétions pierreuses étaient quelquefois la cause des tumeurs tonsillaires, donna pour précepte de

(1) Abhandlung, etc., th. III, cap. 45, p. 74.
(2) Journal de médecine, vol. X.

les fendre avec un bistouri et d'en retirer les calculs. En
1766, Jourdain fit connaitre une espèce de compresseur
qui, selon lui, était propre à arrêter les hémorrhagies trop
abondantes qui suivent l'extirpation des amygdales. Cet
instrument, aussi compliqué qu'inutile, pouvait également,
d'après son auteur, servir à comprimer d'autres parties profondes situées dans l'arrière-bouche (1). Caqué de Rheims,
qui inventa un chevalet pour tenir la bouche ouverte et
faciliter l'opération, proposa l'emploi d'une grande airigne
simple, et d'un long couteau à pointe non tranchante, dont
la lame, presque droite, était coudée et formait un angle obtus vers sa jonction, avec son manche. (*Voyez* pl. 16, fig.
8, etc.). Museux, autre chirurgien de Rheims, imagina peu
de temps après des pinces qui portent son nom, au moyen
desquelles la tonsille une fois saisie ne pouvait plus échapper;
il soutint alors qu'avec le secours de ses pinces, rien n'était
plus facile que de faire l'excision de la glande, soit avec des
ciseaux, soit avec un autre instrument tranchant. Le célèbre Louis qui, pour faire tenir la bouche ouverte, proposa
un doigtier de ferblanc, faisait la section avec un bistouri
ordinaire, et conseillait de couper de bas en haut, pour
éviter que la partie divisée ne se renversât sur l'ouverture du
larynx, et n'exposât les malades à la suffocation, comme
dans les cas qui sont rapportés par Wisemann et Moscati.
Vers la fin du siècle dernier, l'immortel Desault, pour
pratiquer cette opération, donnait la préférence à l'airigne
ordinaire; mais il faisait l'excision avec un kiotome de son
invention, espèce de canule plate, longue de six pouces
sur un de large, présentant à son extrémité une grande
échancrure latérale destinée à loger la tonsille et renfer-

(1) Traité des maladies de la bouche. Paris, 2 v. in-8.

mant une lacune mobile coupant en biseau vers sa pointe, et pouvant être mise en action par le pouce de la main qui tient l'instrument. Bichat considère que cet instrument, qui est une modification du pharyngotome de Petit, a l'avantage d'être d'une application facile, et toujours sans danger; selon lui il fixe mieux que tous les crochets, les parties que l'on doit enlever, qui, se trouvant toujours isolées, sont seules comprises dans la section. Le kiotome de Desault peut également être employé avec avantage pour la rescision de la luette et pour diviser les brides membraneuses qui se forment dans le vagin, la vessie ou le rectum, enfin pour l'extirpation de certaines excroissances fongueuses et polypeuses situées profondément près de certaines parties que des instrumens conduits même avec ménagement pouvaient blesser. D'après Sprengel, B. Bell a le plus contribué ainsi que Claudinus à faire reconnaître la fausseté de cette opinion partagée encore par quelques chirurgiens modernes très distingués, que les amygdales sont quelquefois le siége d'un cancer ou d'un gonflement squirrheux. Ce célèbre chirurgien de l'hôpital royal d'Edimbourg, mort au commencement de ce siècle, a prouvé le premier ce que tout le monde sait aujourd'hui, que les indurations tonsillaires ne sont autre chose qu'une hypertrophie; il préfère la ligature à l'excision et à l'application des caustiques. Pour pratiquer cette opération, il se servait d'un fil d'argent ou d'une corde à boyau qu'il appliquait au moyen de la double canule de Levret et qu'il portait dans le pharynx par la fosse nasale correspondante. Il disposait ensuite la ligature avec deux doigts autour de la tumeur, puis il la serrait de temps en temps en se servant de la canule comme d'un serre-nœud. Lorsque cette méthode est trop difficile à appliquer, il conseille le procédé de son compatriote Chéselden dont nous avons déjà parlé.

Le baron Percy, dont la chirurgie militaire et l'école de médecine de Paris déploreront toujours la perte, afin de prévenir l'accident signalé par Moscati, c'est-à-dire la chute sur la glotte d'une portion d'amygdale excisée, a imaginé des ciseaux creux dont les lames munies d'ailes étaient destinées à recevoir les lambeaux tonsillaires détachés par l'incision (1). Richter, qui, avec raison, regardait comme inutiles les ciseaux de Percy et le *speculum oris* de Caqué dont l'application est incommode, préférait avec raison à toutes les autres méthodes, l'excision des amygdales, qu'il pratiquait au moyen de ciseaux à longues branches et à lames courtes courbées sur leur plat, ou avec le couteau inventé par Caqué. Lorsqu'il employait ce dernier instrument, il commençait par couper de haut en bas, jusqu'à la partie moyenne de l'amygdale, puis il faisait une autre incision de bas en haut qui allait rejoindre la première. Mais lorsque les deux incisions ne se rencontraient pas, il terminait l'opération avec de longs ciseaux (2).

Callisen, qui employait quelquefois la ligature dans les engorgemens chroniques des tonsilles, donnait cependant la préférence à l'excision pratiquée avec les ciseaux de Levret. Siebold, qui fut aussi un grand partisan de la ligature, la pratiquait à l'aide de la double canule du célèbre accoucheur français que nous venons de citer, et parvint avec cet instrument à déterminer la chute d'un engorgement tonsillaire très volumineux. Dans un autre cas du même genre, il rapporte qu'ayant porté au fond de la bouche une pince armée d'un fil d'argent, il saisit l'amygdale, et après avoir confié la pince à un aide, il poussa l'anse métallique

(1) Mémoire sur les ciseaux à inciser. Paris, 1785.

(2) Anfangsgruende der wundarzneykunst, th. IV, p. 40.

autour de la glande et en tordit les deux extrémités qu'il avait eu le soin d'entourer de linge (1).

Joseph Flajani, chirurgien italien, qui, dans certains cas, avait recours à la ligature, rapporte, parmi ses observations de chirurgie (2), qu'ayant à enlever une amygdale indurée, il la saisit avec de petites pinces, et la détacha en trois coups de ciseaux mousses à leur extrémité. Dans un autre cas, les tonsilles étaient tellement hypertrophiées, que leurs faces internes s'opposaient presque complètement au passage de l'air dans le larynx, il enleva une des deux glandes d'un seul coup de ciseaux ; puis, au moyen d'une airigne, il saisit l'autre qui était plus dure et la coupa d'avant en arrière avec un bistouri monté sur un long manche. Ch. Bell, qui désapprouve l'excision des amygdales, conseille aussi la ligature de ces glandes (3). Ce moyen qui, avec raison, est aujourd'hui généralement rejeté et dont les inconvéniens ont été depuis long-temps signalés par V. Swiéten et Moscati ; ce moyen, disons-nous, a été de nouveau conseillé par d'autres praticiens modernes très distingués, tels que M. Physik de Philadelphie, M. Chevalier, et M. Zanc, chirurgien allemand, qui se sert de la canule de Levret, mais qui cependant, dans quelques cas, a eu recours à l'excision au moyen de ciseaux ou d'un bistouri (4).

M. le professeur Marjolin a imaginé pour saisir les amygdales un instrument ingénieux que M. Blandin appelle *airigne à repoussoir* que nous avons déjà décrite à l'article Airigne. (*Voyez ce mot et la planche*, fig. 3.) En 1828, nous avons présenté à l'académie de médecine, et en 1829 à

(1) Chirurg. Tagebuch. Nuerberg, 1792.
(2) Collezione d'osserv. e riflessioni di chirur. Oss. 62, p. 272.
(3) A system of operative surgery, vol. II, p. 182.
(4) Darstellung blut. heil. operat., th. II, p. 555.

l'académie des sciences, une pince courbe offrant à son
extrémité antérieure quatre petits crochets se rapprochant
au moyen d'un anneau qui termine une tige à coulisse logée
entre les deux branches de l'instrument. Cette pince, qui
est extrêmement simple de mécanisme et d'applications,
a l'avantage, à cause de la courbure de ses branches, de
saisir très facilement les tonsilles et de permettre à la
main du chirurgien de ne pas les masquer pendant l'opération, comme cela arrive toujours en employant tous les
autres crochets à tige droite. Nous avons également imaginé deux couteaux légèrement courbés sur leur plat,
coupant dans leur concavité peu sensible, et terminés par
un bouton olivaire qui met leur action à l'abri de tout danger. Nous en donnerons les dessins et les descriptions dans
le supplément de ce dictionnaire (1). M. Clémot, chirurgien
de la marine de Rochefort, est également l'auteur d'une
quadruple airigne à coulisse, dont nous donnons le dessin.
Enfin M. le docteur Ricord, chirurgien de l'hôpital des
vénériens, a fait confectionner, il y a deux ans, une autre
espèce d'airigne qui se rapproche beaucoup de celle de
M. Marjolin, ainsi qu'un bistouri à coulisse qui est à peu
près semblable à celui de M. Civiale pour l'opération du phy-
mosis. (*Voyez* les fig. 5 et 14, pl. XVI.) Nous ajouterons
encore, pour terminer ce que nous avions à dire sur ce
sujet, que, d'après Samuel Cooper (*Dictionnaire de chirurgie pratique*, vol. 11, page 523, art. *Amygdales*),
les chirurgiens anglais préfèrent un bistouri ordinaire à
tous les autres instrumens. En France, la plupart des

(1) Ces couteaux *amygdalotomes* et la pince *amygdaloceps*
ont été décrits et dessinés dans un ouvrage que nous avons publié
et qui a pour titre : *traité médico-chirurgical des maladies des organes de la voix*, etc., in-8. Paris, 1834.

praticiens se servent aujourd'hui du bistouri étroit et bou-
tonné droit, tel qu'on le trouve dans toutes les trousses,
et d'une airigne double, comme le faisait Boyer, ou le plus
souvent de la pince de Museux, à l'exemple de Dupuytren.
Enfin, M. Itard, médecin en chef de l'institution des
Sourds-Muets, vient d'inventer et d'employer cette année,
1836, un instrument qu'il appelle sécateur par étranglement, et qu'il destine à inciser d'un seul coup les amygdales au moyen d'une ligature agissant, dans ce cas, comme
un instrument tranchant. Ce sécateur n'est autre chose
qu'un porte-ligature aplati formant gaine dans son tiers supérieur, et terminé à l'une de ses extrémités par un anneau,
et à l'autre par deux lèvres distantes d'un millimètre. L'une
de ces lèvres est mousse, et l'autre est tranchante, de manière à faciliter la section de la tonsille comprimée fortement contre elle par la ligature. Dans ses deux tiers infé-
rieurs, l'instrument présente deux coulisses pour recevoir
un coulisseau d'une ligne d'épaisseur qui est percé de deux
trous, et qui est muni latéralement de deux segmens d'anneaux servant de point d'appui aux doigts. Cet instrument
qui, dans son mécanisme, offre quelque analogie avec celui
que nous avons imaginé en 1829 pour extraire les calculs
engagés dans le canal de l'urètre, réclame, selon nous,
plusieurs modifications pour être employé avantageuse-
ment. (*Voyez* pl. XVI, fig. 19.)

Pour terminer ce que nous avions à dire concernant
l'histoire des opérations pratiquées sur les amygdales, il
nous reste à parler des scarifications et des incisions faites
quelquefois sur ces glandes. Hippocrate recommande
d'explorer les parties avec le doigt lorsqu'elles deviennent
le siége d'un abcès, et de plonger un fer acéré dans le point
où la tumeur oppose le moins de résistance. (*De morbis*,

lib. 11.) Asclépiade, l'un des plus célèbres médecins de l'antiquité, natif de Pruse en Bithynie, et qui vint à Rome dans le siècle qui a précédé la naissance de Jésus-Christ, pratiquait la scarification des tonsilles (1), et excisait probablement toute la saillie qu'elles faisaient dans le gosier. Celse, dans les cas indiqués par Hippocrate, conseillait l'incision qu'il faisait comme ce dernier avec un fer acéré. Selon Aetius (*Tétrabiblos* II, serm. 4, cap. 45, p. 710), Léonidas d'Alexandrie a donné plusieurs règles pour ouvrir les abcès des tonsilles. D'abord, après avoir fait asseoir le malade et lui avoir fait ouvrir la bouche, il abaissait la langue avec une spatule, et plongeait ensuite dans l'abcès un long bistouri ou une aiguille. Lanfranc de Milan faisait cette opération avec un rasoir (*chirurgia magna*, tr. III, doctr. 2, cap. 5, fol. 232). Plater, ainsi que son père l'avait fait avec succès, conseillait d'ouvrir les abcès tonsillaires avec un morceau de bois poli (*De œgritud. spirit.*, cap. 1, 2, fol. 211). Jean Arculanus pratiquait la même opération avec une sagitelle (*voyez* pl. XVI, fig. 21), ou avec un petit bistouri aigu fixé à un morceau de bois. (Sprengel, *Hist. de la Médec.*, t. VIII, p. 365.) Le même auteur rapporte qu'Alexandre Bénedetti se servait de divers instrumens de bois, de corne ou de fer. Jean de Vigo, indépendamment des nombreux instrumens déjà connus pour ouvrir ou scarifier les amygdales, recommande encore un bistouri particulier recourbé comme le bec d'un oiseau de proie. Enfin Brambilla (*instrumentarium chirurgicum militare*, Vienne, 1782, in-fol.) nous fait connaître un instrument employé en Allemagne dans les mêmes circonstances ; cet instrument, appelé *paristhmiotomus* ou pharyngotome dépresseur de la langue (Pl. XVI, fig. 20),

(1) Cœlius Aurel. morb. acut., lib. III, cap. 4, p. 193.

est construit d'après le même mécanisme de celui de Petit qui est employé de la même manière, et que nous représentons aussi planche XVI, fig. 22. Aujourd'hui, tous ces instrumens sont remplacés avec avantage par un bistouri droit ordinaire, dont on a la précaution d'envelopper la lame d'une bandelette de linge jusqu'à six lignes de sa pointe.

La cautérisation, comme nous l'avons déjà dit, a été d'abord employée par Mésué qui préférait le cautère actuel, par Brunus de Calabre, par Mercatus qui employait un cautère en or modérément chauffé et conduit avec une canule, par M. A. Severin et son ami Affisius, par Ed. Mol, qui, comme ces deux derniers, se servait du fer chaud, mais cautérisait les amygdales en les perçant à plusieurs reprises, enfin par Louis et plusieurs autres chirurgiens; la cautérisation, disons-nous, est à peu près rejetée de nos jours, ou du moins n'est mise en usage que dans un petit nombre de cas. On a remplacé ces moyens par l'emploi des caustiques minéraux que Wiseman, Junker, Heister, Freind, ont conseillés sous différentes formes. Le nitrate d'argent, dont Morand dit n'avoir qu'à se louer, est surtout usité de nos jours pour cautériser les amygdales qui sont le siége d'une induration récente et peu considérable. Pour faciliter cette opération, nous avons fait faire un instrument, qui est dessiné dans notre traité des maladies de la voix, et qui sera décrit au mot *amygdalo-causte*, et représenté dans le supplément à la fin de l'ouvrage.

Pour pratiquer les différentes opérations dont nous avons parlé dans cet article, on a inventé une foule d'instrumens destinés à maintenir la bouche ouverte et à fixer la langue. Tels sont les glossocatoches des anciens, le chevalet de

Caqué, les *speculum oris* de Paré, de MM. Lemaistre et Garnier, enfin les deux *stomatoscopes* que nous avons imaginés ; comme ces divers instrumens s'emploient également pour d'autres opérations, nous les décrirons à l'article *speculum oris*. Voyez *agchilotomon, airigne, amygdalocauste, amygdaloceps, amygdalotome, couteau, glossocatoche, paristhmiotomus, pharyngotome, spatumil, spata, sagitelle, sécateur, speculum oris, stomatoscope, cautérisation, excision, extirpation, scarification,* etc.

EXPLICATION DE LA PLANCHE XVIe.

QUI A RAPPORT AUX OPÉRATIONS PRATIQUÉES SUR LES AMYGDALES.

PLANCHE XVIe, *fig.* 1. Pince de *Museux*, modifiée.

2 Airigne de *Caqué*, pour l'excision des amygdales.

3 Airigne à repoussoir, de M. *Marjolin*, pour la même opération.

4 *Idem* de M. *Clemot*, chirurgien à Rochefort.

5 *Idem* de M. *Ricord*, chirurgien de l'hôpital des vénériens.

6 Scapellum Falcatum de *Celse*, agchilotomon de *Paul d'Egine*, spatumil des Arabes, pour la section des amygdales.

7 Le même instrument présentant deux lames.

8 Couteau de *Caqué*, pour l'excision des amygdales.

9 *Idem* modifié en Allemagne, ne coupant qu'à son extrémité, d'après *Brambilla*.

10 *Idem* d'une autre forme, d'après le même auteur.

11 Kiotome de *Desault*, pour l'excision des tonsilles et la section des membranes situées dans des cavités profondes.

12 Ciseau amygdalotome de M. *Cloquet*.

13 Petit couteau de M. *Velpeau*.

14 Bistouri à gaîne de M. *Ricord*.

15 et 16 Instrumens pour la ligature des amygdales, employés par *Vidus Vidius*, *Guillemeau* et quelques autres chirurgiens du XVIᵉ siècle.

17 Instrument de *Fabrice* de *Hilden*, pour la même opération, d'après *Perret*.

18 Aiguille de *Cheselden*.　　*Idem*.　　*Idem*.

19 Sécateur par étranglement, ou porte-ligature à gaîne, imaginé en 1836 par M. *Itard*, pour inciser d'un seul coup les amygdales au moyen d'une ligature qui doit agir dans ce cas comme un instrument tranchant. Le premier modèle de ce sécateur a été confectionné par M. *Charrière*.

20 Paristhmiotomus ou pharyngotome dépresseur de la langue, imaginé en Allemagne pour scarifier les amygdales, et ouvrir les abcès de l'arrière-bouche, d'après *Brambilla*.

21 Sagitelle des anciens pour le même usage.

22 Pharyngotome de *Petit*. *Idem*.

———

AMYGDALOCAUSTE. s. m. du grec αμυγδαλη, *amande*, *amygdale*, et de χαω, je brûle, est le nom que nous avons donné à un instrument inventé par nous pour la cautérisation des amygdales. Ce porte-caustique, dont nous avons donné un dessin (pl. 1ʳᵉ, fig. 6), *dans notre traité médico-chirurgical des maladies des organes de la voix*, publié en 1834, se compose d'un manche d'ébène sur lequel est montée une tige de quatre à cinq pouces de long et recour-

bée en Z; cette tige est terminée à son extrémité buccale par
une espèce de petite canule mobile et à charnière à laquelle
est cousue une éponge de trois ou quatre lignes de diamètre,
qu'on imbibe d'une solution concentrée de nitrate d'argent. A l'aide de cet instrument qui est extrêmement simple,
ple, on peut, à cause de la courbure qu'il présente et de la
mobilité de la petite canule sur laquelle est fixée l'éponge,
porter le caustique sur toutes les parties et dans toutes les
anfractuosités pharyngiennes, qui ne sont jamais masquées
par la main. Voyez le supplément, pour le dessin de l'a-
mygdalocauste.

AMYGDALOCEPS. s. m. du latin *amygdala*, amygdale, et *capere*, prendre, est une sorte de pince airigne de
notre invention, que nous avons ainsi désignée parce qu'elle
est destinée à saisir les amygdales lorsqu'on veut pratiquer
leur résection. Cet instrument, qui est également dessiné
dans notre Traité sur les maladies des organes de la voix, est
composé de deux lames recourbées à angles obtus et terminées, à huit ou dix lignes de leur courbure, par trois petits
crochets présentant la forme d'une fourchette. Les deux
lames qui composent cette pince airigne sont d'abord droites
comme celles de la pince à disséquer ordinaire, puis elles
se recourbent à angle obtus et se rapprochent ou s'écartent
au moyen d'un coulant mu par une tige centrale. La longueur totale de l'instrument est de huit pouces, dont sept
avant la courbure des lames, et dix à douze lignes depuis
cette dernière jusqu'à l'extrémité des crochets dont la disposition permet à l'opérateur de saisir et lâcher à volonté
les tonsilles, qui restent toujours à découvert pendant leur
excision. Voyez le supplément et le mot *amygdales*.

AMYGDALOCOPIE de αμυγδαλη, *amygdale*, et du verbe
κοπτειν, *excidere* en latin, et *couper* dans notre langue;

nous avons proposé ce nom pour désigner l'excision des amygdales, afin d'éviter l'inconvénient d'une périphrase et de faciliter ainsi le classement de cette opération d'après l'ordre alphabétique. On peut aussi désigner la résection des tonsilles par le mot *d'amygdalotomie*; nous préférons *amygdalocopie*.

AMYGDALOTOME, s. m., du grec αμυγδαλη et τεμνειν couper. Tel est le nom que nous avons donné à un couteau de huit pouces de longueur, inventé par nous pour la section des amygdales et dont la lame, légèrement concave et courbée sur son plat, se termine par un bouton olivaire et se trouve fixée à un manche d'ébène, au moyen d'une tige à vis qui le traverse dans toute sa longueur. Voyez le mot *Amygdales* et le supplément de ce Dictionnaire, où nous avons reproduit le dessin de cet instrument, d'après celui de notre Traité des maladies de la voix.

ANABROCHISME, s. m., *anabrochismus*, de ανα, *avec*, *au travers*, et de βροχος, nœud coulant. Les médecins grecs désignaient ainsi une opération destinée à remédier au *trichosis* ou *trichiasis*, c'est-à-dire à la direction vicieuse des cils qui se tournent en dedans des paupières, piquent et irritent l'œil continuellement. Hippocrate (*de Dietâ in oculis*, sect. 4, page 406) pratiquait l'anabrochisme de la manière suivante : il passait jusqu'en bas une aiguille armée d'un fil à la partie supérieure et la plus tendue des paupières; il en passait une autre à la partie inférieure, au-dessus de la première, puis il nouait ensemble les fils et les laissait en place jusqu'à la chute des cils.

Celse (*de Medicina*, *lib.* 7, *cap.* 7) rapporte que quelques personnes font cette opération en traversant la partie extérieure de la paupière à l'endroit des cils, avec une aiguille portant un cheveu de femme mis en double, *dupli-*

14

cem capillum muliebrem, dont l'anse sert à amener au dehors le trajet de l'aiguille. Les deux bouts libres du cheveu sont fixés en les collant sur la paupière, dont le petit trou est ensuite cicatrisé avec des médicamens convenables.

Comme nous aurons encore occasion de revenir à cette opération tombée en désuétude depuis plusieurs siècles, nous renvoyons nos lecteurs au mot *trichiasis*, pour éviter les répétitions.

ANARRHAFE, s. f., ἀνὰ *en haut*, et ραφη, suture, dérivé de ραπτω, je couds, est une opération qui consiste à faire une ou plusieurs sutures à la paupière supérieure, afin de la tenir relevée dans la blépharoptose et dans quelque cas de trichiasis. Celse décrit cette opération de la manière suivante : on pratique une incision un peu au-dessus des cils, on réunit ensuite les bords de la plaie par un ou plusieurs points de suture (*de Medecina*, lib. VII, cap. VII). Aétius conseille également l'anarrhafe., d'après la méthode de Celse (*Aet.*, *Tetrabliblos* II, serm. III, page 413). Paul d'Egine parle aussi de cette opération qu'il a un peu modifiée ; il fait mention d'un instrument particulier qu'il désigne sous le nom de μυδιον βλεφαροκατοχον, qui servait sans doute à soulever la peau dont l'ablation était jugée nécessaire (P. Egin., opp. III, page. 73, Basle, 1538.) Si nous ne nous étendons pas plus longuement sur cette opération, qui a été modifiée par Adrianson, Bartich, Scultet, Verduin, Rau, Heister, Callisen; c'est que nous en parlerons encore en traçant l'histoire des opérations proposées et employées pour remédier à la *blépharoptose* et au *trichiasis. Voyez ces mots.*

ANCYLOBLÉPHARON, voyez *ankyloblépharon.*
ANCYLOGLOSSE, voyez *ankyloglosse.*
ANCYLOMÈLE, voyez *ankylomèle.*

ANCYROMÈLE, voyez *ankyromèle*.

ANCYLOMOME, voyez *ankylomome*.

ANÉVRISME, s. m., *anevrisma*, suivant J. B. Silvati-
cus, (1) du grec ἀνευρεῖν, dilatare, *dilater*, et selon M. A. Severin de εὐρηγεῖν, effluere, *couler* (2). On entend par ce mot une
tumeur produite, soit par la dilatation spontanée des artères,
soit par l'issue du sang échappé de ces vaisseaux blessés par un
corps vulnérant quelconque. Dans le premier cas, l'anévrisme
est désigné sous le nom d'*anévrisme vrai* ou *spontané*, et
dans le second, la tumeur sanguine prend la dénomination
d'*anévrisme faux, traumatique, par épanchement*, primi-
tif ou consécutif. On distingue encore ce dernier en diffus
ou circonscrit, selon que le sang est plus ou moins infiltré
dans le tissu cellulaire, ou que l'épanchement se trouve circonscrit dans une sorte de poche accidentelle, formée par
les couches rapprochées et épaissies des lames spongieuses,
inter-musculaires ou sous-cutanées. Lorsque le sang en pas-
sant d'une artère ouverte dans une veine voisine par une
ouverture commune et parallèle, augmente le diamètre de
ce vaisseau, en distendant ses parois, la tumeur constitue
alors ce que les auteurs appellent anévrisme *variqueux*.
Enfin, il y a encore une troisième espèce d'anévrisme, à
laquelle on a donné le nom de *mixte*, qui dépend de la division ou de la rupture de quelques-unes des tuniques artérielles et de la dilatation des autres. Dans certains cas, la
tunique interne et moyenne sont rompues ou divisées, pendant que la gaine extérieure est distendue; dans d'autres,
c'est la tunique interne qui est dilatée et qui s'échappe en
forme de sac herniaire à travers les deux autres qui ont été
divisées.

(1) *Tractatus de anevrismate*, Vicence, 1595, in-4.
(2) *De efficaci medicina libri tres lib*. I.

Comme dans cet article nous ne devons étudier les anévrismes que sous les rapports de l'histoire des moyens chirurgicaux qu'on a proposés pour leur traitement, nous allons nous contenter d'ajouter que ces tumeurs sanguines présentent encore des différences importantes, d'après les régions qu'elles occupent; sous ce point de vue, on les distingue en *anévrismes internes* et en *anévrismes externes*; on range dans les premiers ceux sur lesquels il est impossible, ou au moins très dangereux, de pratiquer aucune opération; et l'on classe parmi les seconds, c'est-à-dire, parmi les *externes*, ceux dont la position permet l'application de certains topiques ou d'autres moyens, tels que la ligature, la compression, la cautérisation, les réfrigérants, l'acupuncture, l'électro-puncture et la torsion, etc., dont nous allons successivement nous occuper.

Quoique les médecins anciens, qui ont vécu avant le premier siècle de l'ère chrétienne, aient gardé un silence absolu sur les anévrismes en général, même sur les anévrismes faux, il est probable que ces derniers étaient encore plus fréquens autrefois qu'aujourd'hui. En effet, si la saignée (1) qui est regardée comme étant la cause la plus

(1) Etienne de Byzance [*in voce syrma*] rapporte que Podalyre, second fils d'Esculape et frère de Machaon, comme lui, l'un des plus illustres chirurgiens de l'armée grecque, qui se trouvaient au siège de Troie, ayant été jeté par une tempête sur les côtes de Scyros, un berger lui donna l'hospitalité, et le conduisit à Damœtas, roi de Carie, dont la fille venait de tomber du haut d'une maison. Cet accident fournit à Podalyre une belle occasion de montrer son savoir, puisqu'en saignant desdeux bras cette princesse, il lui conserva la vie. Cette anecdote qui nous fournit le premier exemple d'une saignée dont l'histoire fasse mention, nous paraît au moins douteuse, quoiqu'elle soit également rapportée par Pausanias, lib. III, cap. 26.

ordinaire des anévrismes traumatiques, a une origine qui
se perd dans la nuit des temps cette opération dut nécessairement être très souvent suivie de piqûres de l'artère
brachiale, puisque, pendant plusieurs siècles, elle ne fut
pratiquée que par des hommes ignorans qui, par manque
de connaissances positives d'anatomie, ne savaient pas distinguer les veines des artères.

Il faut cependant franchir une bien longue série d'années et se transporter au milieu de l'espace qui sépare Celse
de Galien, pour trouver la première description assez exacte
de l'anévrisme traumatique. D'après Ætius d'Amida, elle
est due à Rufus d'Éphèse, qui florissait sous l'empire de
Trajan : *aliquando obducta cicatrice cutis, et arteriæ fis-
sura non obturata, sanguis sub cutem exilit, et efficitur
tumor, quem anevrisma, hoc est, arteriæ dilatationem
Græci appellant* (Æt., Tetrab. IV, serm. II, cap. LI). C'est
également à ce dernier auteur qu'appartient la première
méthode de traitement chirurgical des anévrismes, dont la
description soit parvenue jusqu'à nous, et que nous allons
rapporter textuellement, telle qu'elle nous a été transmise
par Ætius. *Si vas unde emanat sanguis profundum fuerit..... ubi situm ejus et magnitudinem diligenter pers-
pexeris, noverisque num quid vena sit an arteria, vas
immissa volsella extendemus et moderate circumflecte-
mus. Ac ubi ne sic quidem cessaverit, vinculo constrin-
gemus ; non nunquam est post vinculi nexum oblique vas
incidere cogimur* (1).

Depuis Ætius, la méthode conseillée par Rufus n'a
été signalée par aucun historien de la médecine ; cet oubli
est d'autant plus surprenant de la part des auteurs modernes, que dans le passage que nous venons de citer, on trouve

(1) *Tetrabiblos* XIV, serm. 2, cap. LI.

la première mention parvenue jusqu'à nous, de la torsion des artères. On a dû cependant chercher quelques traces de ce moyen hémostatique, dans les auteurs anciens, surtout dans Aetius, à qui nous sommes redevables de plusieurs fragmens de l'antiquité qu'on ne trouve pas ailleurs (1).

Quoique Celse n'ait pas parlé positivement de l'anévrisme, il recommande dans les plaies des vaisseaux l'emploi de deux ligatures placées comme l'ont conseillé, peu de temps après lui, Philagrius et Antillus ; il dit (lib. V, cap. XXVI, § 21) qu'après avoir saisi le vaisseau qui laisse échapper le sang, il faut placer deux ligatures à l'endroit ouvert et couper ce qui est entre les deux fils : *duobus locis deligandæ intercidendæ sunt (arteriæ).*

Galien qui nous a présenté les traits les plus saillans de l'anévrisme, dit que, dans les hémorrhagies artérielles, le plus sûr est de lier l'artère à sa racine et de la diviser transversalement au-delà de la ligature. Après la section, les extrémités se retirent dans les chairs, et le sang s'arrête (2). Si l'habile médecin de Pergame traitait les plaies artérielles par la ligature, il conseillait également d'autres moyens, tels que la compression, la torsion, les styptiques, les réfrigérans, etc., dont nous parlerons plus tard.

Aetius nous apprend également que ses contemporains

(1) Pendant l'impression de cet article, M. Lisfranc ayant bien voulu me donner un exemplaire de la thèse du concours pour une chaire de clinique externe, qu'il a soutenue d'une manière si brillante en 1834, dont le sujet était : *Des diverses méthodes et des différens procédés pour l'oblitération des artères dans le traitement des anévrismes,* j'ai vu que ce savant et habile chirurgien est le premier et le seul auteur qui ait signalé l'oubli des historiens en rapportant textuellement la méthode de Rufus.

(2) Méthod. med., lib. V, cap. 4.

s'abstenaient d'opérer les tumeurs anévrismales, qui diminuaient insensiblement par la pression et qui reparaissaient lorsqu'on cessait de les comprimer, parce que l'expérience avait appris que les malades périssaient tous d'hémorrhagie entre les mains des médecins qui avaient osé entreprendre l'opération. Cet auteur qui veut indubitablement parler des anévrismes *spontanés* ou *vrais*, nous dit qu'il n'en est pas de même des anévrismes qui surviennent lorsqu'un chirurgien ignorant a piqué l'artère pendant la saignée au bras. Il rapporte également que Philagrius de Lycie, qui vivait peu de temps après Galien, avait de même recours à l'opération de l'anévrisme qu'il pratiquait de la manière suivante : après avoir mis à nu la tumeur artérielle, il appliquait une ligature au-dessus et au-dessous d'elle, puis il en faisait l'excision et achevait l'opération en remplissant la plaie de médicamens propres à amener promptement la suppuration (1). Aétius indique également un autre procédé opératoire ; car il dit (Tetrab. IV, serm. III, cap. X) premierment : On marque le trajet de l'artère à la partie interne du bras depuis l'aisselle jusqu'à l'anévrisme, on incise ensuite sur la ligne tracée, à trois ou quatre doigts au-dessous de l'aisselle, c'est-à-dire, dans l'endroit où l'artère est le plus sensible au toucher ; on découvre cette dernière, on l'isole avec soin, en la dépouillant de ses enveloppes celluleuses, puis après l'avoir soulevée avec un crochet mousse et l'avoir circonscrite entre deux ligatures serrées convenablement, on la coupe et l'on procède au pansement. « Cela fait, n'ayant plus à redouter l'hémorrhagie, on ouvre la tumeur, on ôte tout le sang grumelé qu'elle contient, on recherche l'artère d'où est venu le sang ; on la lie comme

(1) Aet., Tetrabiblos IV, serm. 3, cap. 3.

la précédente (*sicut priorem*), on remplit la plaie de pâte d'encens et on la fait suppurer. »

Antillus, à qui Paul d'Egine donne le titre de grand chirurgien, et que Sprengel regarde mal à propos comme l'inventeur de la ligature, opérait les anévrismes d'après le procédé suivant rapporté par Rhazes (1); il passait sous l'artère une aiguille armée de deux fils , liait les vaisseaux au-dessus et au-dessous de la tumeur, mais au lieu de l'exciser comme Phylagrius, il se contentait de l'ouvrir, et après l'avoir vidée de ses caillots, il la remplissait de substances propres à déterminer la formation du pus.

Paul d'Egine qui vivait dans le milieu du septième siècle , c'est-à-dire, à peu près à l'époque de la conquête de l'Egypte par les Sarrazins, indique deux procédés qui lui sont propres, mais qui diffèrent selon que l'anévrisme est vrai ou faux. Dans le premier cas, *si quidem est arteria dilatata, tumor obvenerit;* il fait une incision longitudinale à la peau qu'il dissèque pour découvrir et isoler l'artère; après avoir circonscrit la tumeur entre deux ligatures placées en même temps au moyen d'une aiguille, il ouvre celle-ci à coup de scalpel et serre les fils qui doivent rester en place jusqu'à ce qu'ils tombent d'eux-mêmes.

Mais lorsqu'il avait à traiter un anévrisme traumatique, *si est ruptura arteriæ creatum sit anevrysma,* Paul d'Egine saisissait toute la tumeur avec les doigts, et après l'avoir traversée avec une aiguille armée d'une ligature, il liait séparément chaque moitié comprise dans le fil correspondant. Si la tumeur anévrismale était volumineuse, au lieu de deux ligatures , il en mettait quatre, qu'il liait séparément de la même manière que les deux autres, c'est-à-dire que le

(1) Contin. Rhazis, lib. XIII, cap. 7, in-folio. Venise, 1486.

kyste artificiel était divisé en quatre segmens séparés et serrés par autant de liens (1). Ce procédé que nous croyons n'avoir jamais été employé, a été conseillé, comme on le verra bientôt, par des auteurs modernes.

La plupart des chirurgiens arabes ne modifièrent que très peu les méthodes proposées par leurs devanciers; cependant Avicenne indique la ligature comme devant être placée entre le cœur et la plaie; il ajoute encore qu'il faut en appliquer une seconde lorsque le sang jaillit par le bout inférieur. Si en cela cet auteur s'écarte peu des idées de Celse et de Galien, il est tout-à-fait original dans le procédé qu'il propose pour les anévrismes des gros troncs artériels. En effet, il conseille de faire une mèche avec des poils de lapin, ou de la toile d'araignée, ou bien encore une substance qu'il appelle *coto*, et après l'avoir saupoudrée avec quelques styptiques, il ajoute qu'il faut l'introduire dans le vaisseau comme un bouchon et placer par dessus une ligature convenablement serrée (lib. IV, trac. 2 cap. 17.)

Guy de Chauliac, qui avance qu'on peut guérir l'anévrisme *à mode de rompure*, indique un autre procédé qui se rapprochant du premier, décrit par Paul d'Egine, est en réalité un peu plus rationnel : il faut, dit cet auteur, « que des deux côtés, l'artère soit découverte et liée avec du fil, et que ce qui sera entre deux liens, soit retranché, et puis soit traité comme les plaies communes. »

Le chirurgien de Charles IX, l'illustre Ambroise Paré, qui, comme on le verra plus tard, employait la compression et les substances astringentes, avait aussi quelquefois recours à la ligature, car il dit (livre VII, chap. XXXIV, page 294): «partant, je conseille au jeune chirurgien qu'il

(1) P. Æginetæ, lib. VI, cap. 36.

se garde d'ouvrir les anévrismes, si elles ne sont fort petites
et en partie non dangereuses, coupant le cuir au-dessus, le
séparant de l'artère ; puis on passera une aiguille à séton,
enfillée d'un fort fil par sous l'artère aux deux côtés de la
plaie ; et sera ladite artère liée, puis coupée, et la plaie trai-
tée comme une simple plaie, laissant tomber le filet de soi-
même ; et, ce faisant, nature engendre chair qui sera cause
de boucher l'artère. »

En 1550, Joseph Daleschamps fit connaître une autre
manière de pratiquer l'opération de l'anevrisme, en appliquant deux ligatures au-dessus de la tumeur ; ce médecin
qui exerçait son art à Lyon, où il mourut en 1588, et qui
fut l'auteur d'une chirurgie française, enrichie d'anno-
tations sur des passages d'Hippocrate, Celse, Aetius, Avi-
cene, Albucasis et d'une traduction du seizième livre de
Paul d'Egine ; ce médecin, disons-nous, a décrit le procédé
suivant qui constitue deux opérations : « On fait une
incision trois ou quatre doigts au-dessous de l'aisselle, en
long et principalement à l'endroit où l'artère se rencontre
au toucher, et ainsi l'ayant petit à petit découverte on
écorche et sépare doucement les parties situées au-dessus
d'icelle, puis la tirant et la soutenant avec un crochet
mousse, on l'attache dextrement avec deux ficelles ; ce fait,
on la coupe au milieu d'icelles ; on emplit la plaie de mâle
encens et jettant par dessus de la charpie, on la bande
comme il est besoin et requis, et après sans crainte d'aucun danger, on incise la tumeur qui est au plie du coude,
ne doutant plus qu'il s'en suive effusion de sang immodé-
rée, et ayant évacué les caillots de sang, on cherche l'artère d'où le sang est sorti, et après l'avoir trouvée, on la
tire, lie et touche, comme il a été dit de la précédente. »

Guillemeau, qui, en sa double qualité de célèbre accoucheur et d'habile opérateur, fut élevé à la dignité de prévôt
du collège de chirurgie, le 1er octobre 1595, simplifia et
perfectionna les méthodes de ses prédécesseurs, en ce sens
qu'il se contenta d'appliquer une seule ligature au-dessus
de la tumeur, comme le fit plus d'un siècle après lui le chirurgien piémontais Anel, dont nous parlerons plus tard.
Dans la crainte de rien changer à la description du procédé de l'émule et du disciple d'Ambroise Paré, nous allons
la transcrire en conservant son style naïf, telle qu'il nous
l'a donnée dans sa chirurgie française, page 92, édition de
Paris, in-folio, 1594. Après avoir dit, en parlant de l'anévrisme, que « *pour la guérison de ce dernier, la seule ligature du corps de l'artère y est profitable,* » il ajoute
qu'étant appelé auprès du fils de M. de Belleville, auquel,
après une saignée, était survenu un anévrisme…, il proposa « aux médecins et aux chirurgiens le seul remède
pour obvier à ce mal, qui était de lier l'artère plus haut
que l'anévrisme qui était au ply du bras, à laquelle opinion
enfin chacun s'accorda… Premièrement je remarquay sur
le cuir l'artère en la supérieure et intérieure partie de l'a-
vant-bras, ainsi qu'elle descend de l'aisselle au ply du
bras, trois doigts au-dessus d'icelui, et en cette même partie, suivant ce que j'avais remarqué, je fis une légère incision en long au cuir qui était comme séparé à l'endroit de
l'artère où elle se rencontre au toucher; et l'ayant ainsi découverte, passay par dessous avec une grosse aiguille courbe,
une petite fiselle dessliée, puis avec icelle fiselle je liay ladite artère à double nœud. Cela fait, tout le sang groumelé
et autre caillé, contenu en la tumeur, furent ostés; puis les
parois de la tumeur furent lavées avec eau-de-vie en la-

quelle j'avais fait dissoudre un peu d'égyptiac pour corri-
ger la pourriture, jà commencée en cette partie ; un mois
après le malade fut guairy sans estre aucunement estropiat
de son bras, de quoi j'ay été infiniment esmerveillé. » Guillemeau ajoute plus loin : « Si en quelqu'autres parties extérieures, il se présente au chirurgien pareil anévrisme, il
peut sûrement découvrir le corps de l'artère vers sa racine
et partie supérieure, et la lier de même façon sans autre
cérémonie. »

Telle est à peu-près la base de la méthode généralement
désignée sous le nom de méthode ancienne, que personne
n'avait osé, jusqu'au siècle dernier, appliquer qu'à l'anévrisme du pli du bras.

Cependant Keisleyre, chirurgien de la Lorraine, attaché
au service de l'Autriche, soutint en 1644 qu'il avait déjà
plusieurs fois mis en usage la ligature avec succès dans des
cas d'anévrisme poplités. Le procédé de ce chirurgien, consistait, non à découvrir d'abord l'artère au-dessus de la tumeur, mais à suspendre avant tout le cours du sang, au
moyen d'une espèce de garrot semblable au lien d'Archigènes, et à ouvrir le sac anévrismal dans toute sa longueur ;
après l'avoir soigneusement nettoyé, il cherchait l'ouverture
du vaisseau, dans laquelle il introduisait le bout d'une sonde
destinée à soulever l'artère ; il liait ensuite le bout supérieur
de cette dernière et comprimait modérément son bout inférieur ; la plaie était alors pansée par la méthode ordinaire.

Malgré les assertions de Keisleyre, Marc-Aurel Séverin,
célèbre professeur de chirurgie à Naples, où il mourut en
1656, passe pour être le premier qui ait osé employer la
ligature dans le traitement des anévrismes ailleurs qu'au
pli du bras ; en effet, dans un cas d'anévrisme volumineux

de l'artère fémorale, il eut la hardiesse de lier ce vaisseau
très près du ligament de Poupart (1). François Thévenin,
oculiste habile de Paris, chirurgien très-distingué pour
son temps, et opérateur ordinaire du roi Louis XIV, eut
également recours à la ligature; mais au lieu de découvrir
l'artère, il se bornait à traverser toute l'épaisseur du
membre entre le vaisseau et l'os; ensuite il nouait sur une
compresse, placée entre la ligature et la peau; les deux
bouts de ruban passés dans les chairs au moyen d'une aiguille (2).

Une circonstance qui contribua à perfectionner l'opération de l'anévrisme, fut l'invention du garrot, imaginé en
1674, par Morel; cet instrument, destiné dans le principe
à être employé seulement pour suspendre l'hémorrhagie
pendant les amputations, fut bientôt appliqué pour l'opération de l'anévrisme; c'est-à-dire qu'on le plaça sur le tronc
de l'artère avant d'opérer sur la tumeur : les premiers chirurgiens qui eurent recours à ce moyen furent de Lavauguyon (3), Louis Léger de Gouey, chirurgien de Rouen (4) et
Dionis (5), qui, le premier, dirigea les études anatomiques et
les opérations chirurgicales, établies par le roi Louis XIV au
Jardin des Plantes en 1672; après avoir appliqué le garrot,
ces trois habiles opérateurs mettaient l'artère à nu, l'ou-
vraient, en retiraient tous les caillots; et lorsqu'ils l'avaient
isolée, ils la liaient au-dessus et au-dessous de la plaie qu'ils
remplissaient de médicaments styptiques, fixés sur le membre

(1) De efficaci medicina libri tres, lib. I, p. 11.
(2) OEuvres posth., Traité des opérations et des tumeurs, in-4.
Paris, p. 165.
(3) Traité complet des opérations de chirurgie, p. 265.
(4) Le véritable chirurgien, lib. III, p. 232.
(5) Cours d'opérations de chirurgie, Dém. au Jardin du roi,
p. 286.

au moyen d'un bandage roulé ; il paraît que Dionis supprima ce dernier, et qu'en cela il fut imité par Ledran,
ancien chirurgien major de la Charité, et auteur de travaux sur la taille, les plaies d'armes à feu, et d'un traité
de médecine opératoire, qui répond, comme tous ses autres ouvrages, à la haute réputation de ce grand opérateur.

Peu de temps après, une troisième méthode de traiter
les anévrismes internes par la ligature, fut mise en
usage par Dominique Anel (1), chirurgien piémontais,
qui fut celui de Madame Royale, mère du duc de Sa-
voie, roi de Sicile, puis roi de Sardaigne ; ayant à
traiter un anévrisme sur un missionnaire du Levant, il
appliqua, le 30 janvier 1710, une ligature simple sur l'artère humérale, immédiatement au-dessus de la tumeur
qu'il s'abstint d'ouvrir comme l'avaient pratiqué tous ses
devanciers. Cette opération qui avait été exécutée en présence du célèbre Lancisi, médecin camérier des trois papes, Innocent XI, Innocent XII et Clément XI, fut cou-
ronnée du plus heureux succès, car, le 5 mars suivant, le
malade se trouva parfaitement guéri. Ce résultat, quoique
très remarquable, ne fixa point l'attention des chirurgiens;
car ce n'est que 70 ans plus tard que la ligature, d'après
cette méthode, fut retirée de l'oubli par des hommes habiles qui crurent l'avoir inventée. Dans l'intervalle qui
sépare l'opération pratiquée par Anel, jusqu'aux vingt dernières années du XVIIIᵉ siècle, les chirurgiens français
perfectionnèrent les instruments employés pour opérer les
anévrismes, principalement les aiguilles. J. L. Petit, qui
avait publié, en 1736, un mémoire sur les anévrismes, inséré dans ceux de l'Académie, en fit faire une qui était

(1) Nouvelle méthode de guérir les fist. lacrym. p. 257. Tu-
rin, 1713, in-4.

large, courbée en S, ronde à une extrémité, plate à l'autre, ayant un chas alongé et étant montée sur un manche. À peu-près à la même époque, plusieurs opérateurs distingués proposèrent de nouvelles aiguilles, entr'autres Alexandre Monro, Heister, Garengeot, Ravaton, et une foule d'autres qu'il est inutile de citer. Guattani de San-Bartolomeo, Magni, qui publia, en 1745, son premier ouvrage sur les anévrismes, Molinelli, mort en 1764, professeur de chirurgie à Bologne, Flajani, qui fut le chirurgien ordinaire de pape Pie VI, et presque tous les opérateurs d'Italie, adoptèrent la ligature dans les anévrismes *vrais*, d'après la méthode de Keisleyre ; mais au lieu de se borner à comprimer le bout inférieur de l'artère après l'opération, ils trouvèrent plus prudent d'y placer une ligature. Il est bon de dire que ces chirurgiens distingués employaient le tourniquet de Petit pour arrêter le cours du sang dans le membre pendant l'opération, et que Molinelli ne se donnait pas la peine d'isoler l'artère, car il soutenait qu'on pouvait, sans inconvénient, comprendre dans la ligature la veine et le nerf. Pour obvier aux hémorrhagies consécutives qui ont lieu quelquefois après la chute des ligatures, Guattani et Alexandre Monro, célèbre professeur d'anatomie à l'Université d'Edimbourg, à qui la science a également les plus grandes obligations, employèrent les ligatures d'attente ou de précaution. Ces ligatures inutiles et dangereuses, dont plusieurs praticiens, entr'autres Béclard et Dupuytren, ont prouvé les nombreux inconvénients, eurent pendant long-temps des partisans, parmi lesquels se trouvent Hunter, Desault, Deschamps, Pelletan, et même le judicieux et savant Boyer. Jean Macgill (1), chirurgien, compatriote d'Alexandre Monro, insista comme ce der-

(1) Medical observat., tom. III, p224.

nier sur la nécessité de disséquer la veine et le nerf. Donald
Monro, chirurgien en chef de l'armée anglaise, pour faciliter la dissection de l'artère, enfonçait, à l'imitation de
Keisleyre, une sonde dans le calibre du vaisseau, au moyen
de laquelle il soulevait ce dernier. Pour remplir la même
indication, Boyer proposa une sonde de femme, et Jean
Aiken avait recours à une pince à disséquer ordinaire (1).

D'après Haller (2), Jacques Albert Hazon, mort en
1780, auteur de deux éloges historiques de l'Université et
de la Faculté de Paris, sa ville natale, regardait, au contraire, comme peu fondée la crainte qu'on avait de lier le
nerf; selon lui, la stupeur qui se déclare d'abord après
l'opération, ne tarde pas à disparaître et la sensibilité à se
rétablir. Claude Pouteau, mort en 1775, blâma également
l'usage de séparer le nerf de l'artère; il supposait que le
vaisseau se déchirait trop facilement lorsqu'il était seul
compris dans la ligature (3).

Pour prévenir la déchirure du vaisseau, Frédéric
Ruysch, qui regardait déjà comme nécessaire l'isolement
de ce dernier, faisait les ligatures avec de larges cordons
de cuir (4). Samuel Sharp (5), disciple du célèbre Cheselden, chirurgien en chef de l'hôpital de Guy à Londres, et
Olof Acrel (6), chirurgien suédois, auteur d'une traduction des œuvres de l'illustre Boerhaave, prétendirent que la
ligature du nerf était moins à craindre que la rupture de
l'artère causée par le fil, lorsque le vaisseau est isolé.

(1) White cases, etc., p. 111.
(2) Disputationes anatom. select., t. V, in-4. Gottingen, 1752.
(3) OEuvres posth., t. II, p. 100.
(4) Observ. anat. chirurg., 2, p. 5-6.
(5) A treatise on the operations of surgery. London, in-8. 1739.
(6) Sprengel, Histoire de la médecine, t. VII, p. 343.

Pour remédier à la grande difficulté et souvent même à l'impossibilité de placer dans certains cas une ligature entre le cœur et l'anévrisme, et pour éviter les dangers d'ouvrir le sac, lorsque le mal se trouve trop rapproché du tronc, Pierre Brasdor savant et habile chirurgien français, mort le 16 vendémiaire an VIII, proposa le premier de placer et de lier le vaisseau au-dessus de la tumeur, c'est-à-dire, entre celle-ci et le système capillaire. Cette méthode, qui fut d'abord approuvée par l'illustre Désault, et qui fut employée par Deschamps, pour un anévrisme du pli de l'aine qui menaçait de se rompre, fut bientôt rejetée et surtout regardée comme dangereuse et inadmissible, depuis les tentatives malheureuses dont alors elle fut l'objet.

Selon les auteurs du Dictionnaire de l'Encyclopédie Méthodique (1), Pierre Brasdor aurait également conseillé, long-temps avant Hunter, le traitement de l'anévrisme par la ligature de l'artère entre le cœur et la tumeur, sans toucher à cette dernière. M. Velpeau (2) nous apprend aussi que le docteur Martin de Marseille affirme que le professeur Spezani aurait eu, en 1781, le projet de lier l'artère fémorale elle-même sans toucher au sac dans un cas d'anévrisme poplité. Ce qu'il y a de certain, c'est que la méthode d'Anel a été tirée de l'oubli par Désault au mois de mai 1785; mais au lieu d'être appliquée au bras, elle le fut pour une tumeur anévrismale, située dans le creux du jarret : le dixième jour, il s'échappa de la plaie une grande quantité de matière mêlée avec du sang; et peu de temps après, la guérison parut complète; le malade succomba, néanmoins, huit mois après l'opération.

(1) Dict. de l'Encycl. méthod., t. II, IIe part., LXVe livraison, p. 24.
(2) Nouv. élém. de méd. opérat., t. I, p. 97.

A peine quelques mois se furent-ils écoulés, qu'on s'occupait déjà des moyens de perfectionner la méthode modifiée et appliquée par Desault, lorsqu'on connut le succès de Hunter et l'heureuse idée qu'il avait eue de lier le tronc de la crurale au-dessus de son passage dans l'anneau aponévrotique du troisième adducteur, dans un cas d'anévrisme poplité qu'il opéra, dans le mois de décembre 1785, à l'hôpital Saint-Georges de Londres. Ce célèbre chirurgien anglais qui, comme on le voit, opéra bien au-dessus de l'anévrisme, passa successivement autour de l'artère quatre ligatures écartées de quelques lignes, et il les serra à différens degrés, de telle sorte que la plus voisine de la tumeur se trouvait destinée à intercepter complètement le cours du sang, tandis que les trois autres avaient seulement pour but de modérer ses mouvemens d'impulsion. Hunter ne tarda pas à reconnaître les inconvéniens des ligatures de précaution qui finissent par couper l'artère, et qui, d'ailleurs, seraient inutiles, si, au bout de quelques jours, il survenait une hémorrhagie.

Quoique la méthode d'opérer l'anévrisme, au moyen d'une ligature placée au-dessus de la tumeur qu'on s'abstient d'ouvrir, ait déjà été employée par Anel et par Desault, et conseillée par Brasdor en 1780 et par le professeur Spezani en 1781, la vérité et la justice veulent que cette manière d'opérer conserve le nom de Hunter, qui, le premier, l'a employée : en effet, il n'y a aucune parité entre lier un vaisseau près de la tumeur sans l'ouvrir, et placer une ligature au loin sur une partie d'artère facile à découvrir, parfaitement saine, et, par conséquent, exposant moins aux hémorrhagies résultant du fait même de l'opération.

Cette méthode, que l'on jugea d'abord mal à propos comme plus difficile, fut cependant trouvée utile par la plupart des chirurgiens, et comme elle fut d'abord suivie d'un succès complet, elle fit beaucoup de bruit et devint le signal de la grande révolution qui s'est opérée dans le traitement chirurgical des anévrismes. En effet, le procédé de Hunter, qui ne fut employé par lui que pour les ané-vrismes poplités, a été adopté depuis, non seulement comme une méthode générale de traiter tous les anévris-mes vrais qui sont du ressort de la chirurgie ; mais encore, dans un grand nombre de cas, il a été appliqué pour des anévrismes traumatiques.

Un fait que nous rappelons encore, sans avoir l'intention de diminuer en rien le mérite du procédé de Hunter et de plusieurs chirurgiens modernes, c'est qu'il n'y a aucun doute qu'Aetius d'Amide ait parlé, il y a plus de 1300 ans, de lier le tronc de l'artère bien au-dessus de la tumeur : afin qu'on puisse s'assurer de l'exactitude de nos premières citations, nous allons rapporter textuellement ce que cet auteur dit à cet égard : *At vero quod in cubiti cavitate fit anevrisma, hoc modo per chirurgiam aggredimur : primum arteria superne ab ala ad cubitum per internam brachii partem simplicem sectionem, tribus, aut qua-tuor digitis infra alam, per longitudinem facimus ubi maxime ad tractum arteria occurrit : atque eâ paulatim denudata, deinceps incumbentia corpuscula sensim ex-coriamus ac separamus, et ipsam arteriam cœco uncino attractam duobus fili vinculis probe adstringimus, mediam que inter duo vincula dissecamus, et sectionem polline thuris explemus, ac lineamentis inditis congruas deliga-tiones adhibemus.* (Ætii, 4 serm. tetrab. IV, cap. X. Ex interp. J. Cornarii sine loco et anno.)

Quelques années avant l'application des méthodes que nous venons de rappeler, dans le but de conserver le cali-

bre du vaisseau et de procurer, autant que possible, la
réunion des bords de la plaie artérielle, de manière à
laisser libre la circulation dans la partie inférieure du
membre. Lambert, chirurgien de Newcastle, proposa de
réunir les bords de l'orifice de l'artère au moyen de la
suture entortillée, et de passer, pour parvenir à ce but,
d'un bord à l'autre de la blessure artérielle, une petite aiguille destinée à les rapprocher, au moyen d'un fil,
comme dans l'opération du bec de lièvre (1). C'est à
l'exemple des vétérinaires qui, après la saignée, referment
la veine avec une épingle, que Lambert pensa que ce
moyen pourrait être appliqué sur les artères de l'homme ;
il parait que ses prévisions, à cet égard, furent confirmées
en partie par des faits, et que ses efforts ont été une fois
couronnés d'un succès complet chez un homme affecté
d'anévrisme traumatique au bras, qui fut présenté guéri à
la société médicale de Londres. Cette méthode, regardée
d'abord comme devant être mise au rang des plus belles
acquisitions de la chirurgie moderne, tomba bientôt dans
l'oubli, surtout après les expériences d'Asmann, qui prouva que la suture appliquée, comme dans le cas que nous
venons de citer, ne réussit qu'en oblitérant le vaisseau,
ainsi que dans toutes les autres méthodes (2).

Deschamps, successeur de Desault à la place de chirurgien en chef de la Charité, chercha, en 1793, à com-
biner la ligature temporaire avec la compression immédiate ; pour remplir ces indications, il imagina, à cette
époque, un instrument appelé *presse-artère*, composé
d'une tige métallique, aplatie, longue d'environ trois
pouces, fendue à son extrémité libre, terminée à l'autre

(1) Recherches et observations de médecine, t. II, art. 30.
(2) Dissert. de anevrysmate. Groningue, 1773.

bout par une plaque horizontale, de forme ovalaire. Cette plaque métallique présente une légère concavité garnie d'agaric, et une ouverture de chaque côté pour donner passage aux chefs de la ligature dont on engage les deux moitiés passées sous l'artère; en tirant sur un des bouts du fil, on fait descendre l'autre; bientôt le vaisseau se trouve aplati entre le lien qui le comprime d'arrière en avant, et la plaque du presse-artère qui tend à le pousser d'avant en arrière. On achève ensuite l'opération en arrêtant les extrémités de la ligature sur la fente de l'instrument (1).

En 1799, Richter proposa un procédé déjà mentionné par Dionis, qu'il décrivit de la manière suivante : « L'artère tirée en dehors doit être embrassée deux fois par une ligature ordinaire : celle-ci doit être serrée d'un nœud, et quand l'artère est considérable, un des bouts de la ligature doit être passé au moyen d'une aiguille au travers du vaisseau. Au devant du nœud les deux bouts font saillie hors de la plaie à la manière ordinaire (2). » Cette méthode, que Cline conseilla pour empêcher la ligature de se relâcher et d'abandonner les bouts de l'artère, fut employée par M. A. Cooper, sur un sujet de vingt-neuf ans, dans un cas d'anévrisme poplité, mais elle eut une issue funeste et fut avec raison blâmée par Samuel Cooper, et par presque tous les chirurgiens modernes.

Afin de rompre les membranes internes et moyennes de l'artère et pour obtenir plus facilement les avantages qu'on attribue à la ligature temporaire, M. Maunoir aîné, chirurgien distingué de Genève, proposa une pince dont les mors, au moment de se toucher, devenaient parallèles entre eux. Le même praticien, croyant en avoir eu le premier

(1) Observ. sur la lig. des artères, etc. in-8. Paris, 1793.
(2) Anfangsgründe der wundarzneykunst, cap. 13.

l'idée, conseilla d'appliquer deux ligatures à l'artère et de
diviser le vaisseau entre elles (1). Il pensait, comme l'avait
avancé Morand, que les artères avaient une grande puissance rétractile, et se trouvaient après la ligature et leur
section, dans les mêmes conditions qu'après une amputation. Cette méthode qui avait déjà été conseillée en 1757
par Jacques René Tenon, professeur de chirurgie et membre de l'Académie des sciences, et qui l'avait été presque à
la même époque par Jh. Black, mort en 1799, fut encore
proposée en 1797 par M. Abernethy (2), qui, comme
M. Maunoir, croyait l'avoir inventée, et par MM. A. Cooper,
Guthrie, Post, Dalrymple, qui firent connaître quelques
faits pour déposer en sa faveur. Cette manière d'opérer
l'anévrisme, qui était à peu près celle de Galien, d'Aetius,
de Rhazès, de Severin, etc., fut blâmée par Scarpa (3),
qui s'appuya sur plusieurs observations de Monteggia,
d'Assalini, et celles de Norman, de Bath, qui, comme celles
des deux chirurgiens italiens, furent suivies d'hémorrhagie
funeste. (Méd. chir. transact. 1819. T. X, part. 1, p. 94.)
    L'autorité de Scarpa, appuyée par ces faits, joints aux
expériences de Béclard (Mém. de la soc. méd. d'Émul.
T. VIII, 1817) et aux résultats fâcheux, obtenus depuis
par MM. A. Cooper et Cline, ont fait regarder, non seulement comme inutiles et souvent dangereux, les conseils d'A-
bernethy et de M. Maunoir, mais encore comme à peu près
illusoire la rétractilité des artères, sur laquelle ont également beaucoup insisté MM. Taxil, Beaufils, St.-Vincent,
plus récemment M. Guthrie.

(1) Dissert. sur la sect. de l'artère entre deux ligatures dans
l'opération de l'anévrisme. Paris, an XIII.
    (2) Surgical works, t. I.
    (3) Sull'anevrysma riflessioni ed osserv. 1804.

A peu près vers la même époque, le docteur Jones, chirurgien anglais, qui a donné les premières notions exactes de l'effet des ligatures sur les artères, proposa de ne placer les liens que temporairement, dans le but unique de rompre les membranes internes et moyennes (1). Cette constriction momentanée détermine, suivant lui, l'inflammation adhésive de la tunique celluleuse restée seule intacte, et même celle des membranes rompues (page 159). Ces adhérences des tuniques artérielles produisent en même temps l'oblitération du vaisseau, le développement des branches collatérales, et par conséquent la disparition progressive de la tumeur, comme cela arrive lorsque les ligatures tombent d'elles-mêmes. Les résultats signalés par Jones furent plus tard confirmés en partie par M. Hutchinson (2), mais ils furent moins heureux dans les tentatives faites sur des chevaux et des moutons par MM. Hodgson (3), Dalrymple et Travers (4), qui, en sacrifiant, après douze, quinze et dix-huit jours, les animaux sur lesquels ils faisaient leurs expériences, n'ont jamais observé que l'artère se fût oblitérée, mais seulement un peu rétrécie. Cependant M. Travers crut pouvoir utiliser ce fait en ne retirant la ligature qu'après un temps assez considérable, pour que le caillot et la lymphe épanchée eussent acquis une certaine solidité et une consistance capable de résister à l'effort du sang. Malheureusement l'expérience n'a que rarement confirmé cet heureux résultat, puisque M. Travers lui-même a renoncé à cette méthode, malgré les observations favorables rapportées par Hutchinson et le célèbre A. Cooper.

(1) On the process employed by nature, etc., p. 159 à 168.
(2) Practical observat. in surgery, p. 103.
(3) Treatise on the diseases of arteries, etc.
(4) Medic. chirg. trans., vol. VI, p. 438, 658 à 660. 1813.

Plusieurs chirurgiens italiens ont depuis soumis à différentes épreuves les ligatures temporaires, et ont fait tous leurs efforts pour que, dans leur pays leur emploi soit érigé en méthode. Scarpa, ayant appliqué autour de la carotide de plusieurs brebis des ligatures plates, nouées sur un petit cylindre de toile enduit de cérat et retirées le troisième, le quatrième ou le cinquième jour, put constater dans tous les cas l'oblitération du vaisseau. M. Mislei, vétérinaire à l'école de Milan, essaya sur des chevaux les mêmes expériences, qui furent toutes suivies de semblables résultats : quelque temps après, Daletta (1) employa également les ligatures temporaires une fois sur l'artère fémorale d'un homme de quarante ans, affecté d'un anévrisme poplité, et une autre fois sur l'artère humérale pour un anévrisme au pli du bras : quoique dans ces deux cas la ligature fût enlevée le quatrième jour, les deux opérations eurent néanmoins une terminaison heureuse. Il paraît que MM. Biraghie, Molina, Maunoir, Fenini, Wattmann, Fitz, Medoro, Solera, Roberts, Falucieri, Malago, Uccelli, Giuntini et quelques autres chirurgiens, qui mirent aussi en usage la ligature temporaire d'après la méthode de Scarpa, n'ont eu dans la plupart des cas qu'à se louer de leurs tentatives.

Une chose importante pour le succès de l'opération, c'est de pouvoir enlever la ligature sans tirailler l'artère et sans désunir les bords de la plaie déjà cicatrisée. Pour parvenir à ce résultat, MM. Paletta et Roberts ont proposé deux fils simples placés, au préalable, entre le vaisseau et le petit cylindre, et le ruban qui sert de ligature. M. Uccelli veut que l'on coupe la ligature sur un morceau de sonde cannelée qui doit être comprise dans le même lien. M. Giuntini, pour extraire le corps étranger ou le cylindre de toile qu'on

(1) Mémoire inséré dans le Journal de médecine de Venise, 1796.

fixe sur l'artère, attache un fil ciré sur ce dernier, afin de le tirer lorsqu'on veut faire la section de la ligature, qui alors forme une anse plus facile à couper.

Dans les Archives générales, tome II, M. Ollivier d'Angers nous a fait connaître un procédé ingénieux imaginé par l'illustre Scarpa ; ce procédé, rapporté également par M. Velpeau, consiste dans une sonde cannelée, fendue à son extrémité, portant deux petits anneaux applatis sur une des lèvres, l'un à une demi-ligne de la pointe, l'autre à près d'un pouce de la plaque; cette sonde sert à conduire un très petit couteau jusque sur le ruban des fils qu'enveloppe l'artère. Le bout de ces derniers, conservé au dehors, est d'abord passé dans les deux anneaux de la sonde, dont le bec est sûrement dirigé sur le cylindre de toile qu'il arrête. Alors la lame du couteau pénètre facilement jusqu'à la ligature qui est coupée en travers et entraînée sans faire courir aucun risque au vaisseau.

C'est aussi dans l'intention d'aplatir au lieu d'étrangler le vaisseau et de retirer la ligature au bout d'un temps déterminé, qu'on a proposé une foule d'instrumens; tels sont les compresseurs d'Assalini, d'Ayzer, de Bujolski, de Formi, Buzani, Garnery, Flajani, de MM. Crampton, Ristelhuelber, Deaze et quelques autres, qui ressemblent plus ou moins à celui de Deschamps, et qui ont comme lui l'inconvénient d'irriter vivement la plaie et de favoriser l'ulcération de l'artère qu'ils n'oblitèrent qu'incomplètement.

En 1810, M. le professeur Dubois, espérant fonder une nouvelle méthode basée sur les idées de Deschamps, et pensant d'ailleurs que l'hémorrhagie consécutive pouvait provenir de la section trop prompte de l'artère par la ligature, eut recours au moyen suivant : après avoir placé un ruban de fil autour du tube artériel, cet habile praticien passa les

deux chefs dans le serre-nœud de Desault, de manière à
n'intercepter le cours du sang que peu à peu et à n'obtenir
l'oblitération complète du vaisseau que dans l'espace de six
à huit jours. Ce procédé fut employé avec succès dans
deux cas d'anévrismes poplités, et il paraît, d'après M. Richerand (1), que chez les deux individus qui subirent l'o-
pération, l'artère s'enflamma et s'oblitéra dès la première
nuit, de manière que le jour suivant les battemens de la
tumeur avaient cessé. Mais M. Dubois ayant fait une troisième tentative de ce genre, il survint une hémorrhagie le
quinzième jour, qui nécessita l'amputation et amena la mort
du malade. Cet insuccès fit bientôt éclipser les belles espé-
rances que ce procédé avait d'abord fait naître, et qui cependant fut depuis encore employé avec bonheur par deux
habiles praticiens, MM. Larrey et Viricel, chirurgien en
chef de l'Hôtel-Dieu de Lyon.

Depuis le commencement de ce siècle jusqu'à notre époque, l'art de lier les artères est parvenu à un degré de simplicité et de hardiesse exempte de dangers, et c'est principalement aux Anglais que nous en sommes redevables. On
ne dispute plus si l'on doit lier une artère affectée d'anévrisme dans un point éloigné de la tumeur, sans toucher
à cette dernière; tous les opérateurs sont généralement d'accord sur ce point, qu'il ne faut pas ouvrir le sac et qu'il suffit
d'appliquer une ligature à la manière de Hunter. Cette
méthode, adoptée aujourd'hui comme méthode générale,
remplace donc, dans la plupart des cas, tous les autres procédés qu'on n'emploie encore que dans quelques circonstances, qui ont été bien déterminées par les expériences et les
travaux dont nous sommes redevables à Desault, Pelletan,
Scarpa, Abernethy, Cline, Deschamps, Boyer, Béclard,

(1) Nosographie chirurg., t. IV, p. 109.

Dupuytren, Delpech, MM. Maunoir, Dubois, Larrey, Ribes, Richérand, Hodgson, A. Cooper, S. Cooper, Roux, Lawrence, Ristelhueber, Travers, Hutchinson, Norman, Mazoni, Crampton, Roberts, Wardrop, Græfe, Kühl, Casamayor, Breschet, Bérard aîné, Guthrie, Velpeau, Vilardebo, enfin M. Lisfranc, qui, en 1834, a fait un excellent travail sur les différentes méthodes qu'on a proposées pour oblitérer les artères dans le traitement des anévrismes.

Grâce à l'admirable audace des opérateurs du dix-neuvième siècle, plusieurs artères qui, par leur situation, semblaient inaccessibles, ont été découvertes et liées avec succès; on doit aussi aux chirurgiens modernes, non seulement d'avoir simplifié l'opération de l'anévrisme, mais encore de lui avoir donné une plus grande extension, en prouvant qu'il était souvent inutile de suivre le timide précepte de suspendre le cours du sang avant d'entreprendre aucune opération hémostatique. Aussi a-t-on pratiqué plusieurs ligatures d'artères qu'on jugeait, il y a quarante ans, comme étant au-dessus des ressources de la chirurgie. Telles sont celles placées sur le tronc brachio-céphalique, et sur les artères carotides primitives, iliaques primitives, iliaques internes, sous-clavières, et même l'aorte abdominale : cette dernière a été faite pour la première fois, le 25 juin 1817, par M. Astley Cooper, et par M. James, à l'hôpital d'Exeter, le 5 juillet 1829. Si nous nous abstenons de tracer actuellement l'histoire particulière de toutes les ligatures d'artères, c'est que nous nous proposons de le faire dans des articles spéciaux, qui leur seront consacrés, en suivant l'ordre alphabétique. Nous renvoyons également nos lecteurs à l'article *ligature*, pour l'histoire de toutes les substances employées ou proposées pour confectionner les liens destinés à suspendre la circulation dans les vaisseaux.

Avant de terminer ce que nous avions à dire sur ce sujet, nous avons encore à signaler une autre méthode proposée et mise en usage par M. Jameson. Ce médecin, pensant qu'il suffisait de traverser une grosse artère avec un séton ayant une largeur proportionnée au calibre du vaisseau, a fait des expériences sur la carotide et la jugulaire des chevaux, avec des rubans de peau de daim, qui ont toujours produit un épanchement de lymphe plastique, un épaississement des parois divisées et l'interruption complète du cours du sang. D'après M. le professeur Velpeau et le docteur Chaumet de Bordeaux, des expériences répétées au Val-de-Grâce auraient fourni les mêmes résultats, et celles faites par le docteur Carron du Villars auraient également démontré qu'on obtient les mêmes phénomènes, en traversant l'artère avec un fil de lin ou une tige métallique quelconque : enfin, on a imaginé un si grand nombre d'instrumens pour opérer les anévrismes, qu'il serait aussi fastidieux qu'inutile de les décrire, d'autant plus que nous en donnerons des dessins qui les feront suffisamment comprendre.

De la compression médiate.

Actuellement que nous avons tracé l'histoire de toutes les méthodes de traiter les anévrismes internes au moyen de la ligature, nous allons parler d'une autre méthode également très ancienne, c'est-à-dire, de la compression et de toutes les manières de l'appliquer.

Parmi les auteurs anciens, Galien est le premier qui parle de traiter les plaies artérielles par la compression; il rapporte (1) « qu'un médecin sans expérience ayant oublié de reconnaître la position de l'artère du pli du bras avant de

_____
(1) Méthod. méd., lib. V, cap 5.

placer la ligature, celle-ci s'éleva par l'effet du lien, et le médecin la prenant pour la veine, l'ouvrit imprudemment. Le sang sortit par jets inégaux, un des médecins présens et moi fîmes un appareil qui consistait en un agglutinatif, une éponge et un bandage que nous recommandâmes d'humecter souvent; nous le levâmes le quatrième jour; mais quoique la réunion nous parût faite, nous l'appliquâmes de nouveau pendant long-temps; le malade était jeune et robuste et il guérit. »

Depuis ce passage de Galien, il faut franchir le long espace de douze cents ans et arriver jusqu'à Guy de Chauliac, pour qu'il soit de nouveau question de la compression. En effet, ce prêtre-chirurgien, dont nous avons fait connaître la méthode d'appliquer la ligature, avait quelquefois recours à la compression au moyen d'un bandage roulé et de compresses qui étaient maintenus sur la tumeur conjointement avec des substances astringentes. Dans le commencement du seizième siècle, Jean de Vigo, Génois de naissance, qui passa une partie de sa vie à la cour de Rome, où il avait été appelé en 1503, pour remplir la place de premier chirurgien de Jules II, proposa dans un ouvrage (1) traduit dans toutes les langues d'Europe et publié à Rome en 1514, de traiter les tumeurs anévrismales par la compression graduée et par l'emploi des styptiques. Ce médecin, aussi célèbre que modeste, qui passe généralement pour avoir le premier trouvé dans les frictions mercurielles le véritable spécifique contre les maladies vénériennes, établissait la compression au moyen de morceaux de linge placés en plusieurs doubles, et de gâteaux de charpie trempés dans de l'eau blanche, la litharge d'argent et l'esprit-de-vin. Le tout était convenablement appliqué sur la tumeur et main-

(1) Practicta in art. chirurg. copios., lib. IV, tr. 7, cap. 6.

tenu par un bandage circulaire. Durand Scacchi, qui avait d'abord adopté la cautérisation proposée par Lanfranc, conseillait d'avoir recours à la méthode de Jn. Vigo, avant d'en adopter une autre plus énergique (1).

Ambroise Paré, qui, comme nous l'avons déjà dit, employait la ligature, conseillait également la compression faite avec des compresses trempées dans des substances astringentes et une lamine de plomb, assujetties avec un bandage (2).

Vers le milieu du dix-septième siècle, la lamine de plomb d'Ambroise Paré fut remplacée par une espèce de garrot, au moyen duquel la compression fut suivie d'un heureux succès.

Dionis rapporte dans son cours d'opération, que c'est d'un instrument de ce genre dont se servit sur lui-même Pierre Michon, plus connu sous le nom de l'abbé Bourdelot (3). Ce médecin qui devint celui de Louis XIII, des princes de Condé, de Louis-de-Bourbon et du duc d'Enghein, ayant été atteint d'un anévrisme faux, survenu après une saignée qu'il s'était fait pratiquer au bras, prit une petite plaque d'acier qu'il garnit de coton et de cuir, en laissant une gouttière à l'endroit où l'artère devait se trouver, et

(1) Subsid. med., lib. III, cap. 5.

(2) Liv. VII, de l'anévrisme, chap. XXXIII.

(3) Pierre Michon prit le nom de *Bourdelot*, en 1634, d'après les désirs de ses oncles Jean et Edme *Bourdelot*, l'un avocat au parlement de Paris, et maître des requêtes de Marie de Médicis, et l'autre médecin de Louis XIII, qui leur accorda des lettres autorisant ce changement de nom. Son titre d'abbé lui vint de ce que la reine Christine de Suède, tombée malade en 1651, ayant mandé auprès d'elle le savant Saumaise, ce dernier lui conseilla de faire appeler Bourdelot, dont il connaissait le mérite. La reine suivit ce conseil, et fut si satisfaite des soins que ce médecin lui

qu'il appliqua sur la tumeur en l'attachant solidement. Ayant pendant un an constamment fait usage de cet appareil, l'anévrisme fut guéri d'une manière complète et durable.

A peu près à la même époque, Jean Scultet, qui exerça avec distinction la médecine et la chirurgie à Ulm, sa ville natale, proposa une espèce de compresseur à vis, en forme de brassard, dont nous donnons un dessin, d'après son ouvrage (Armament. chirurg., tab. XVIII, fig. 4). Tulpius dit dans ses observations (Lib. IV, cap. XVI, page 305) qu'il guérit un anévrisme traumatique au moyen d'un appareil qui fut porté pendant cinq mois, et qui était à peu près composé comme celui d'Ambroise Paré, c'est-à-dire, de compresses graduées, d'une plaque de plomb et d'une bande roulée. Dans son traité des opérations (vol. III, page 233), Garengeot proposa le premier d'établir la compression sur l'anévrisme, au moyen de compresses faites avec du papier gris.

Bernardin Genga, chirurgien de l'hôpital du Saint-Esprit, à Rome, le premier qui, dans des cours d'anatomie, ait ouvert aux peintres et aux sculpteurs la source du vrai dans les arts d'imitation, préférait la compression sur toute la longueur du membre, qu'il pratiquait de la manière suivante : Je fais, dit-il, sur chaque doigt, un bandage expulsif au moyen d'une petite bande ; j'enveloppe la main et l'avant-bras de la même manière jusqu'auprès de la blessure ; je place ensuite sur cette dernière un gros tampon de linge fin imprégné d'un mélange de blancs d'œufs ; de

donna, qu'elle le renvoya à Paris avec un passe-port très honorable, et obtint pour lui l'abbaye de Macé, vacante par la mort de Château-Neuf, garde des sceaux de France. Dans un voyage qu'il fit à Rome, Bourdelot obtint du pape Urbain VIII, les dispenses nécessaires pour jouir des bénéfices de son abbaye, mais sous la condition qu'il exercerait la médecine gratuitement.

plantin, de bol d'Arménie, de sang-dragon, de terre sigillée, de plâtre et de pierre hématite ; j'applique sur tout cela une lame de plomb épaisse et des compresses maintenues par trois ou quatre tours de bandes jusqu'au-dessous du coude ; puis je fixe avec la même bande un cylindre de bois enveloppé d'un linge comme une attelle qui doit être placée à la face interne du bras, c'est-à-dire, sur le trajet de l'artère ; enfin, après avoir ramené ma bande sur la blessure pour l'arrêter par quelques doloirs, je fais humecter tout l'appareil avec une liqueur astringente et je soumets le malade à un régime ténu et rafraîchissant (1).

J. L. Petit, qui avait inventé son tourniquet en 1716, l'employa, non seulement pour s'opposer à l'hémorrhagie pendant l'amputation, mais encore pour établir la compression sur les tumeurs anévrismales (Traité des maladies chirurgicales, vol. 3).

En 1745, Zacharie Platner, professeur, doyen perpétuel de la Faculté de Leipsik et médecin conseiller de la cour de Saxe, détermina d'une manière plus positive les cas où l'on devait préférer la compression à la ligature, dont il était loin de méconnaître les avantages. Lorsque l'anévrisme est peu volumineux, qu'il s'est fait remarquer depuis peu de temps, qu'il est bien circonscrit et que surtout il est situé dans le voisinage d'un os, il conseille de le frictionner souvent pour résoudre les caillots qu'il contient, et d'appliquer sur la tumeur plusieurs feuilles de papier gris imbibées d'alkool et recouvertes par des compresses graduées, entre lesquelles il faut placer une pièce de monnaie. Le tout est ensuite maintenu en place au moyen de bandes roulées autour du membre. Platner ajoute que dans l'anévrisme faux, il vaut mieux employer une plaque

(1) Anatom. chirurgica. Rome, 1772.

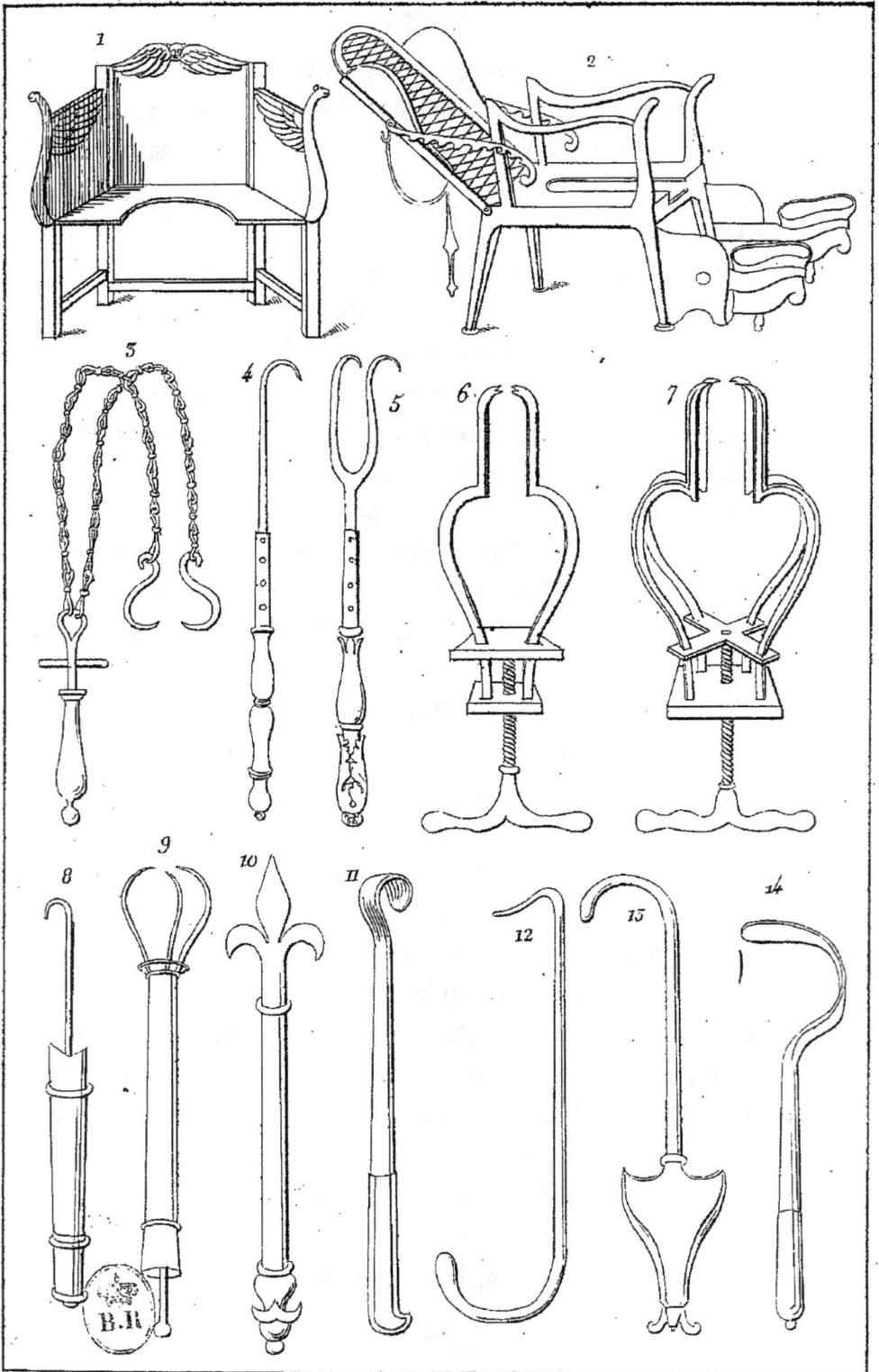

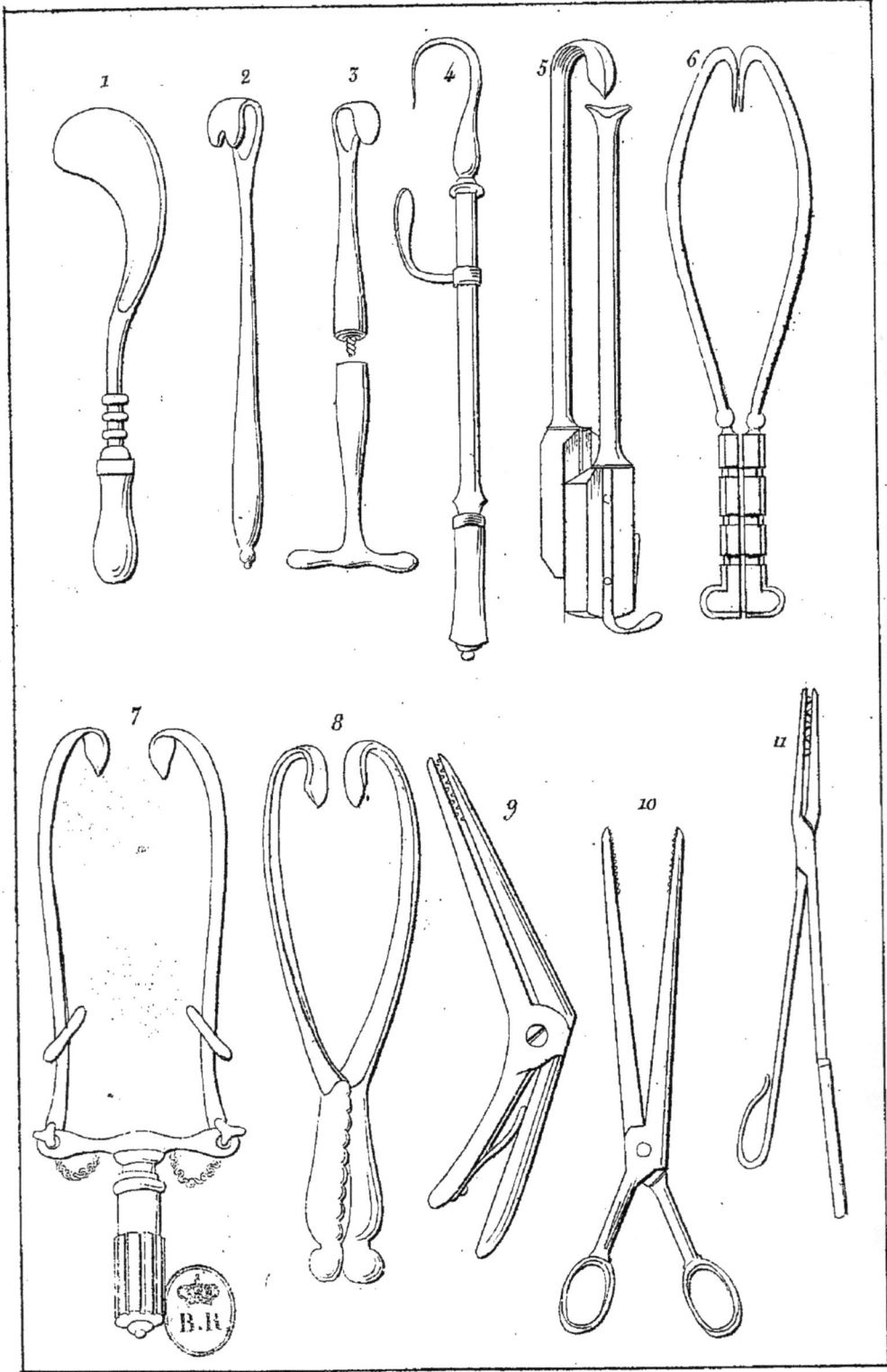

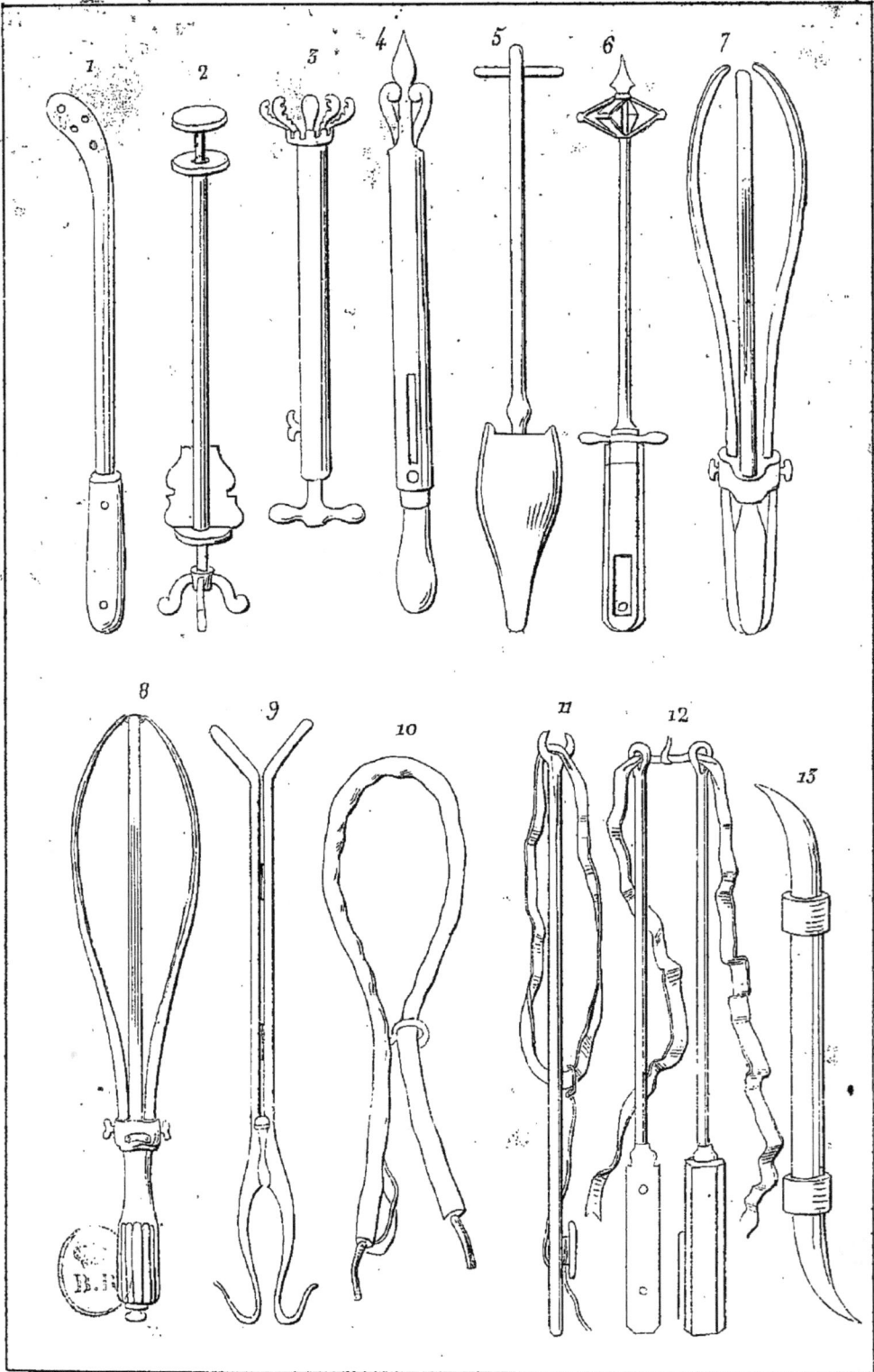

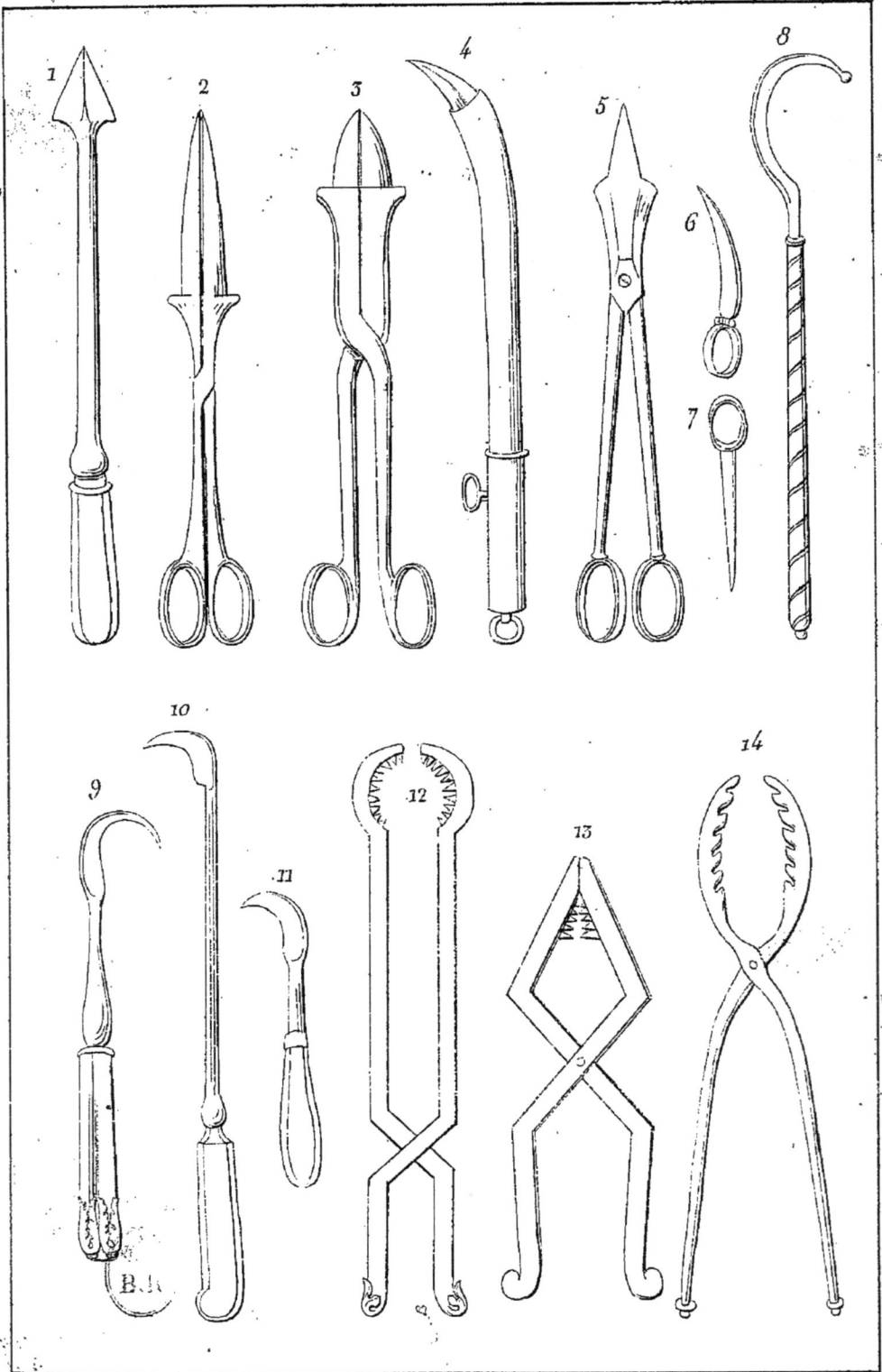

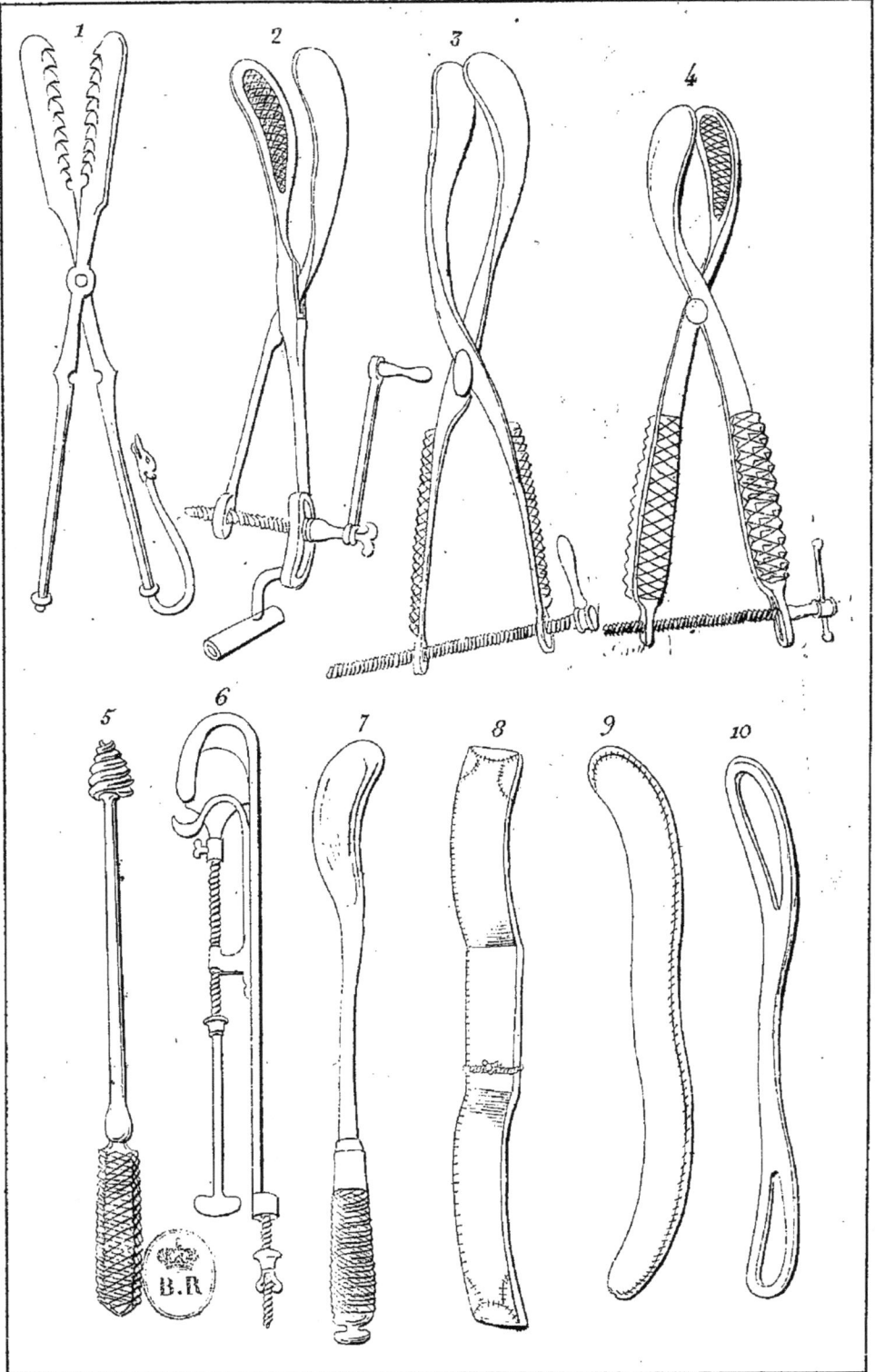

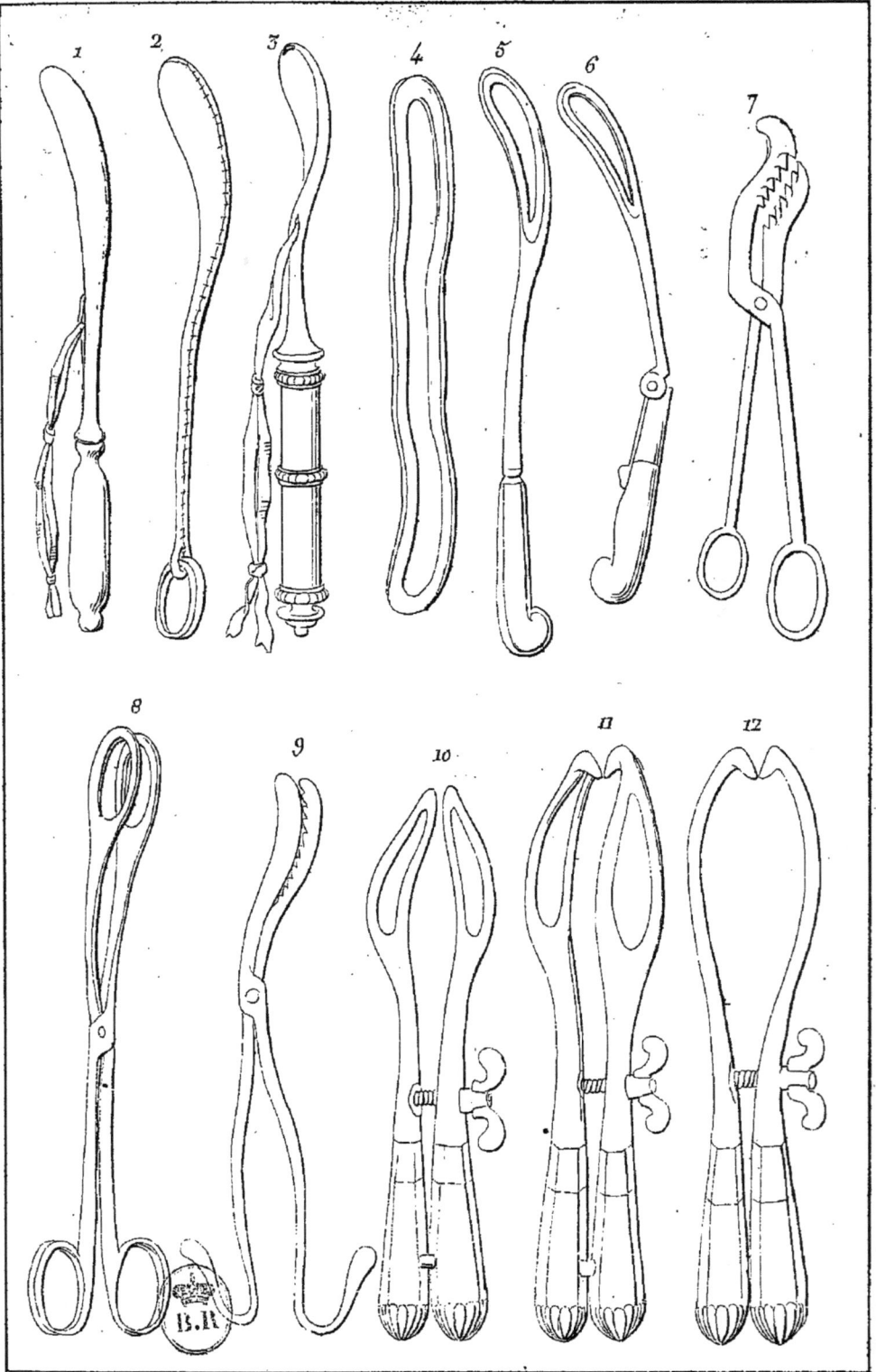

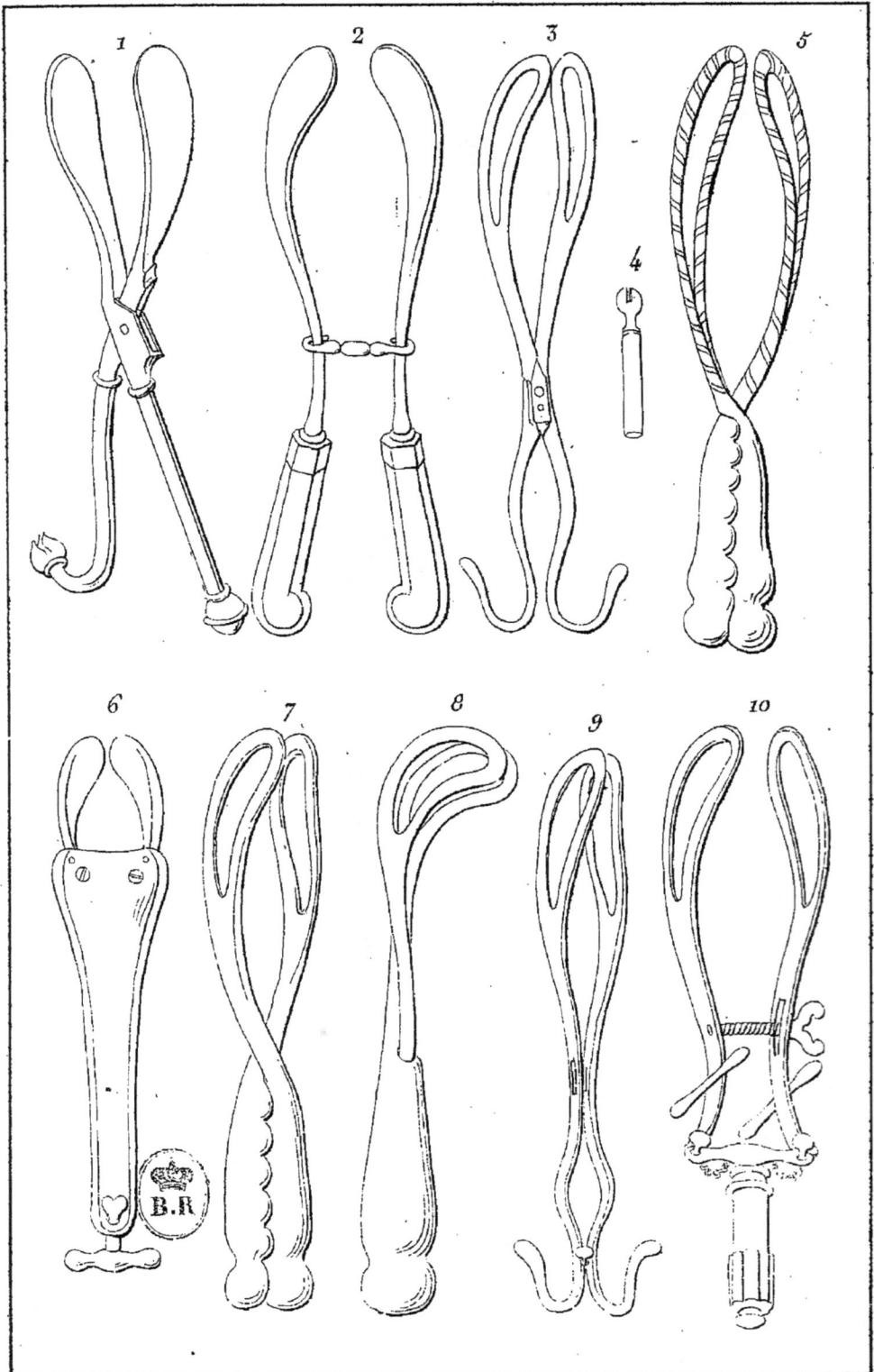

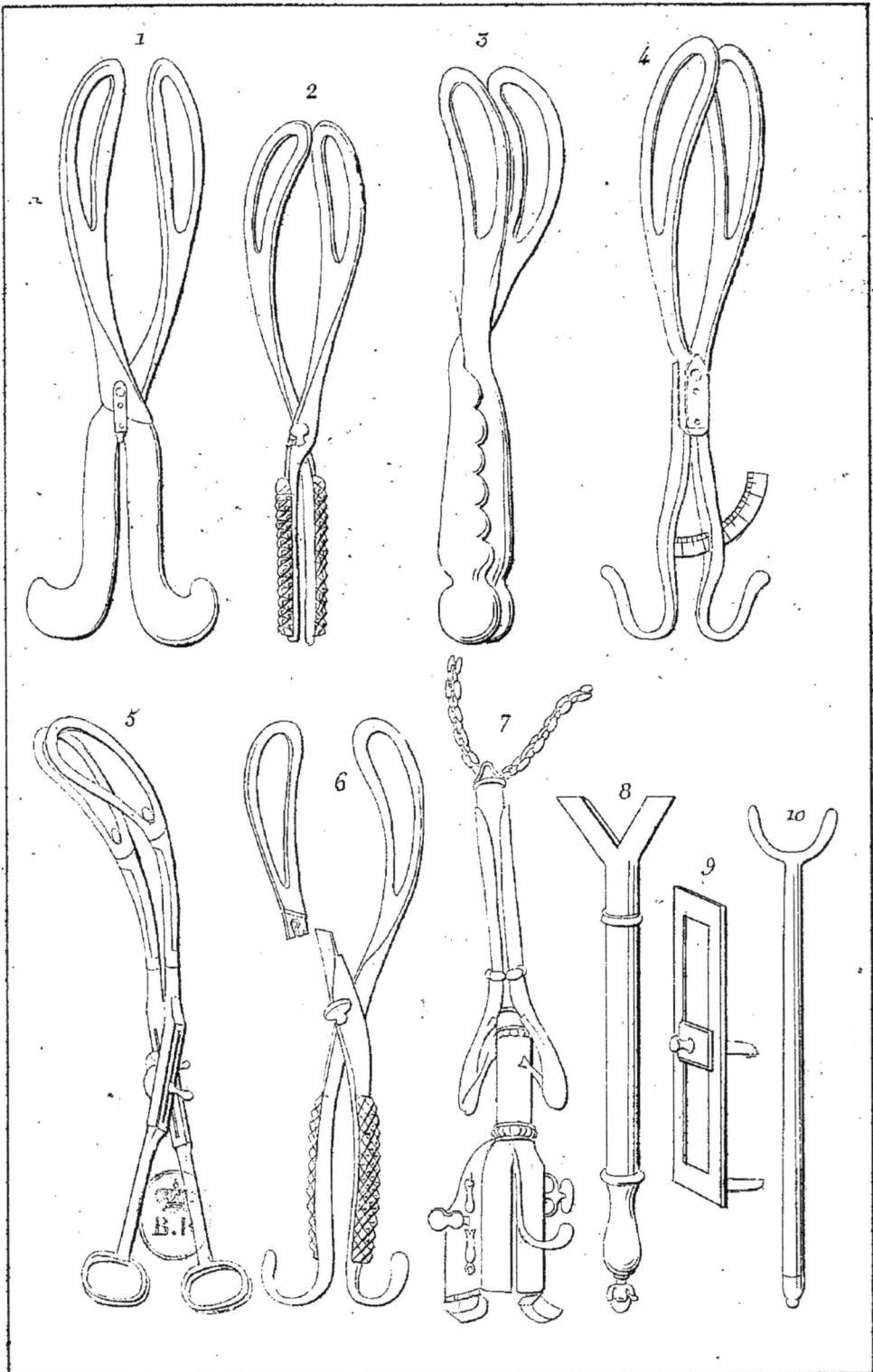

Pl9.

ACCOUCHEMENT

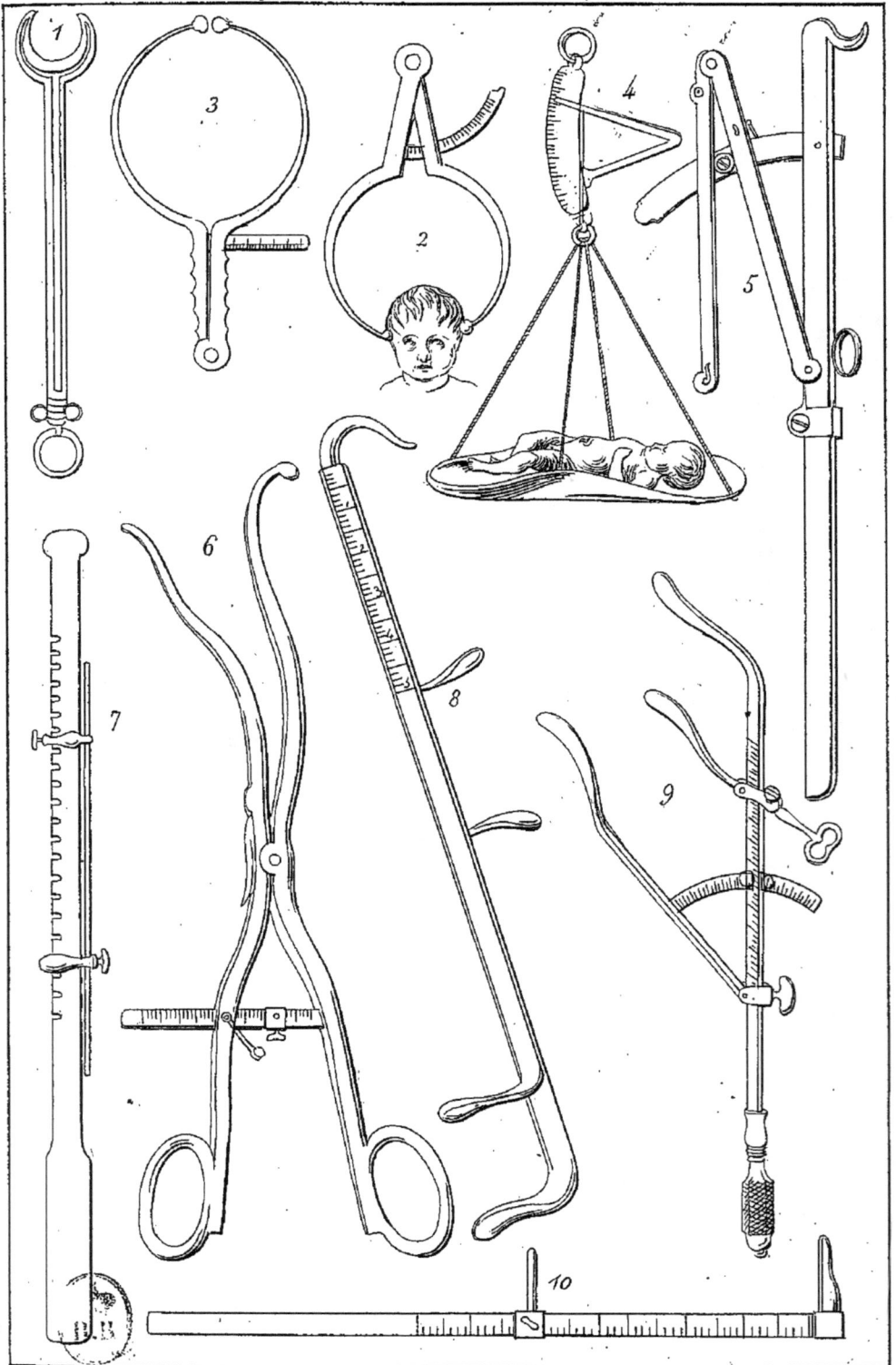

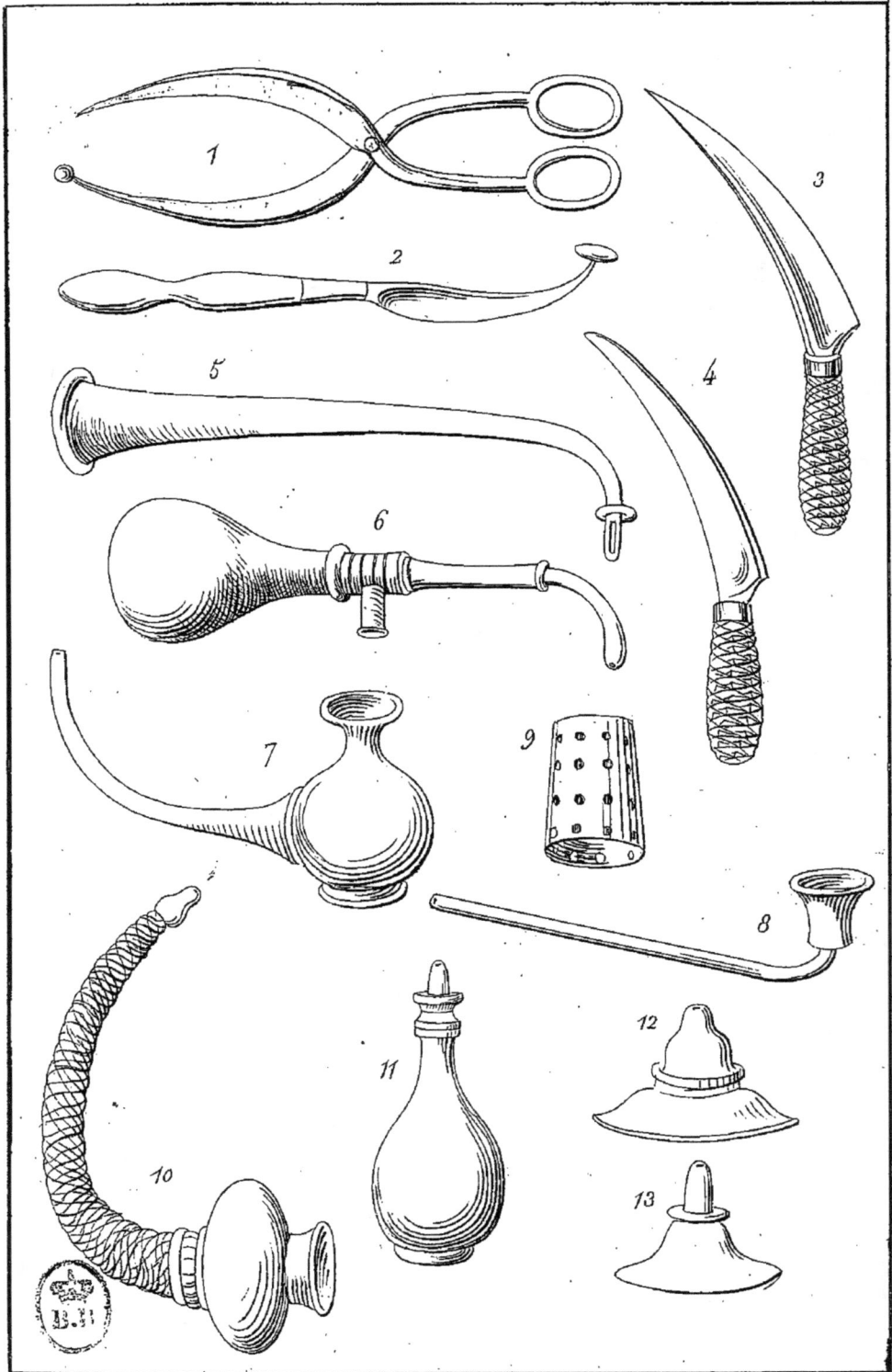

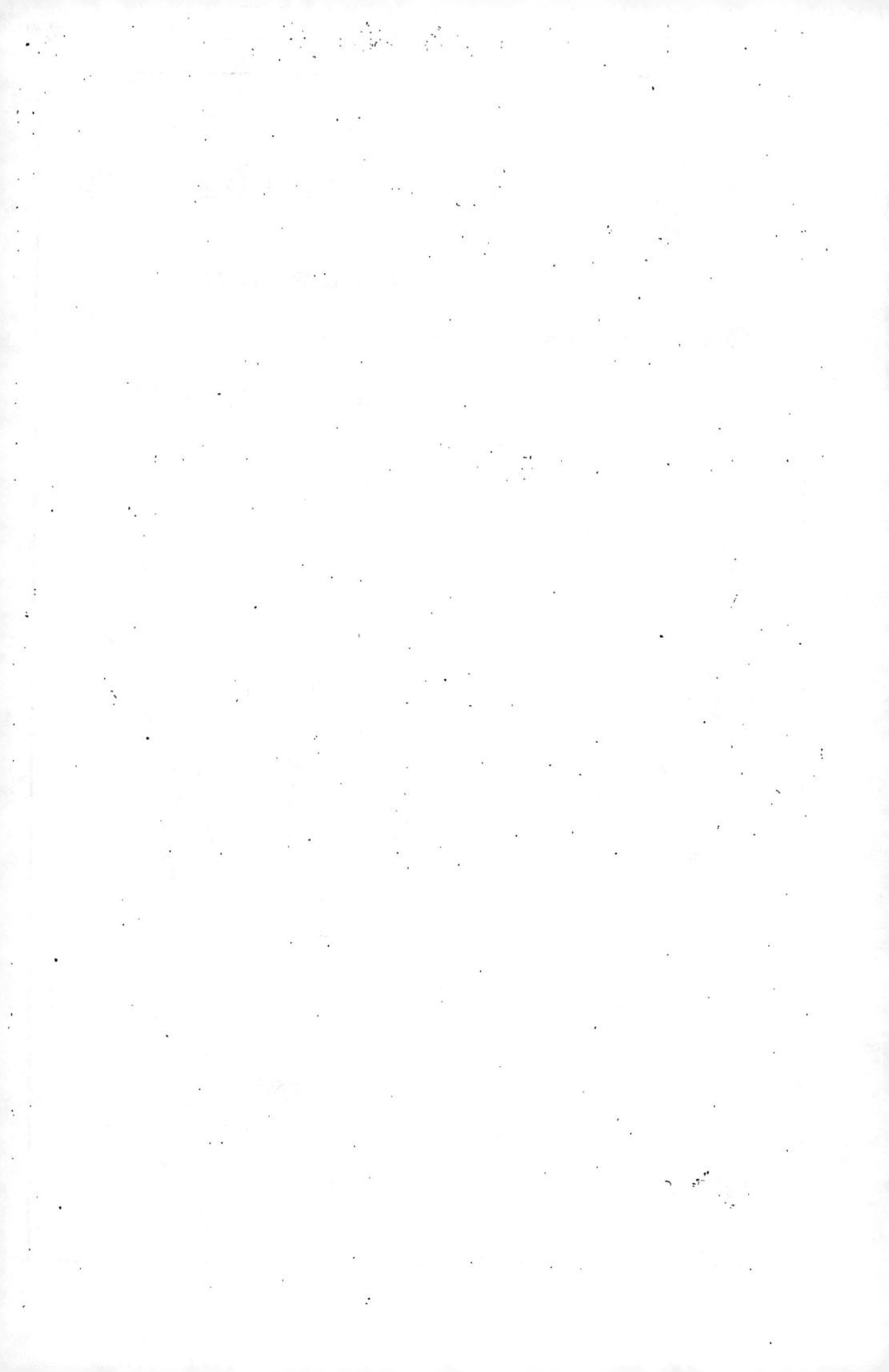

Pl.11. ACUPUNCTURE & AMPUTATION 3.7.ᵐ

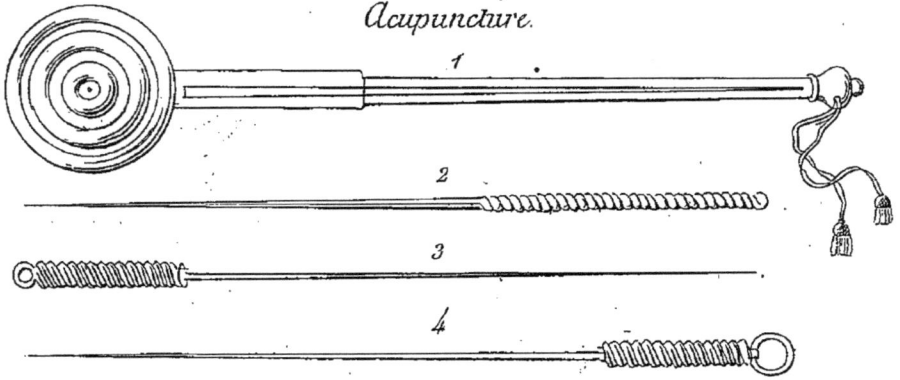

Acupuncture.

1

2

3

4

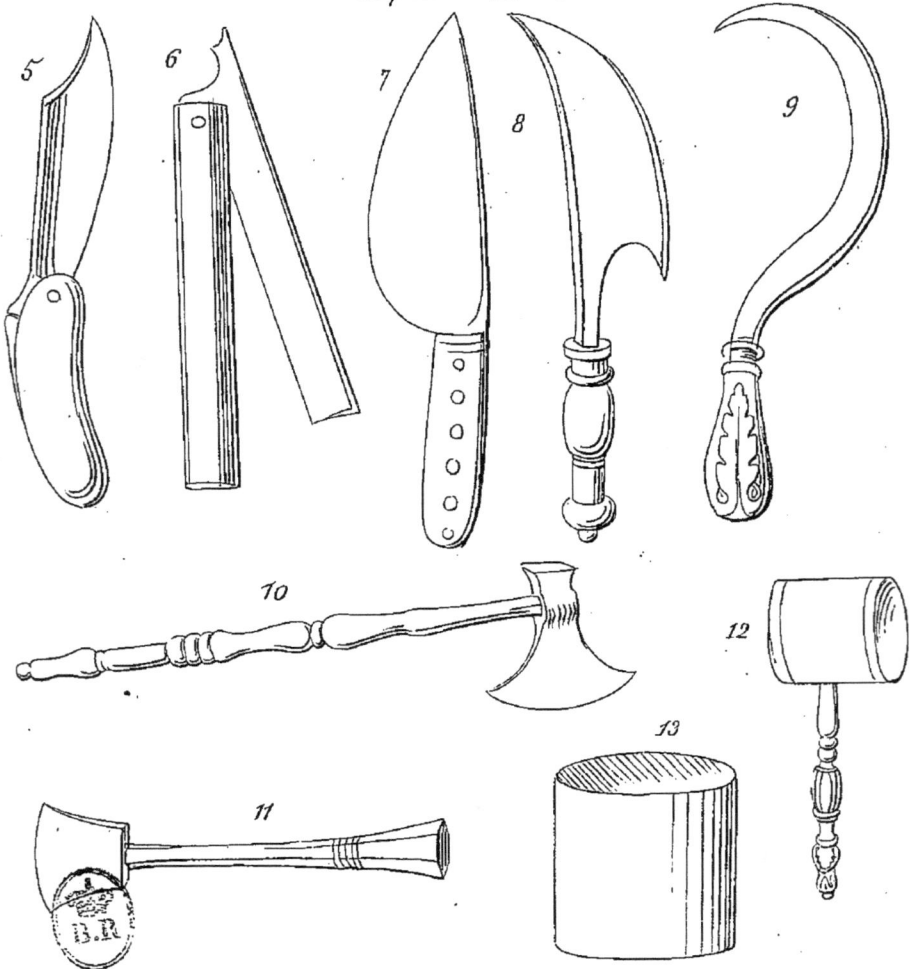

Amputation.

5   6   7   8   9

10   12

13

11

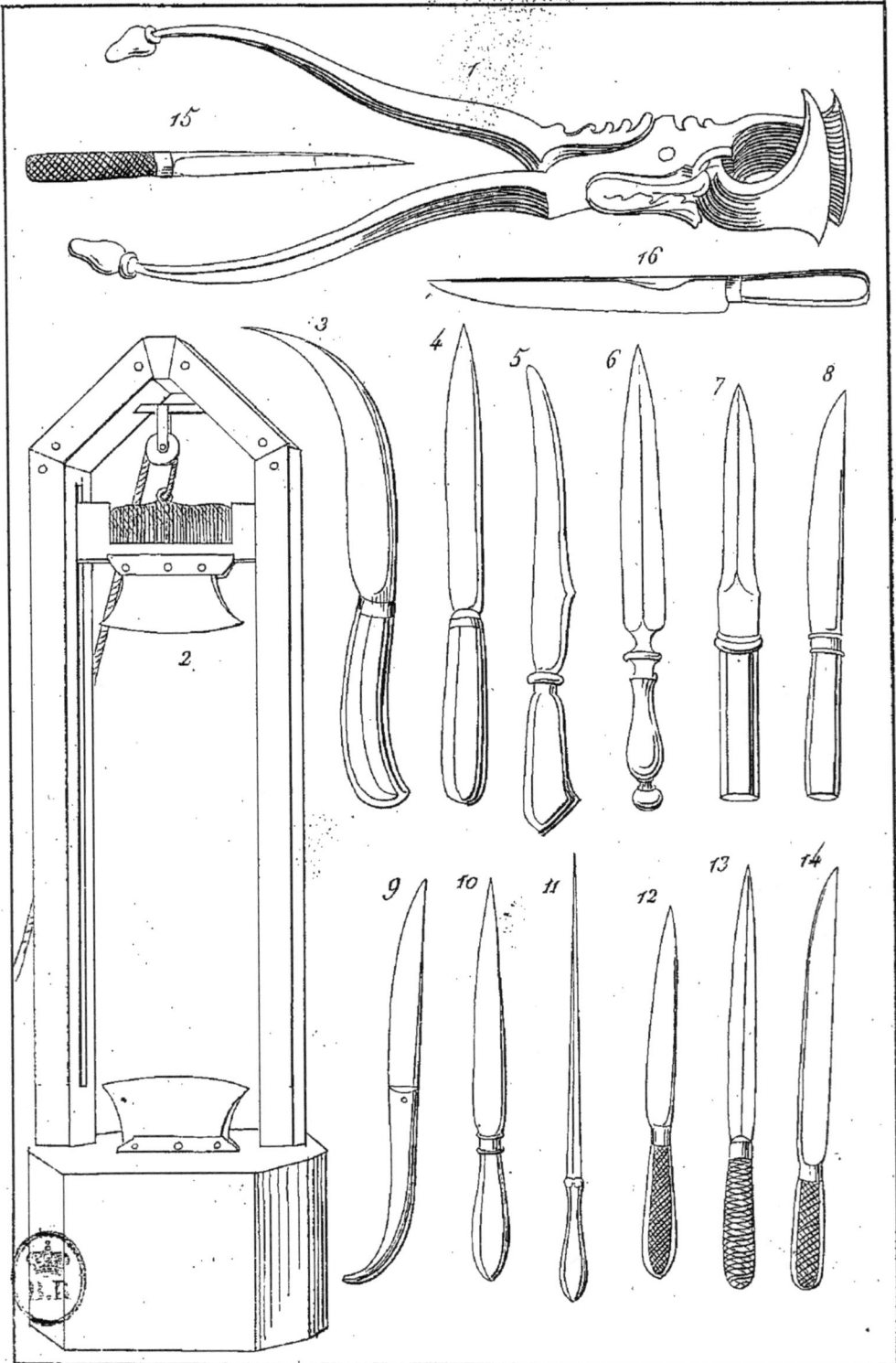

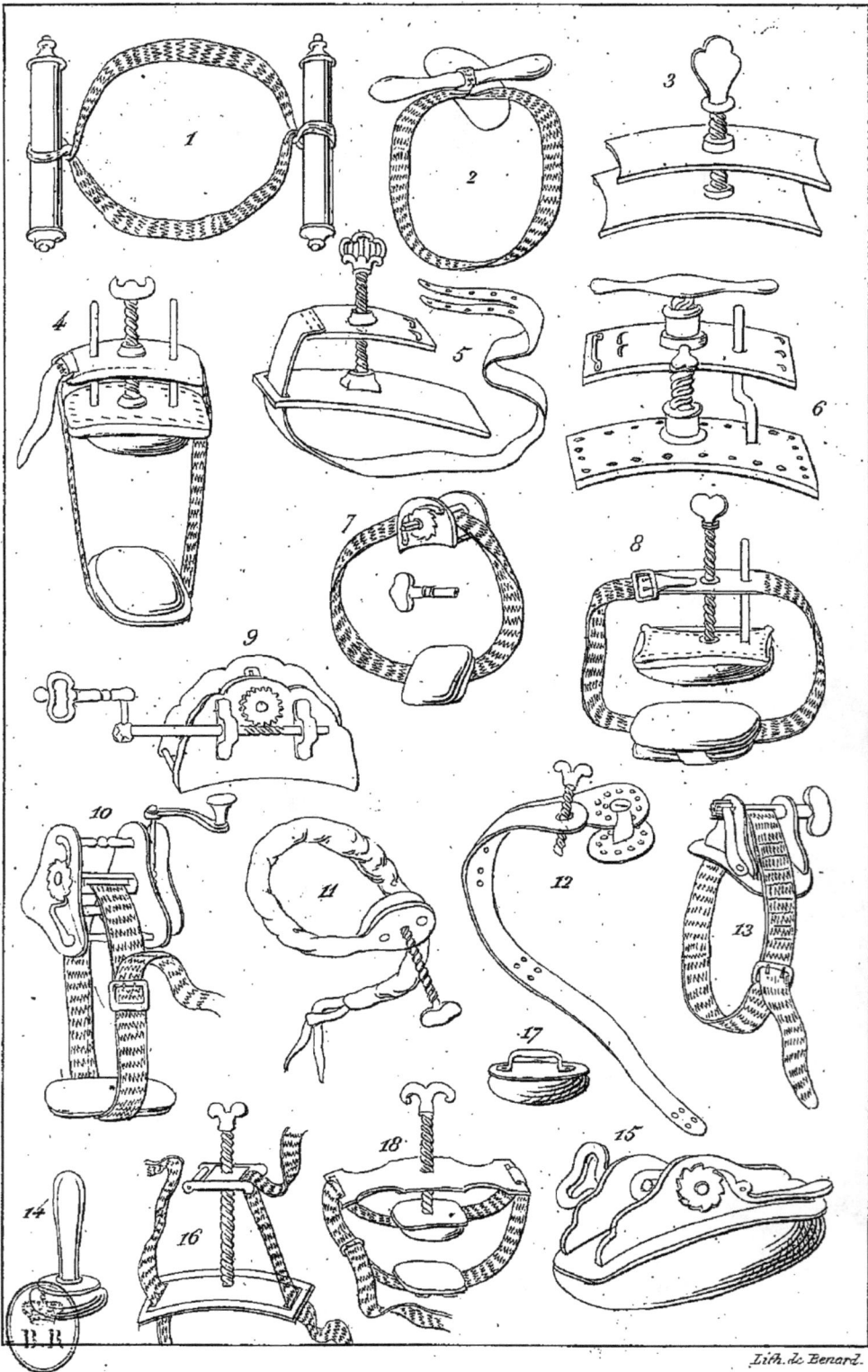

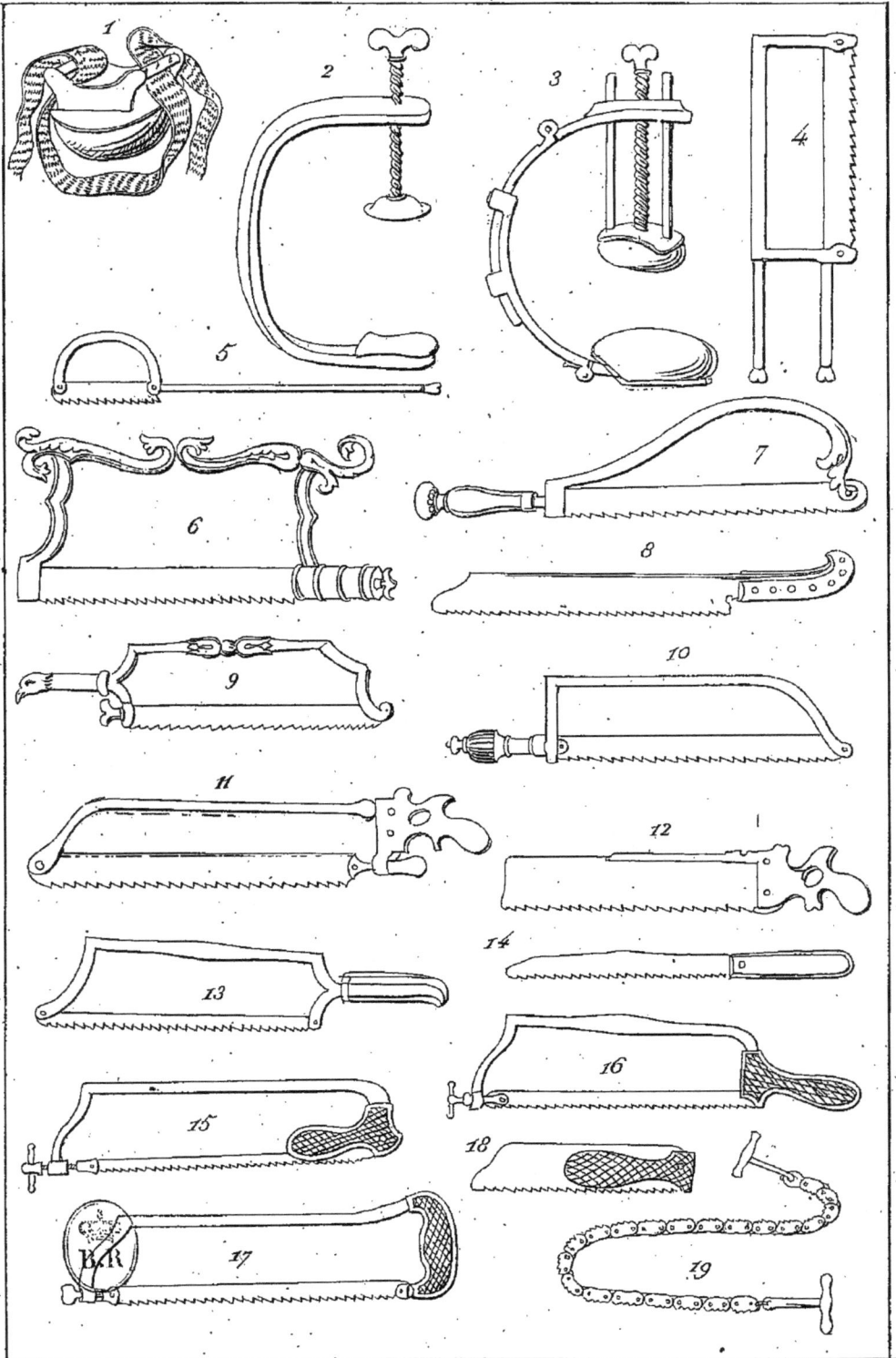

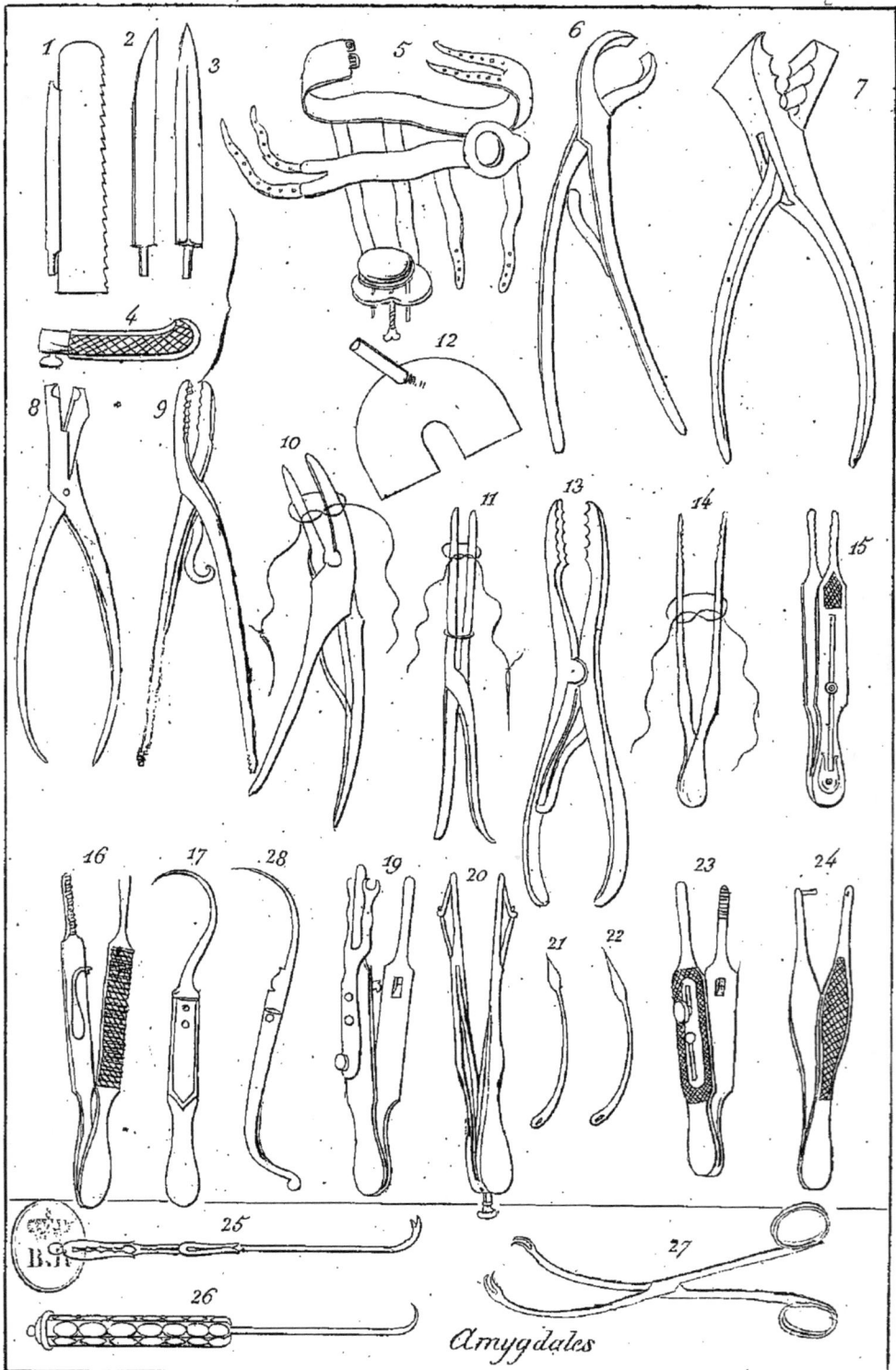

Amygdales

L. de Bon... & Frey.

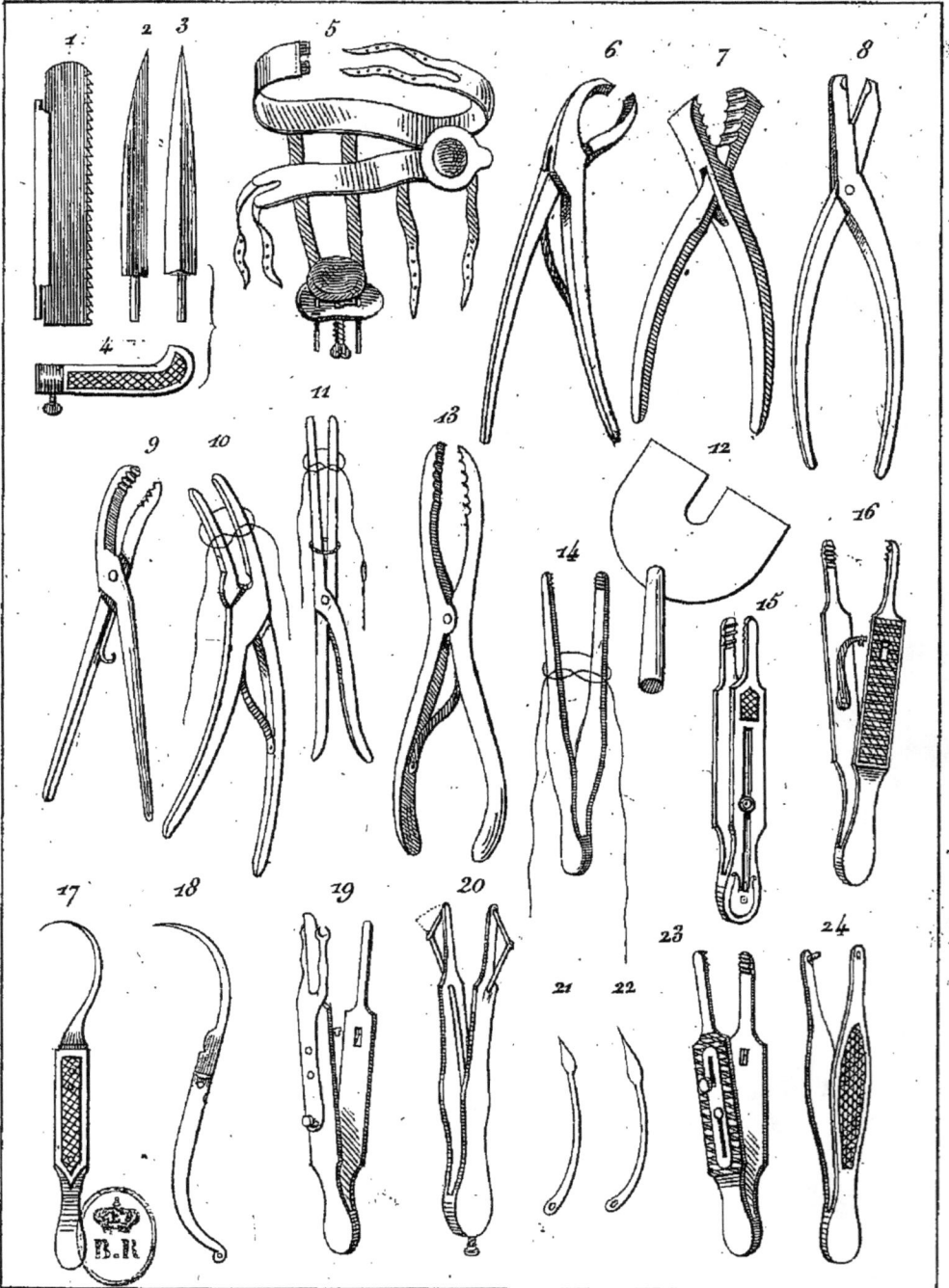

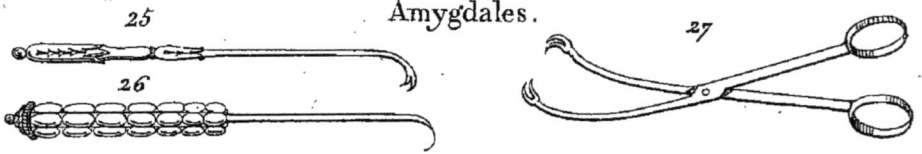

Amygdales.

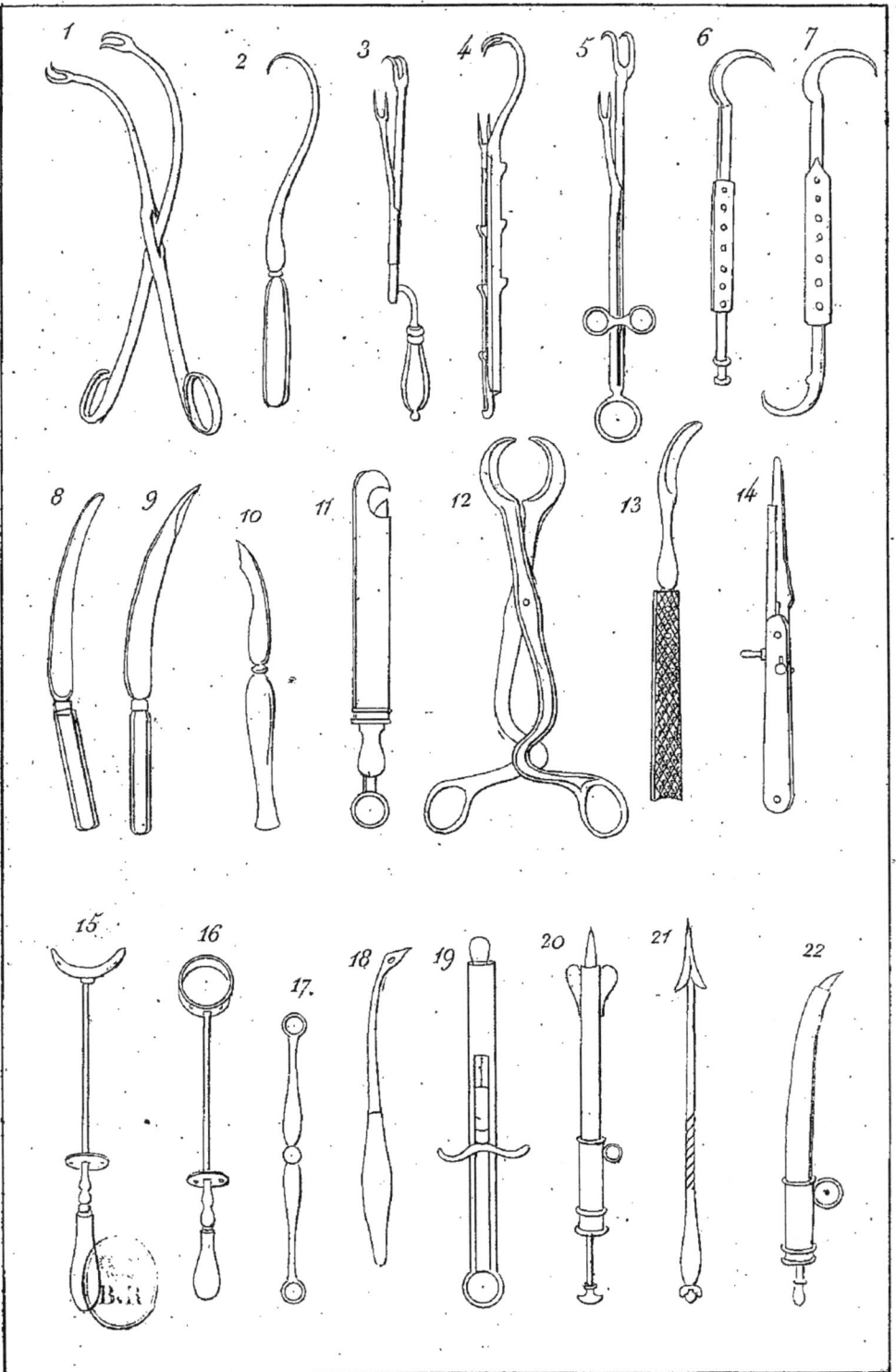

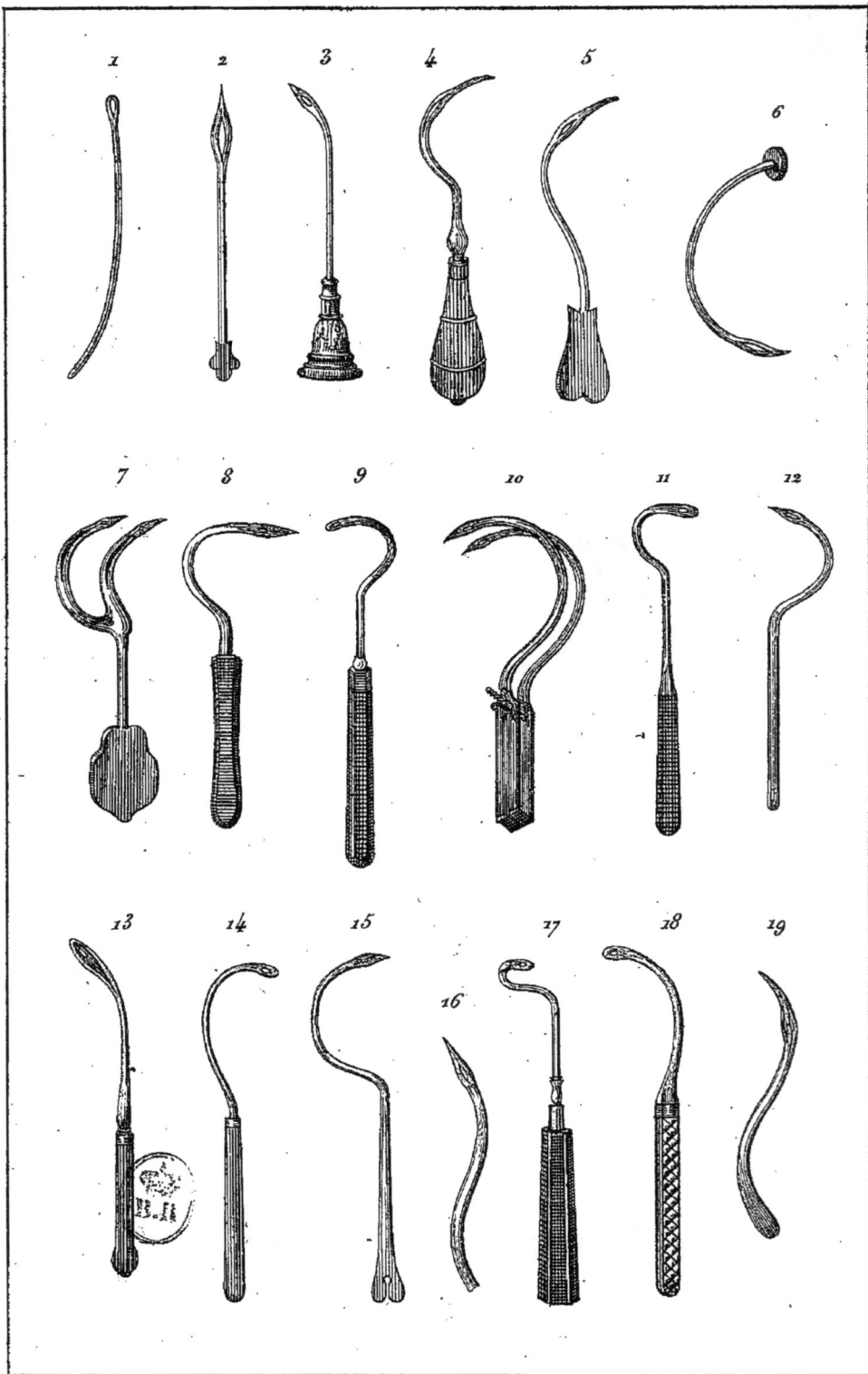

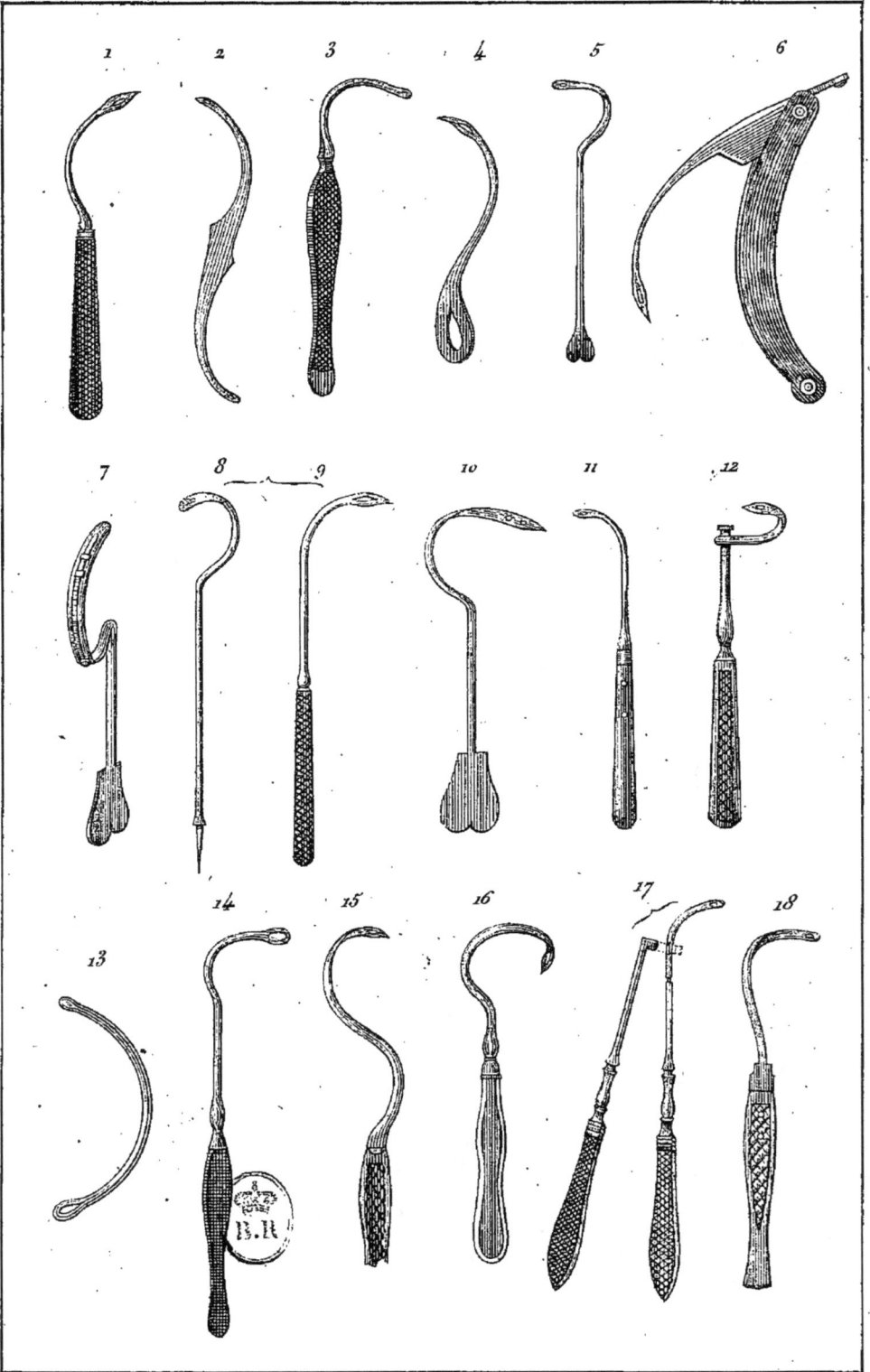

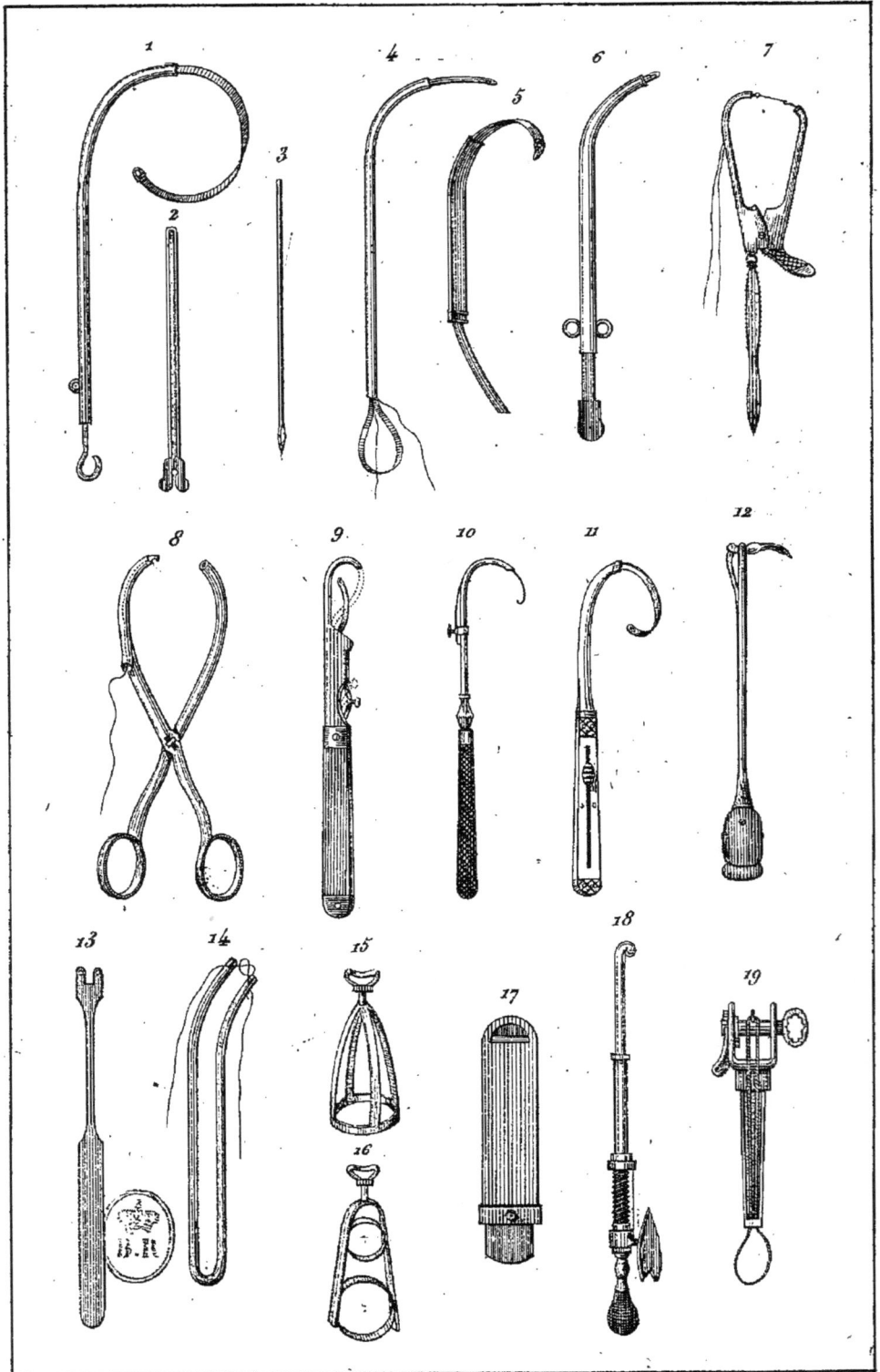

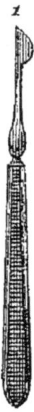
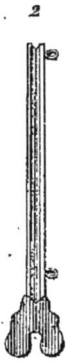
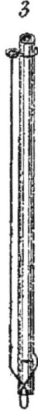
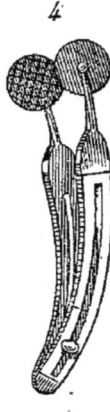
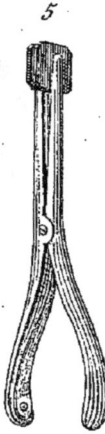
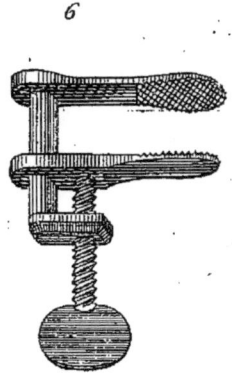
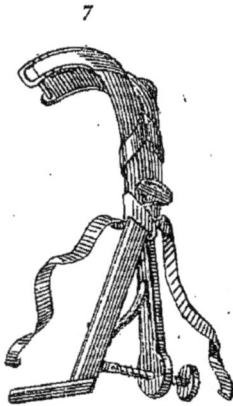
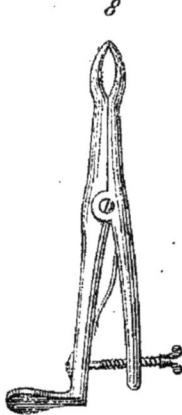
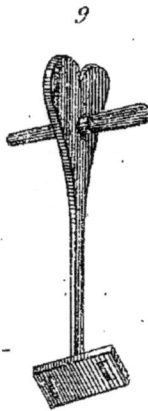
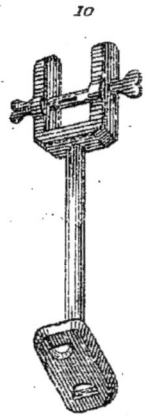
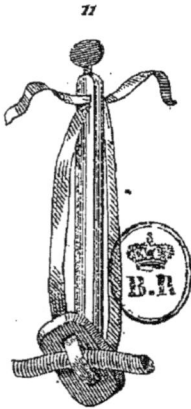
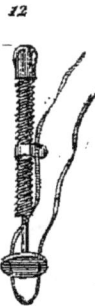
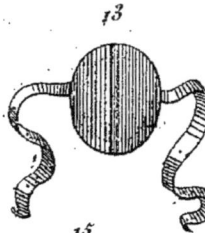
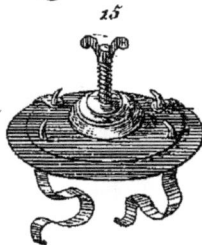
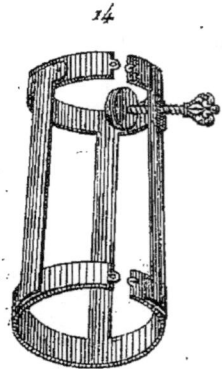

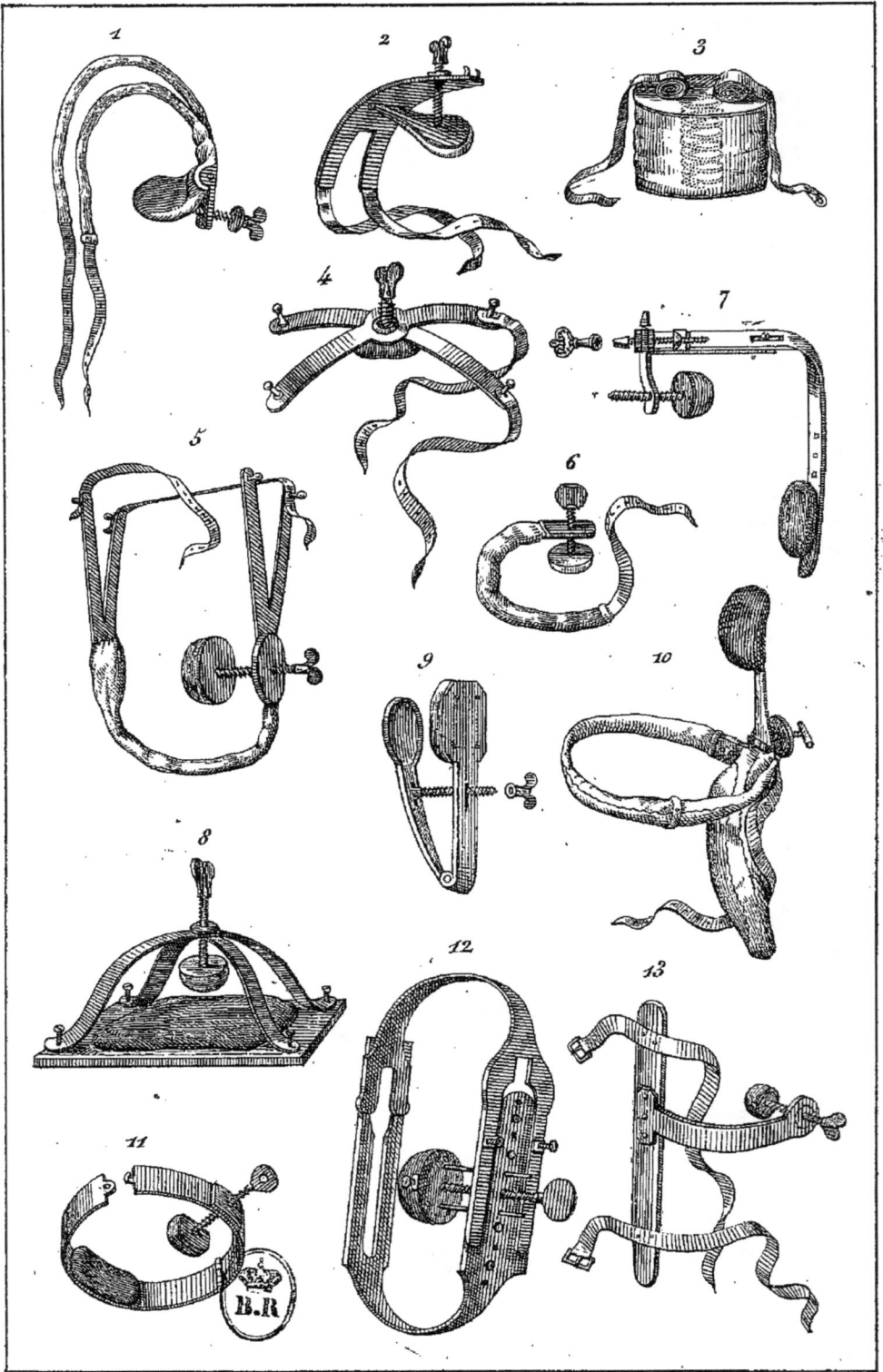

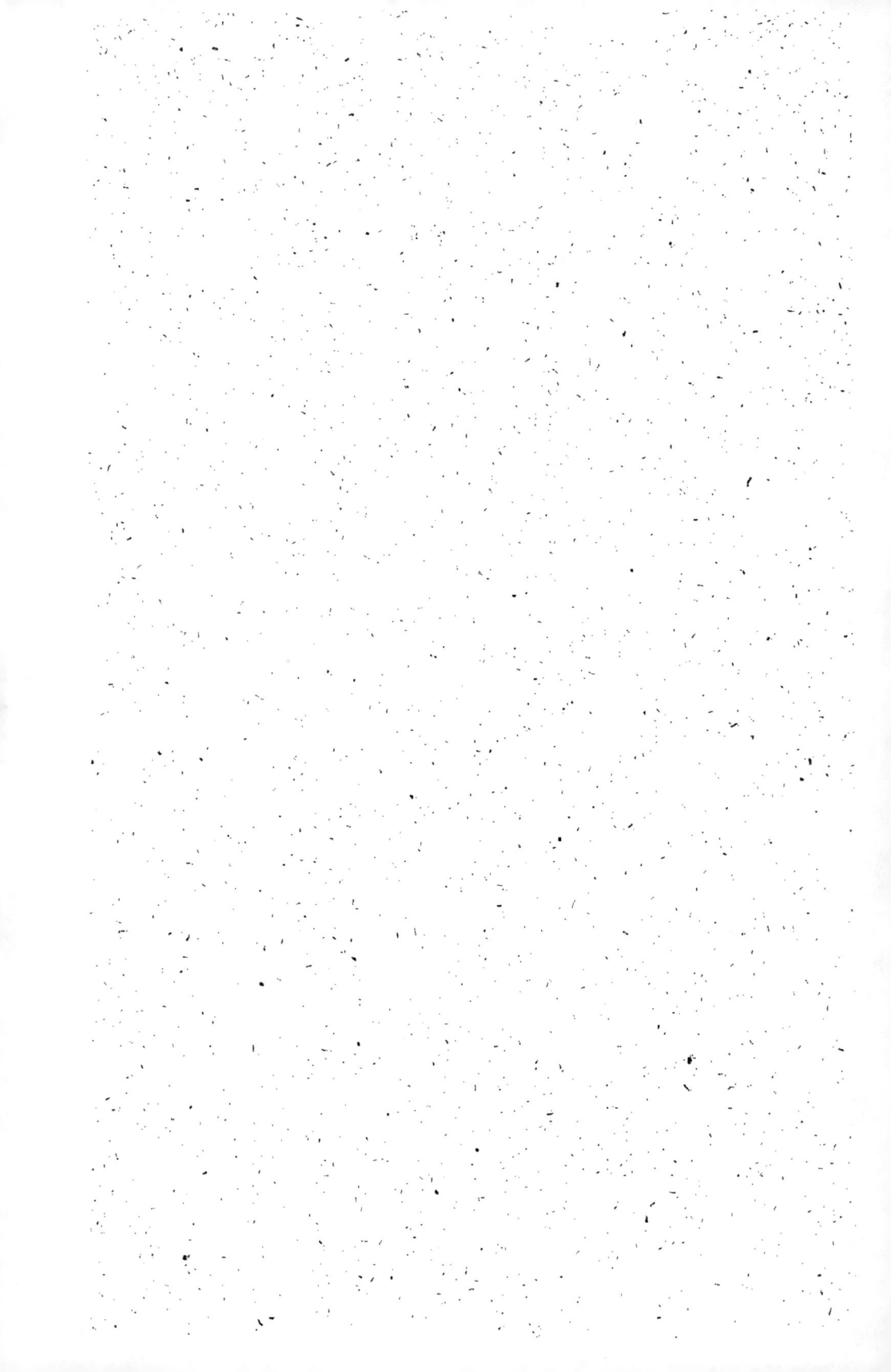

www.ingramcontent.com/pod-product-compliance
Lightning Source LLC
Chambersburg PA
CBHW060426200326
41518CB00009B/1508